JN334145

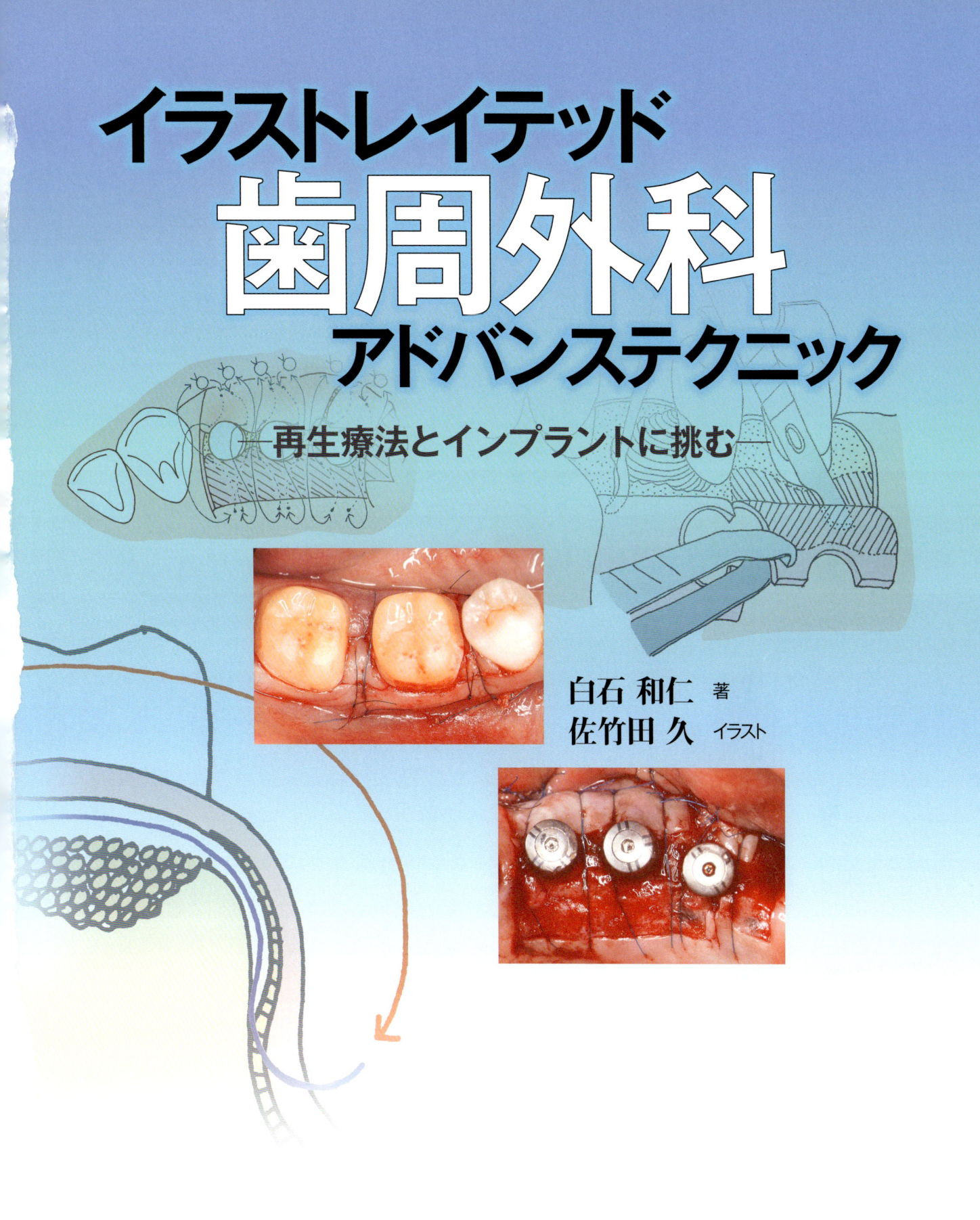

イラストレイテッド
歯周外科
アドバンステクニック

――再生療法とインプラントに挑む――

白石 和仁 著
佐竹田 久 イラスト

クインテッセンス出版株式会社　2009

Tokyo, Berlin, Chicago, London, Paris, Barcelona, Istanbul, Milano, São Paulo, Moscow, Prague, Warsaw, New Delhi, Beijing, and Bukarest

緒言

　本書は，ザ・クインテッセンス誌2007年1月号から8月号，そして2008年5月号から7月号に「Advanced Technique for Severe Case　切開・縫合のテクニックを学ぶ」として連載したものに新たに2つの項目を加え，大幅に加筆修正したものである．

　タイトルに"イラストレイテッド"とあるとおり，本書ではテクニックの解説にイラストを多く使用し，写真や言葉のみでは伝わりにくいテクニックの勘所を少しでもわかりやすく伝えることを目指している．また，イラストを担当していただいた佐竹田久先生は広島で開業されている臨床医である．その臨床医ならではの視点により描かれたイラストは，読者の先生方の理解を助けてくれるものと信じている．

　本書の特徴のひとつとして，各項目の解説の後に『失敗しないためのポイント』または『失敗症例から学ぶ』のいずれかの項目を新たに加え，それぞれのケースにおけるミスをしないためのポイントを解説している．ここではあえて失敗ケースも提示している．それは，成功例だけを示すのではなく，失敗例からミスの原因を探り，ミスをしないポイントを明らかにしていくことは，とくに若手の読者には有用であろうと考えたからである．失敗例からこそ学ぶことは多いのだ．

　インプラントがもてはやされている昨今であるが，筆者の臨床における第一選択は，あくまで残存天然歯の保存である．そのために必要なのは1本の歯に対するこだわりであり，そして残存天然歯に対する的確な処置である．これまでの約20年にわたる臨床のなかで，筆者はそのための研鑽を積んできたつもりである．今回，その一端をここに記した．筆者のこだわりが少しでも読者の方に伝わり，そしてその臨床の一助となれば幸いである．

2009年1月　白石和仁

目　次

緒言　III

Introduction　VI

Part 1　再生療法編

総論　再生療法における切開・縫合の考え方　2

1 ベーシック

1　臼歯部隣接面への対応　5
　　失敗しないためのポイント①　13
　　　　一次性創傷治癒獲得のための切開線の設定

2　最後方臼歯遠心側への対応　15
　　失敗症例から学ぶ①　24
　　　　複合型骨欠損の場合

3　下顎前歯部への対応　27
　　失敗症例から学ぶ②　35
　　　　再生の場の確保

2 アドバンス

1　上顎前歯部への対応・その1　37
　　失敗しないためのポイント②　46
　　　　重度歯周疾患の審美ゾーン

2　上顎前歯部への対応・その2　49
　　失敗症例から学ぶ③　59
　　　　外科が先か？　矯正が先か？

3　コンビネーション手術1：歯冠長延長術＆再生療法　61
　　失敗しないためのポイント③　69
　　　　オーバーレイデンチャーを使用する場合

4　コンビネーション手術2：根面被覆＆再生療法　71
　　失敗症例から学ぶ④　79
　　　　勝って兜の緒を締める

5 　上顎大臼歯への対応・その1　　81
　　　失敗症例から学ぶ⑤　　93
　　　　メインテナンスの重要性

6 　上顎大臼歯への対応・その2　　95
　　　失敗しないためのポイント④　　107
　　　　補綴的対応

Part 2　インプラント編

総論　インプラントにおける切開・縫合の考え方　　112

①インプラントへの対応：一次手術

インプラント一次手術のアプローチ　　115
　　　失敗症例から学ぶ⑥　　123
　　　　古癖

②インプラントへの対応：二次手術

1 　インプラント二次手術・有茎弁移植術　　127
　　　インプラント二次手術にあたって　　128
　　　失敗しないためのポイント⑤　　138
　　　　どちらが有効？

2 　インプラント二次手術・遊離歯肉移植術　　141
　　　失敗しないためのポイント⑥　　150
　　　　既成概念にとらわれるな！

3 　インプラント二次手術・遊離結合組織移植術　　155
　　　失敗しないためのポイント⑦　　166
　　　　手間暇をかけることは悪か？

Recommend Instruments 一覧　　170
　おわりに　　173

Introduction

　近年の歯科治療は商業雑誌の影響もあってか，再生療法・審美補綴・インプラントなどトピック的な治療が主流であるといっても過言ではない．しかし，基本的治療を疎かにしたうえで，経験・知識の浅い術者が最新の技術とマテリアルを駆使して治療を行ったとしても，成功・失敗の判断すらできない歯科医師が多いといったことも否定できない．

　現在，われわれ歯科医師がもっとも多く時間を費やしているのは歯周治療であると思われる．その歯周治療の予後を左右する因子として，病態の診断，原因となる感染源の除去，角化歯肉の保存と獲得，咬合力のコントロールなどがあげられ，それらを十分に診査・診断したうえで治療を行わなければならない．

　15年程前までは歯周治療方針の争点といえば，「保存療法か切除療法か」そのどちらを選択するのかということであった．しかし，現在ではそこに「再生療法」というキーワードが入ってきて，トピック的な意味合いも相まって年々クローズアップされることが多くなってきている．歯周治療成功の鍵は，効果的な歯周基本治療であり，臨床の現場においてはそのうえでさまざまな歯周外科手術を施術することになるが，その手技のなかでもっとも重要かつ難易度が高いのは，デブライドメント(スケーリング・ルートプレーニング)であるといえる．そして，条件さえよければオープンフラップキュレッタージだけでも十分骨の再生は起こりうるが，このことはあまり若い歯科医師たちには知られていない．

　その原因は，業者主導の商業ベースに乗った講習会があまりに多いことであり，基本を飛び抜かせて最先端をレクチャーする側と業者のモラルの問題であって(むろん，自分の技量を正確に把握もせずに，最先端の治療技術ばかりを望む受講者側の問題もあるが)，この構造を壊さない限りこの国の歯周治療に未来はない．たとえ古典的な治療法であっても，現在でも有効なものは多く存在するのだ．さらに歯科治療はあくまで「医療」であり「宗教」ではない．1つの術式がすべての病態に適用できるはずもなく，きちんとした最終的なゴールを見据えたうえで病態もしくは個体に合わせた術式が選択されていくべきである．それゆえ，まずは基本術式の習得と病理・組織学的評価を徹底的に行い，段階的にステップアップしていくことが歯周治療をひいては再生療法を成功へと導くための近道となるのではないかと考える．しかし，そのステップアップの段階でどう自己評価をしていくのかが難しい問題であり，そのためにはまずしっかりとした資料収集とその管理体制を医院のなかに定着させ，スタディグループや学会に所属し第三者からの客観的な意見や評価あるいは批判を授かることで自己のスキルを高めていくことが唯一の道である．

　ここに3つの異なった処置法を施した，同じ下顎第一大臼歯の3症例を提示する．どれも程度の差はあれど3度の根分岐部病変を抱えているが，原因となる因子・病態が微妙に異なっており，結果的にすべて違った処置法を施している．術前の診査・診断が重要であるのはいうまでもないが，処置の手順・タイミング・術式の選択などを的確に行えば，再生療法一辺倒でなくてもある程度の結果を得ることは可能である．筆者のいわんとしたことを少しでも感じ取っていただければ幸いである．

Introduction

参考症例1：保存療法

1 術前　　**2** 術前

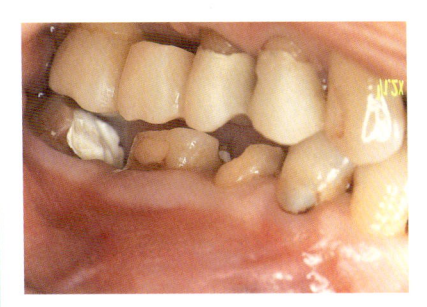

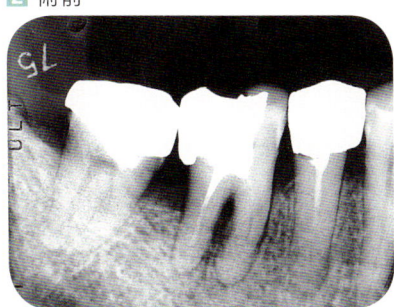

6┘は3度の根分岐部病変を抱えているが，エンド・ペリオの合併症と診断した（**1**　**2**）．つまり，根管内由来の炎症を消退させれば根分岐部にある程度の再生は起こると判断した．ゆえに歯内療法を先に行い，一定期間観察した後に辺縁性由来の処置である歯周外科を行うこととした．

参考症例2：切除療法

1 術前　　**2** 術前

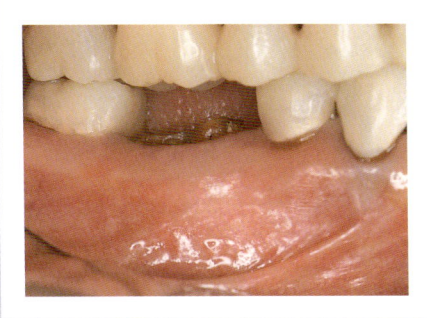

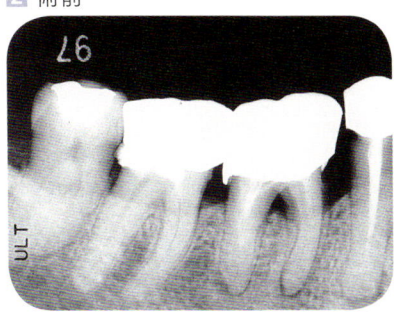

6┘は水平性に近い3度の根分岐部病変を抱えており（**2**），頰側角化歯肉は十分な幅があるものの裏打ちとなる付着はほとんど存在しない（**1**）．このような場合，短絡的にメスを入れてしまうと角化歯肉の大部分を喪失する結果となってしまうので注意が必要である．

参考症例3：再生療法

1 術前　　**2** 術前

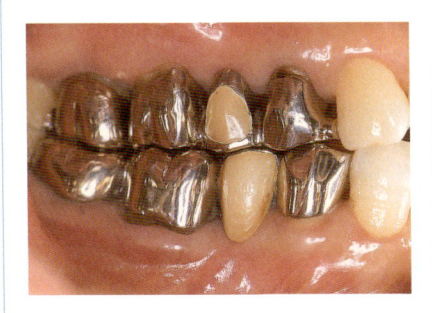

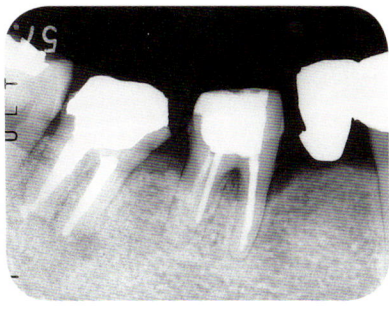

6┘は3度に近い根分岐部病変を抱えているが，エックス線写真からも骨欠損の形態がかなり複雑であることがうかがえる（**2**）．骨のレベリングのためには慎重な治療計画と術式の選択が要求される．

Introduction

参考症例1：保存療法

3 デブライドメント　　**4** 縫合 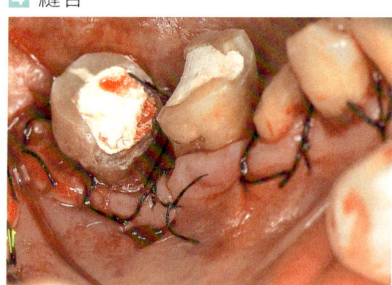　　**5** 術後1年

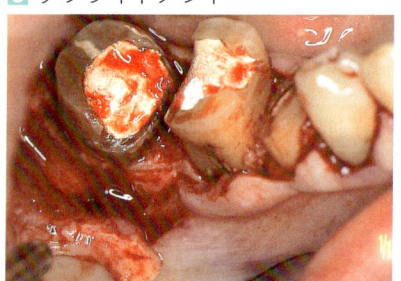

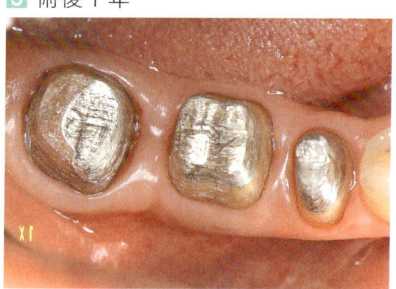

6̲は全層弁による剥離を行い，徹底的なデブライドメント（**3**）の後に歯肉弁を復位して縫合した（**4**）．7̲は歯肉縁下う蝕により歯冠長の延長が必要であったため，部分層弁にて根尖側移動術を行って角化歯肉の温存を図った．術後1年を経過した段階では，歯周組織はほぼ安定している（**5**）．

参考症例2：切除療法

3 縫合　　**4** 術後1年6か月 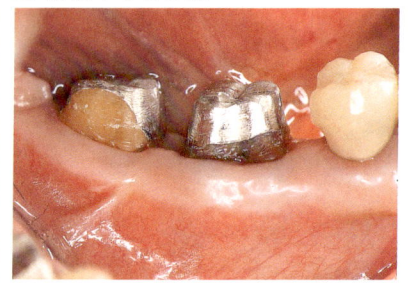　　**5** 術後2年2か月

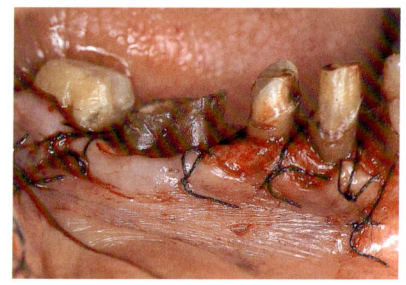

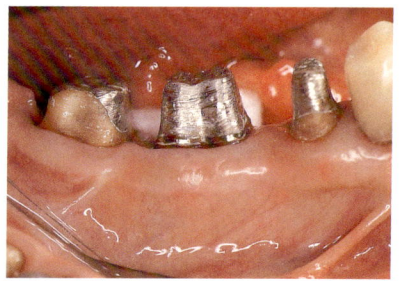

骨欠損部の改善と角化歯肉の温存のために部分層弁にてMIDP（Modified Interdental Denudation Procedure）を行った（**3**）．筆者のミスで6̲は術後経過の段階で暫間被覆冠の脱離に気付かず，二次う蝕となったために帯環コアを装着している（**4**，**5**）．新たな付着の獲得によって角化歯肉の温存は成された．

参考症例3：再生療法

3 術前　　**4** 剥離・デブライドメント 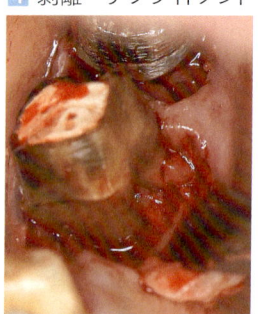　　**5** 骨補填材の填入 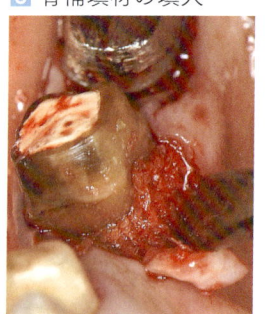　　**6** 縫合

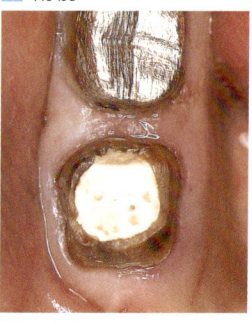

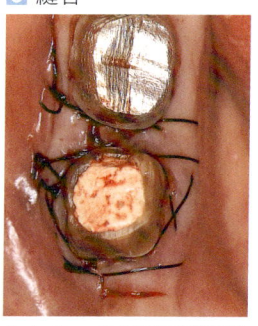

矯正治療による骨のレベリングを断念したため，再生療法によって骨レベルの平坦化を図ることにした．骨欠損は両隣接面から舌側に廻り込むような形態をしており，頬側のダメージは比較的少ない（**4**）．歯肉溝内切開にて全層弁の剥離を行い，徹底的なデブライドメントの後に骨補填材を填入（**5**）して縫合した（**6**）．

6 術後1年　　　　　　　　　　　　　**7** 術後11年

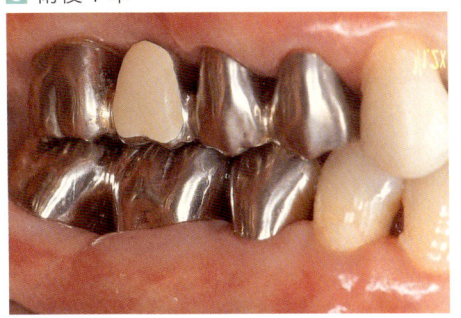

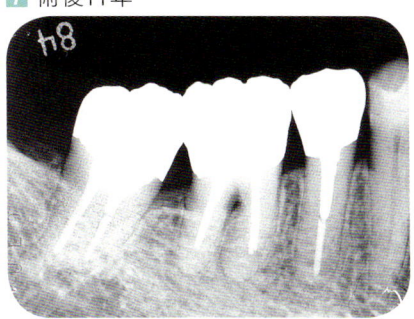

わずかに根分岐部病変は残ってはいるものの，メインテナンスには定期的に来られているので術後11年を経過した現在も歯周組織は安定した状態を保っている（**7**）．

6 術後2年4か月　　　　　　　　　　　**7** 術後4年1か月

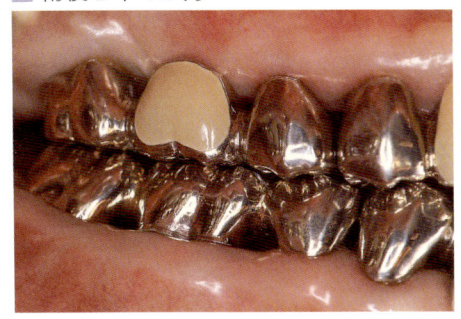

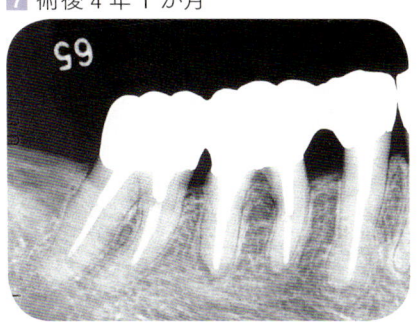

根分岐部病変はほぼ改善されており安定した状態にある（**6**）が，術後4年以降はメインテナンスにお見えになっていないので，その後の状況が心配である．

6 術後1年3か月　　　　　　　　　　　**7** 術後5年9か月

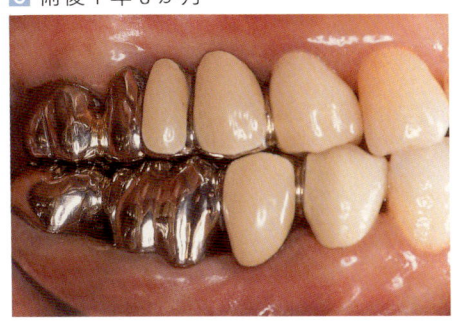

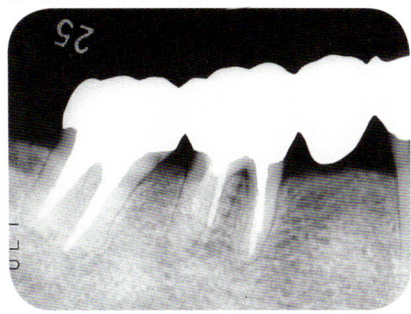

わずかに根分岐部病変は残ってはいるものの，骨レベルの平坦化はある程度達成することはできた（**7**）．メインテナンスの間隔は不定期になってはいるが，術後6年を経過した現在も歯周組織は安定した状態を保っている．

Part 1

再生療法編

総論　再生療法における切開・縫合の考え方

1 ベーシック

1　臼歯部隣接面への対応
2　最後方臼歯遠心側への対応
3　下顎前歯部への対応

2 アドバンス

1　上顎前歯部への対応・その1
2　上顎前歯部への対応・その2
3　コンビネーション手術1：歯冠長延長術＆再生療法
4　コンビネーション手術2：根面被覆＆再生療法
5　上顎大臼歯への対応・その1
6　上顎大臼歯への対応・その2

Part 1　再生療法編

総論　再生療法における切開・縫合の考え方

創傷の治癒とは

「創傷の治癒」とは，「組織が損傷を受け，炎症が惹起されたことにより壊死組織および異物の排除がなされたうえ組織が修復する」といった一連の過程を経て完了するとされている．この創傷の治癒には，一般的に一次性治癒と二次性治癒が存在する．

再生療法において重要なことは，早期にかつ確実に一次性創傷治癒を獲得することと，上皮のダウングロースを極力抑えることと考えられる．しかし，口腔内は体内外で唯一上皮を貫通する歯の存在が，創傷治癒の大きな障害となる．無歯顎顎堤における2回法の単純なインプラントの埋入では貫通部が存在しないことと，上皮下において維持因子が存在するため上皮の連続性を得ることは比較的容易である．

しかし，再生療法を必要とするような歯槽骨の実質欠損をともなう歯の周囲，とくに角化歯肉の質・量ともに不十分な歯間乳頭部においては，創傷治癒を得るための縫合は非常に困難な作業となる．創傷治癒における上皮化とは，開放創面を残さないで縫合できた場合のみ，上皮の滑脱→細胞の増殖→上皮の分化→第一次的癒合といった一連の治癒過程をたどる．現在，一般的に行われている歯周組織再生療法の場合，多くは実質欠損部に血餅を溜めるか，もしくは自家骨・骨補填材の填入を行った後縫合を行うことになり，その時点で上皮下に維持因子は存在しないことになる．つまり，上皮はその形態を維持することが困難となり，壊死を起こし二次性創傷治癒となりやすい状況となる．このとき，一次性創傷治癒獲得のキーポイントを以下にあげる．

Point

- ■ 初期治療時における徹底した炎症の除去
- ■ 的確な切開線の設定による合理的な弁の形成
- ■ 極力，弁の損傷を避けた剥離
- ■ 確実なスペースメイキング
- ■ 合理的な縫合方法とそれに合致した縫合糸の選択
- ■ 抜糸の時期とその間のプラークコントロール
- ■ 生体内にある組織を最大限利用する

切開線の設定と弁形成

歯周組織再生療法の場合，切開線の設定で重要なことは，極力骨欠損上を避けて行うことである．歯槽骨の実質欠損部上の粘膜は脆弱な状態であることと，維持因子が存在しないため切開を加えることにより血液供給が断たれた場合，歯肉弁は壊死・裂開を起こして二次性創傷治癒となる危険性が非常に高くなることが予想される．また，スペースメイキングのために填入された自家骨・骨補填材の漏出を防ぐには，填入部を覆うような極力大きな蓋をイメージした歯肉弁の形成が理想とされる．

つぎに歯の周囲の切開は，縫合時の弁の位置づけは復位もしくは歯冠側移動が多用されるため歯肉溝内切開とすることが望ましい．とくに歯冠側移動術の場合は減張切開として縦切開とMGJ（mucogingival junction；歯肉-歯槽粘膜境）付近からの骨膜減張切開の併用が必要となる．

総論　再生療法における切開・縫合の考え方

ウィック・エフェクトの影響の違い

1 縫合終了時　　**2** 抜糸時（1週間後） 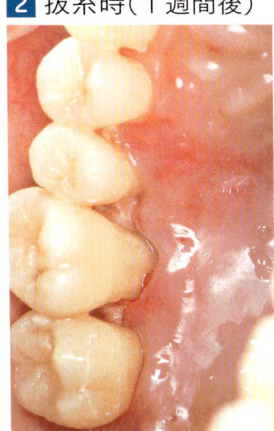　　**3** 抜糸から1週間後

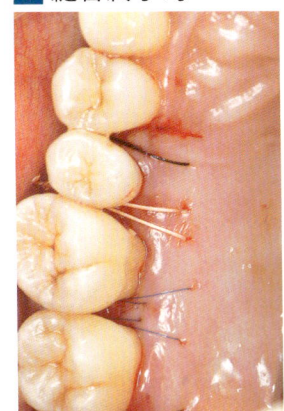

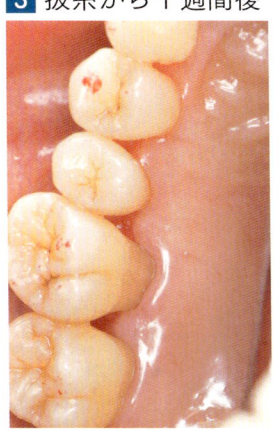

患者了解のもと，同一口腔内で3種類の縫合糸を同時に使用して治癒経過の違いを観察した．5|4に5-0絹糸，6|5に6-0ゴア・テックス糸，7|6に6-0ナイロン糸を用いている（**1**）．

1週間後の抜糸時，それぞれの治癒経過に大きな違いは認められない（**2**）．抜糸から1週間後，絹糸とゴア・テックス糸には歯間乳頭部にまだ炎症が認められるが，創傷範囲が一番広いにもかかわらずナイロン糸はかなり消退している（**3**）．

この差異はおそらくウィック・エフェクトの影響の違いと思われる．

縫合方法

前述のとおり，再生療法を行う際には，早期かつ確実に一次性創傷治癒を獲得することが重要となる．そのためのキーポイントのなかでも筆者がとくに重要視しているのが縫合である．

筆者が再生療法に用いる縫合方法としては，以下を主に用いている．

Point
- 垂直マットレス縫合変法
- 垂直懸垂マットレス縫合
- 水平・垂直混合マットレス縫合変法
- 単純縫合
- 懸垂縫合
- クロス縫合

縫合糸の選択

縫合糸は，以前は一般医科の形成外科用5-0の絹糸とゴア・テックス縫合糸を用いていたが，これらは細菌や体液が縫合糸に沿って手術創に運ばれ内部の治癒が遅れる，いわゆるウィック・エフェクトとよばれる現象を起こしやすいため，現在ではほとんど使用していない．そこで現在はモノフィラメントのナイロン製縫合糸を主に使用している．モノフィラメントは良質なものであれば2～3週間放置しておいてもプラークの付着はほとんどなく，細ければ細いほどウィック・エフェクトの影響は受けにくくなる．実際に使用している太さは5-0，6-0，7-0であり，弁の大きさや形，治癒の形態，補填材の有無など状況に合わせて選択を行い，ときには数種類同時に使用することもある．現在，多くの

Part 1　再生療法編

モノフィラメントのナイロン製縫合糸

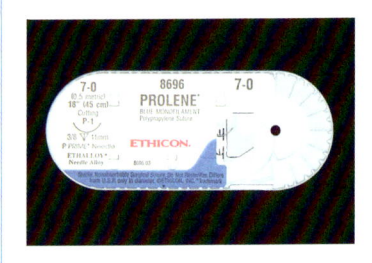

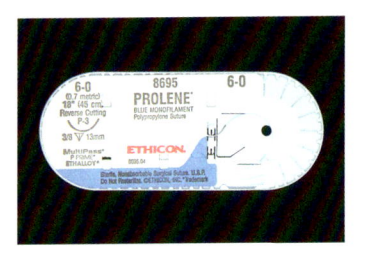

筆者が使用している，モノフィラメントのナイロン製縫合糸（左：7-0，右：6-0）．太さは状況に合わせて選択し，数種類を同時に使用する場合もある．

ナイロン製縫合糸が市場を出回っているが，筆者は以下のポイントを基準に選択している．

弁を術者が思ったところに確実に仕付けたい場合，重要なのは針の刺入点であり，剥離されて動きやすくテンションのかからない弁の正確な位置に針を刺し，挫滅創をつくらないためには切れのよい針が不可欠である．とくに再生療法や歯周形成外科のようにシビアな場面においては生命線といっても過言ではない．

> **Point**
> - 生体親和性がよい（ウィック・エフェクトを惹起しない）
> - 細くてもある程度の強度をもつ（しかし，硬すぎないこと）
> - 簡単に捩れない
> - 結び目が解けにくい（緩みにくい）．
> ＊とくに重要なのは次の点である．
> - 針の刺さり（切れ）がよい

筆者の医院で再生療法に使用している縫合糸

縫合糸の選択は主に歯肉弁の質・量と補填材の有無によって決定することが多い．縫合の基本は大きな弁はそれなりの大きさの糸で大きく留めることであるが，ナイロン糸で4-0の大きさを使用した場合，糸が硬過ぎて粘膜や舌に褥創をつくることがあるので大きくても5-0以下を使用することにしている．

Part 1 - 1

1 臼歯部隣接面への対応

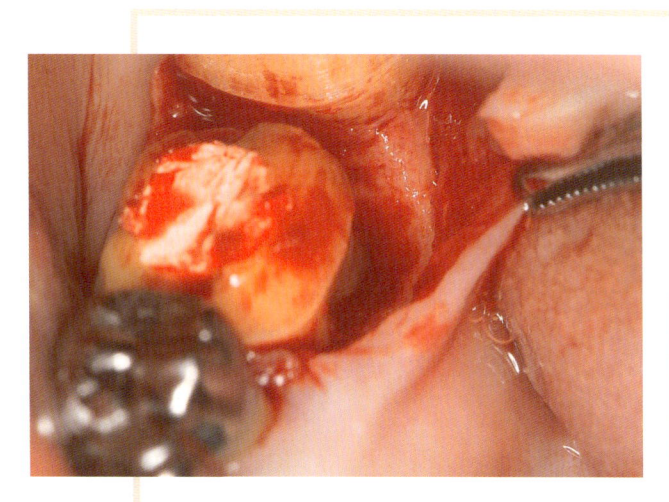

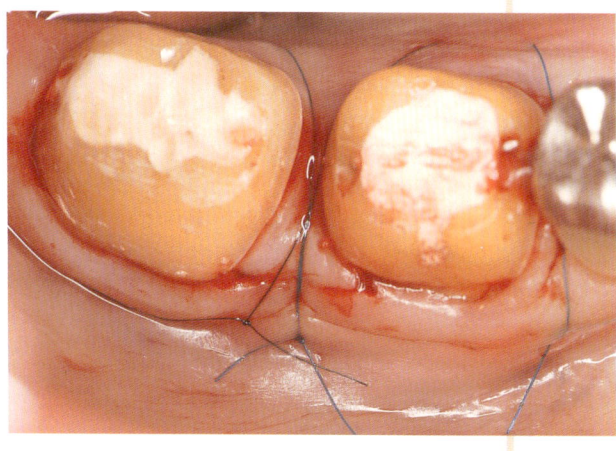

Part 1-1 再生療法編：ベーシック

臼歯部隣接面への対応：Case 1

初診時

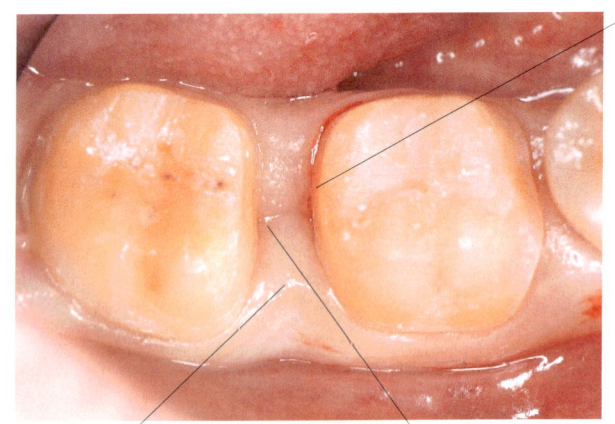

術前に浸潤麻酔下のボーンサウンディングを行い，ある程度の骨欠損形態を把握しておく．

図1 初診時の様子．

歯間隣接面部の切開は先の鋭利な#12dのメスにて慎重に骨面まで到達させる．

頬・舌的にはダメージの少ない方に極力切開線を設定するが，同等なら頬側に設定する．

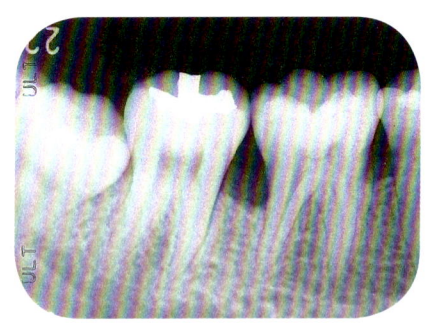

> ### ⚠ 診査・診断時における注意点
>
> 歯間隣接面部に骨欠損がある場合，問題となるのは蓋となる角化歯肉弁が質・量ともに不十分なことである．切開線は骨欠損上を避けて頬側もしくは舌側に設定するが，糸は最初の刺入点で締めた場合が一番よく締まることと，舌側に結び目がくると舌感が悪いことから頬側に設定する．また，ちぎれ防止のために双方の弁にある程度の強度をもたせて一次性創傷治癒が獲得しやすいように角化歯肉内に設定する．

剥離

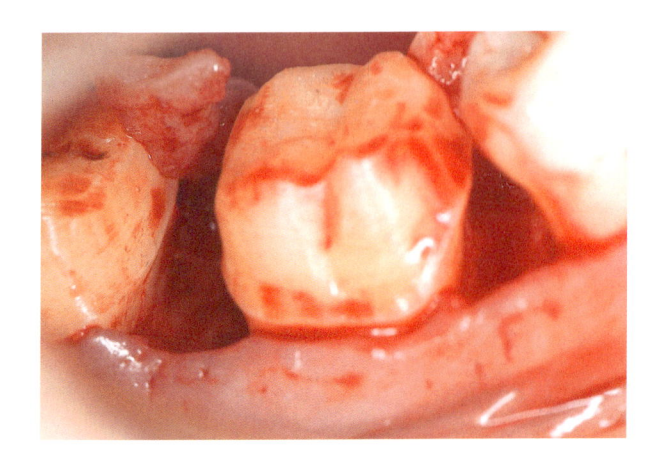

> ### ⚠ 手技的な注意点
>
> **剥離**：いわゆるpapilla preservation techniqueを用いるわけであるが，上皮下組織は，ほとんどが炎症性肉芽組織で剥離が非常に困難なため，ちぎれないように鋭利なラスパ（MTラスパ）で慎重に行う．骨欠損内の残留した炎症性肉芽組織は徹底的に除去する．また，剥離した弁側の炎症性肉芽組織もよく切れるメス（#15）できれいに削ぎ落とす．

図2 剥離．

1 臼歯部隣接面への対応

骨補填材填入

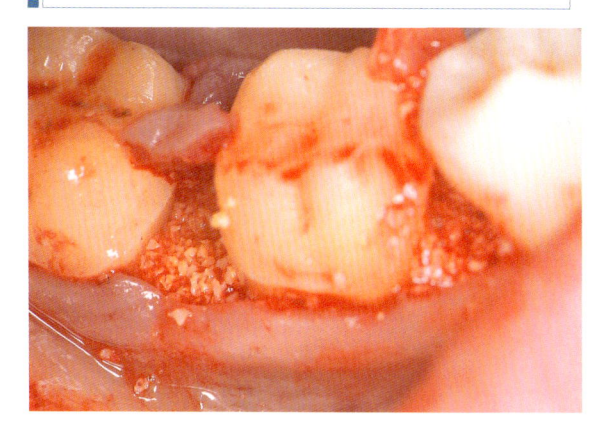

図3 骨補填材填入．

> **! 手技的な注意点**
>
> **骨補填材**：骨補填材の量は適量，すなわち弁を復位したときに無理なテンションがかからない程度を填入する．密度は少し緩めにして骨補填材の間隙に骨芽細胞を呼び込むという説もあるが，筆者は逆にやや緊密な填入を行っている．

縫合

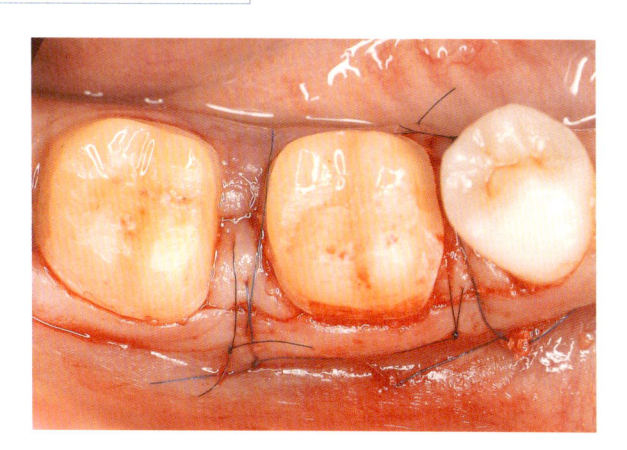

図4 縫合．

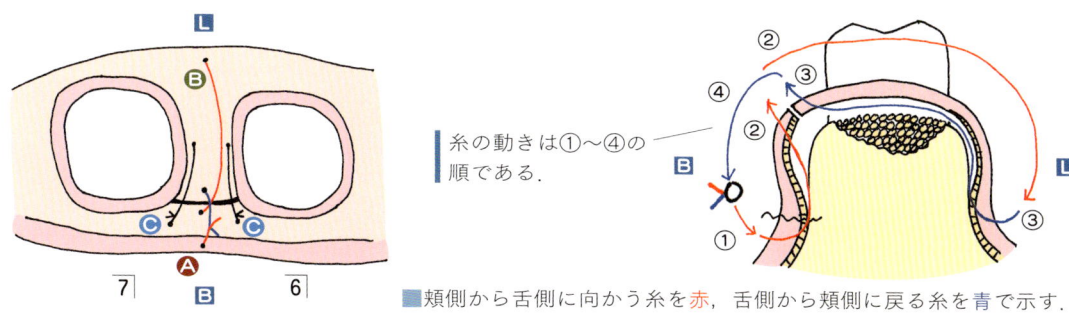

糸の動きは①〜④の順である．

■頬側から舌側に向かう糸を赤，舌側から頬側に戻る糸を青で示す．

> **! 手技的な注意点**
>
> **縫合**：使用する縫合糸は，弁が細くて脆弱であることと，術後にウィック・エフェクトの影響を避けるために生体親和性のよい6-0ナイロン糸を選択した．縫合方法は，頬側はしっかりとしたアンカーが欲しいこと(Ⓐ)，舌側は弁が捩れず(Ⓑ)，断端同士がきちんと揃い復位した状態を維持できるよう上から押さえられるように垂直マットレス変法を選択した．乳頭部歯肉の頬側は扇状となっており1本の糸で仕付けることが困難であり，開いたところをさらに細い7-0ナイロン糸を用いて単純縫合にて仕付ける(Ⓒ)．7-0を使用する目的は弁に対する侵襲とウィック・エフェクトによる影響を最小限に抑えるためである．

Part 1-1 再生療法編：ベーシック

治癒への経過

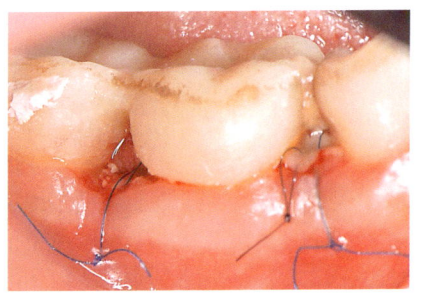

図5　1週間後．上皮が滑脱し細胞の増殖が起こっている時期と思われる．

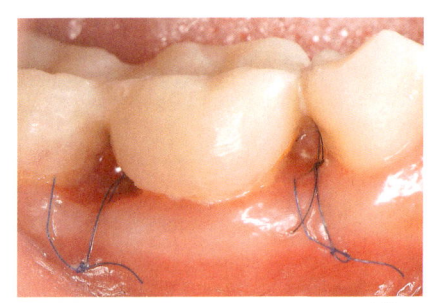

図6　2週間後．上皮の分化はほぼ終了しつつある．

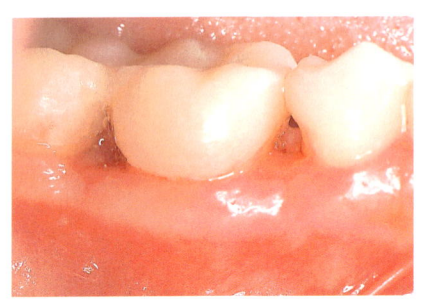

図7　3週間後．第一次的癒合が認められる．

予後

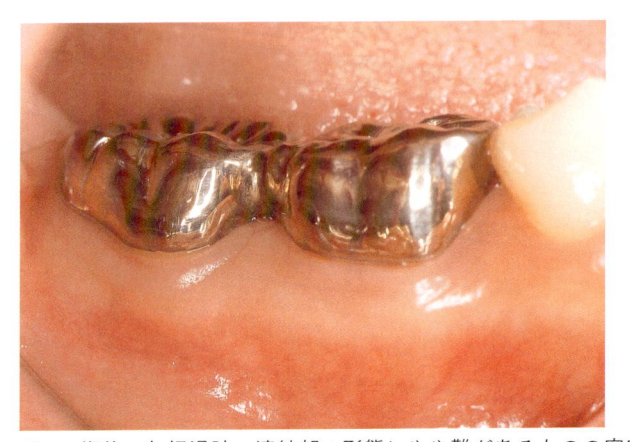

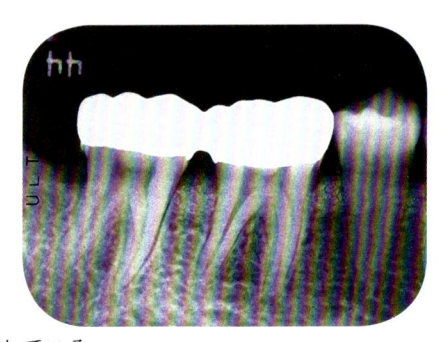

図8　術後2年経過時．連結部の形態にやや難があるものの安定はしている．

まとめ

傷の治癒過程において上皮の滑脱はどうしても避けて通れない．しかし，さまざまなマテリアルを目的によって使い分けることで，上皮下組織の炎症を最小限に抑え，その後の細胞の増殖・上皮の分化・第一次的癒合といった一連の反応を速めることが，骨補填材の漏出を防ぐことに繋がるのではないかと考える．

1 臼歯部隣接面への対応

臼歯部隣接面への対応：Case 2

初診時

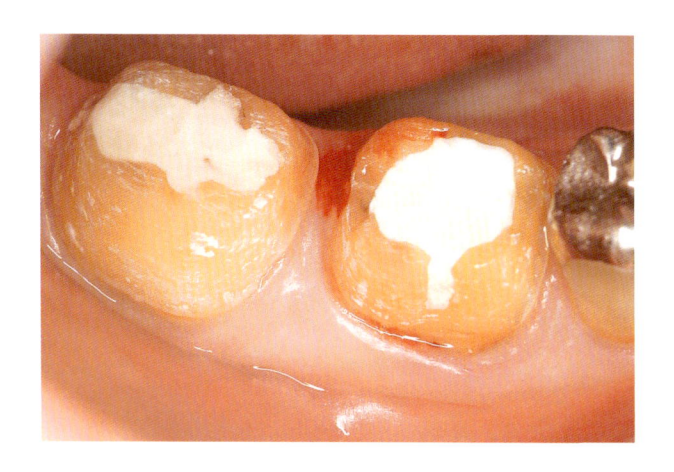

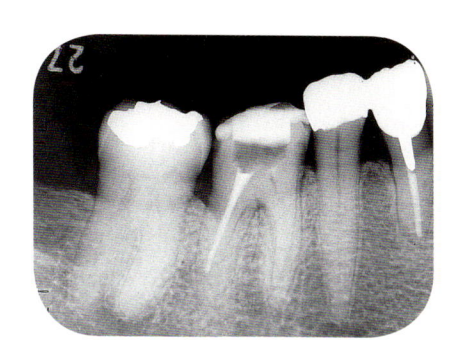

図9 初診時の様子．

> **! 診査・診断時における注意点**
>
> 骨欠損が歯間隣接面部にとどまらず，頬・舌側にまで及んでいる場合，形態が複雑なことが多いため切開線の設定には十分な注意が必要である．本症例の場合，遠心から舌側にかけて1～2壁性の複合型骨欠損が存在する．しかも，歯間乳頭部歯肉はかなり細いため切開時のメスさばきは慎重に行わなければならない．わずかなミスによって容易にちぎれたり壊死に陥ってしまうためである．

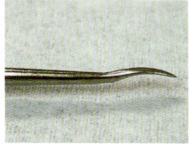

剝離

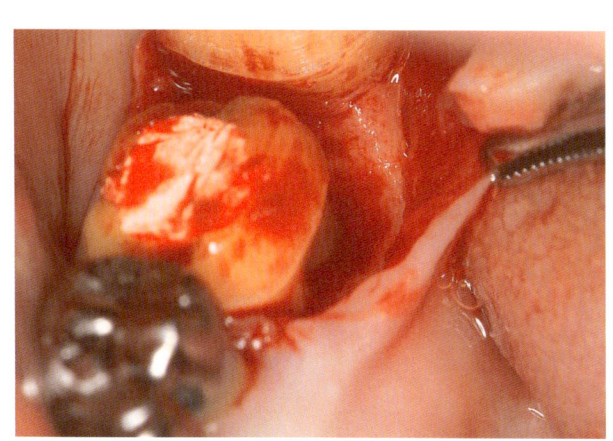

図10 剝離．

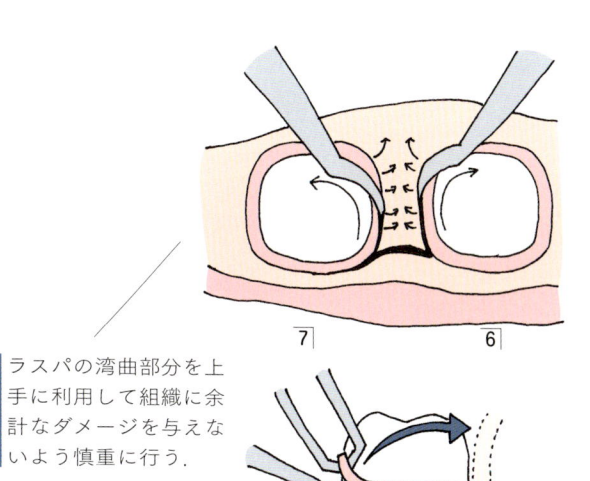

ラスパの湾曲部分を上手に利用して組織に余計なダメージを与えないよう慎重に行う．

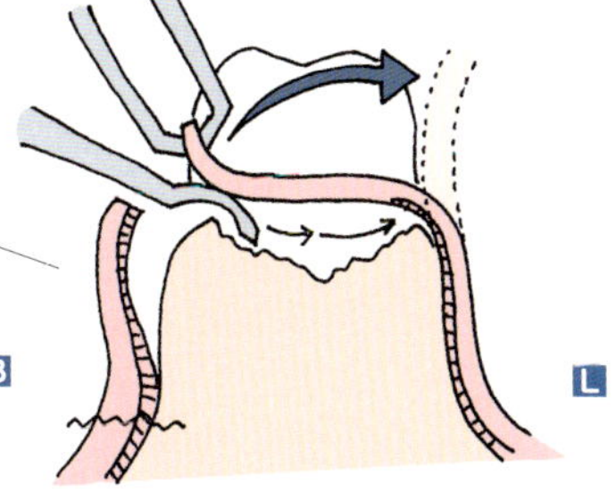

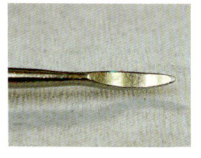

◀右イラストで用いているMTラスパの先端部分の拡大写真．

Part 1-1 再生療法編:ベーシック

骨補填材填入・縫合

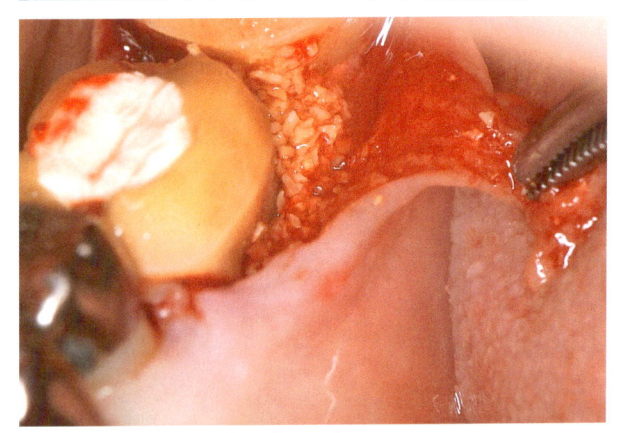

図11 骨補填材は緊密な填入を行っている.

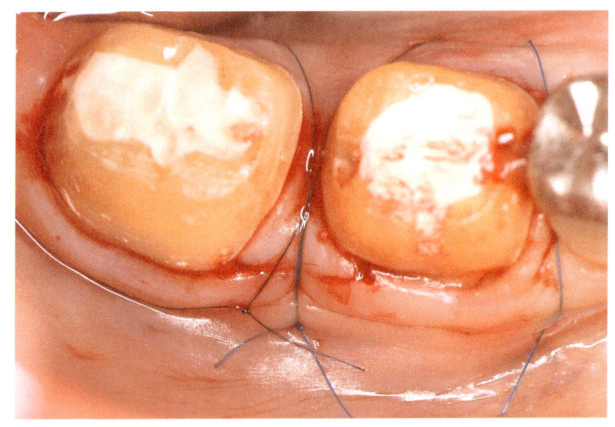

図12 縫合.

治癒への経過

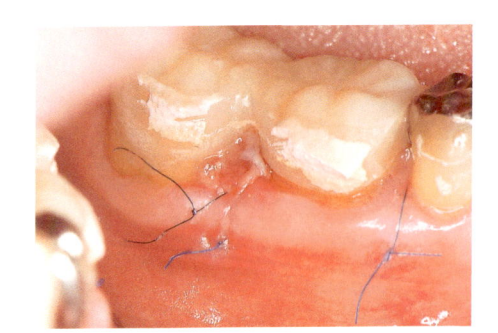

図13 1週間後.

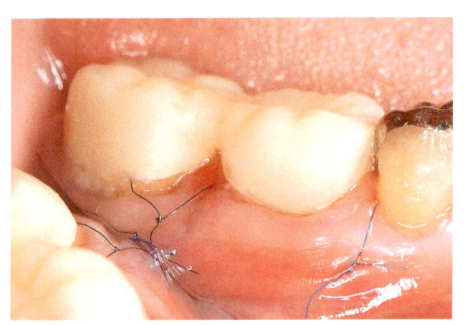

図14 2週間後.

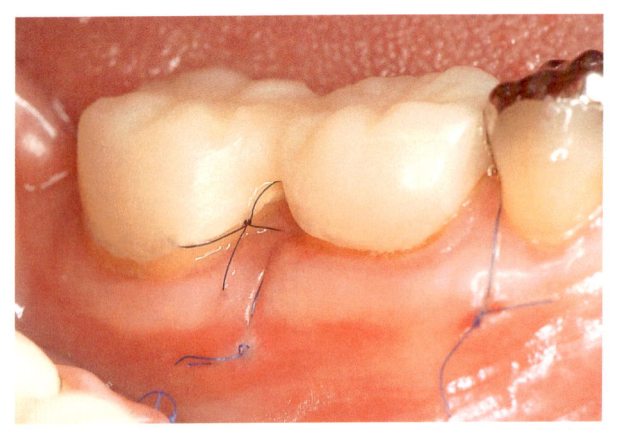

図15 3週間後. 予想より上皮化が早く進み, 糸が埋まりこんでいるのがわかる.

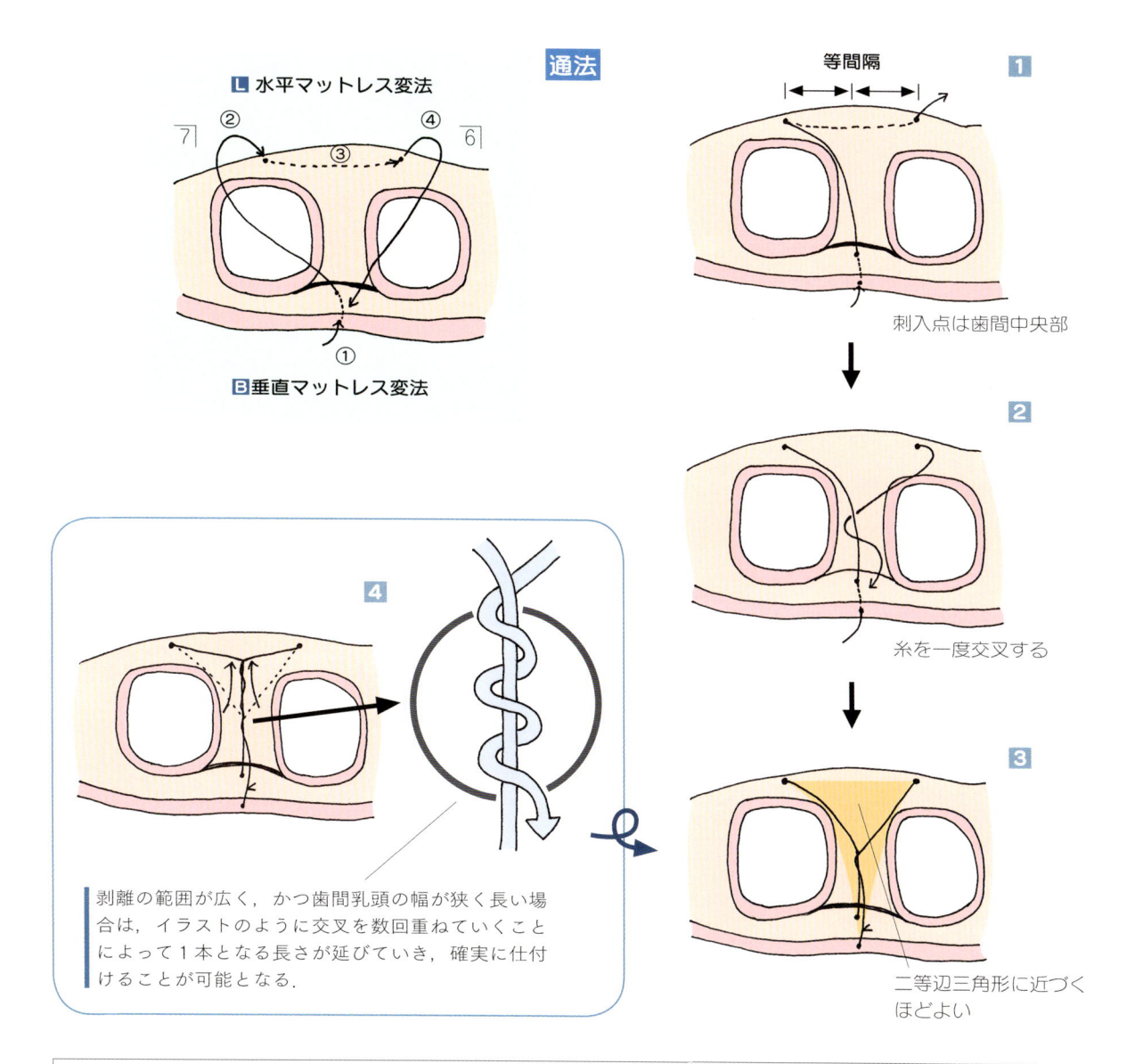

1　臼歯部隣接面への対応

L 水平マットレス変法
B 垂直マットレス変法

通法

1 等間隔
刺入点は歯間中央部

2 糸を一度交叉する

3 二等辺三角形に近づくほどよい

4 剥離の範囲が広く，かつ歯間乳頭の幅が狭く長い場合は，イラストのように交叉を数回重ねていくことによって1本となる長さが延びていき，確実に仕付けることが可能となる．

! 手技的な注意点

縫合：骨欠損が歯間隣接面部から舌側にまで及んでいる場合，隣接面部に限局されている場合よりも舌側の剥離が広範囲となるため弁を復位したときに大きく仕付けることが必要となる．この場合，頬側は前述した症例と同じように垂直マットレス変法を用いるが，舌側は水平マットレス変法を使用する（通法）．このときの注意点としては，頬側の刺入点は極力歯間中央部に設定すること，2か所となる舌側の刺入点は極力中心から等間隔に求め（1），糸を一度交叉させる（2）．この操作によって頬側を頂点とした二等辺三角形ができ，交叉させることによって締まりにくい舌側弁中央部も仕付けることが可能となる（3）．縫合でもっとも苦慮するのが長くて細い隣接面歯間乳頭部歯肉を仕付ける場合であるが，このとき，舌側の2本の糸の交叉を2回，3回と重ねていく（4）．こうすることにより2本の糸は次第に1本の糸となり中央部に設定された頬側刺入点に向かって歯間乳頭部歯肉の中央部を仕付けていくことになる（筆者は勝手に白石メソッドとよんでいるが……）．ただし，扇状に広くなった頬側切開線断端部は，必要があれば7-0にて仕付けを追加することが必要である．長年色々と試行錯誤を重ねた結果，やっとこの縫合法に辿り着いた．弁の大きさ，歯肉の質・量によって二等辺三角形の底辺の幅を変えたり，交叉の回数を変えることによって，ほとんどの歯間乳頭部歯肉を仕付けることが可能である．

11

Part 1-1 再生療法編：ベーシック

予後

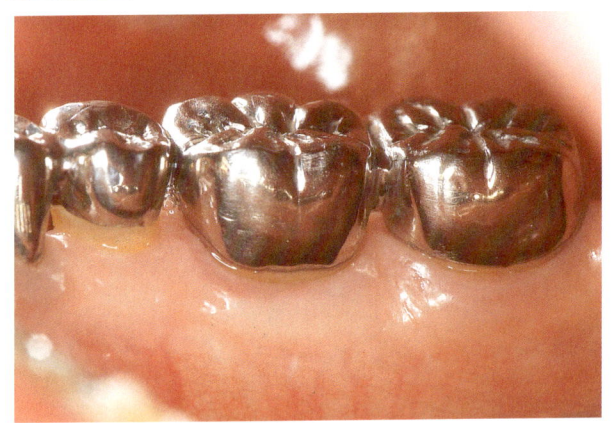

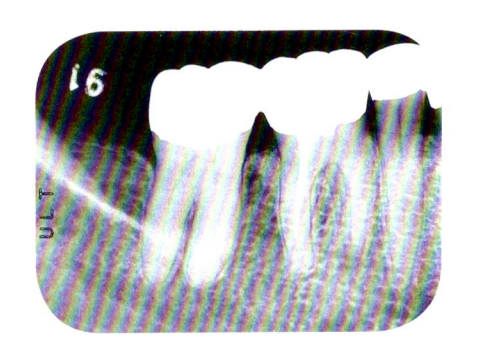

図16 術後2年．歯周組織は安定している（舌側面観）．

まとめ

言うまでもないが，歯周外科においてもっとも重要なのは，確実なデブライドメントである．最近ではレーザーを使用した再生療法を誌上で目にする機会も少しずつ増え，良好な結果を導くための1つの手段としての地位を確立しつつある．しかし，高価なためだれもが購入できるわけでもなく，またただれもが使いこなせるような単純な機器でもないようにも思う．レーザーが再生療法に有用な治療法であることは疑う余地もないが，鋭利な剥離子と良質な縫合糸でも良好な結果を導き出すことが可能であることも知っておいていただきたい．危惧されることは，便利な機器の出現によって基本的手技の習得が忘れ去られていくことである．

参考文献

1. 筒井昌秀，筒井照子．包括歯科臨床．東京：クインテッセンス出版，2003.
2. 筒井昌秀．イラストで見る 筒井昌秀の臨床テクニック．東京：クインテッセンス出版，2004.
3. 下川公一．再生療法におけるCO₂レーザーの有効性とその概念①．補綴臨床 2006；39(3)：247-257.
4. Thonton, C. S. ed. Regeneration in vertebrates. Proceedings of the symposium on regeneration, Providence, Rhode Island. Univ. of Chicago, 1956.
5. Wikesjo UM, Sigurdsson TJ, Lee MB, Tatakis DN, Selvig KA. Dynamics of wound healing in periodontal regenerative therapy. J Calif Dent Assoc 1995；23(12)：30-35.
6. Lee H Silverstein・著．Gordon J Christensen, David A Garbe, Roland M Meffert, Carlos R. Quinnes・解説執筆．デンタルスーチャリング．歯科縫合術の基礎：手術創閉鎖の完全ガイド．東京：クインテッセンス出版，2001.
7. Ten Cate AR・著．川崎堅三他・訳．Ten Cate口腔組織学．東京：医歯薬出版，1997.

Recommend Instruments

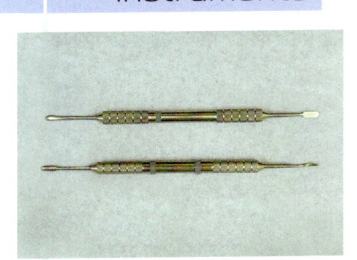

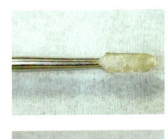

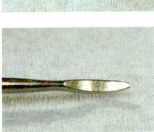

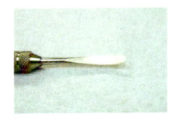

[MTラスパ（チタン製剥離子）]
(株)ミツバオーソサプライ

失敗しないためのポイント① 　一次性創傷治癒獲得のための切開線の設定

💡 切開線の設定

再生療法における切開線は，必ず**骨欠損上を避けた位置**に設定されなければならない．そのためにも浸潤麻酔下によるボーンサウンディングは必須となり，骨欠損がどちら（頬・口蓋）のサイドに廻り込んでいるのかを事前に把握しておく．もし骨欠損が多数歯にわたる場合で，papilla preservation technique を用いるときは，その状況に応じて横切開の位置も変化させることが必要である．

■ 初診時

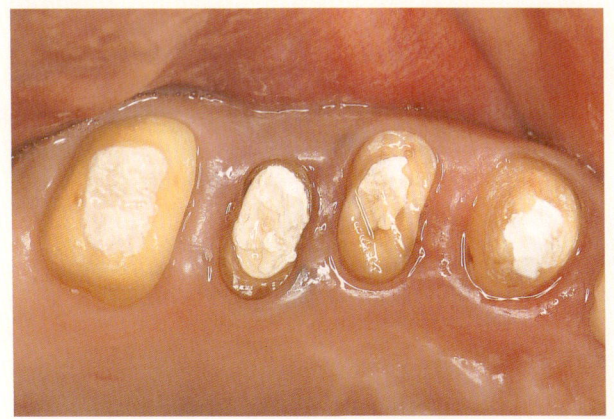

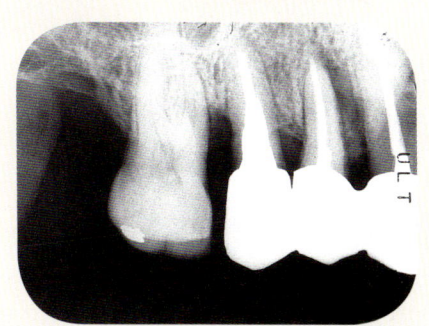

図A　3|の遠心から6|の近心にかけて骨欠損が存在することはわかる．とくに4 3|間の骨欠損は深く，4|の根尖付近にまで到達しているが，正確な形態の把握はデンタルエックス線写真では難しい．

■ 切開

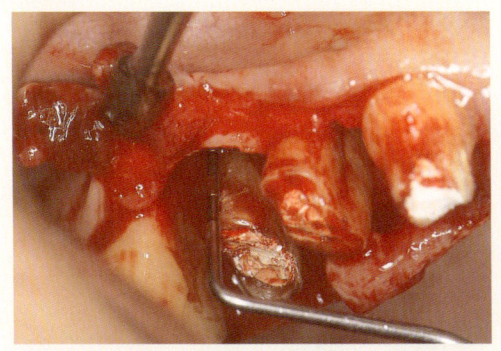

図B　骨欠損は4|周囲は口蓋側へ，5|周囲は頬側へと廻り込んでおり papilla preservation technique を用いる場合は切開線の設定が異なるため注意が必要である．

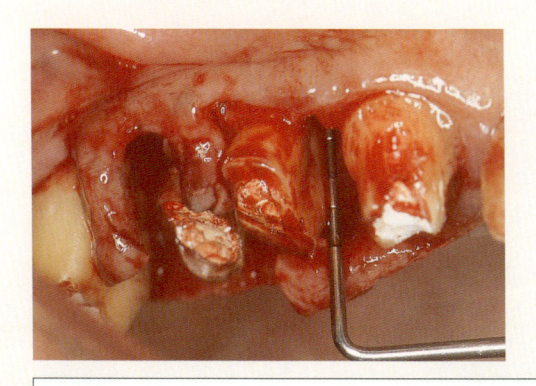

💡 Point

同じブロックであっても，骨欠損が口蓋側に廻り込んでいる部位では横切開を頬側に，頬側に廻り込んでいる部位では横切開を口蓋側に設定する．

Part 1-① 再生療法編：ベーシック

■骨補填材填入

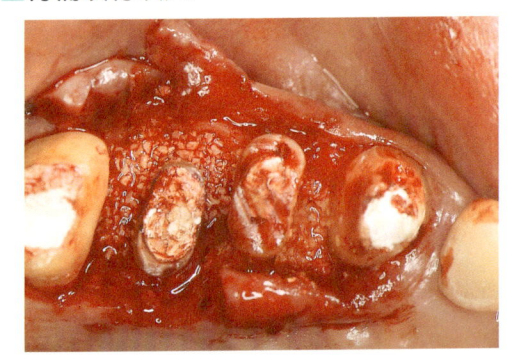

図C 徹底的なデブライドメントの後，過不足なく骨補填材の填入を行う．

■縫合

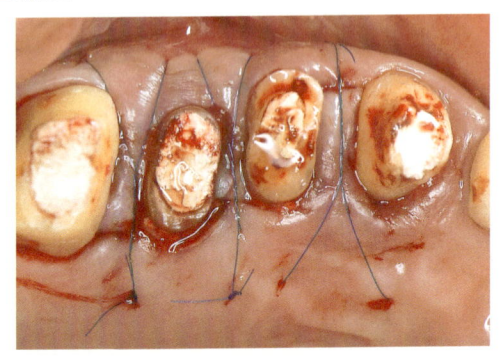

> **Point**
> 原則として**縫合の起始点は横切開の入るサイド**に設定するため，当然部位によって位置が異なることになる．

図D 改良型水平・垂直マットレス変法を用いて，歯間乳頭部歯肉を確実に仕付ける．

■術後

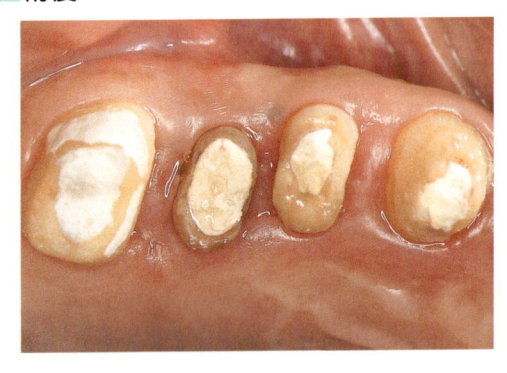

図E 術後3週間経過時．一次性創傷治癒は得られた．この後，仮コアを装着して組織の熟成を待つ．

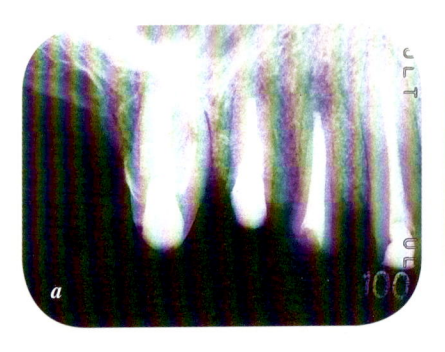

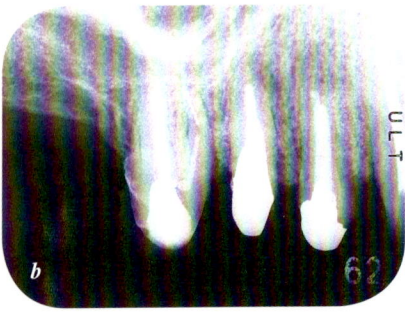

図F 術直後(*a*)と術後9か月経過時(*b*)．骨補填材の大きな漏出もなく，徐々に安定傾向を示しつつある．

Part 1-①

2 最後方臼歯遠心側への対応

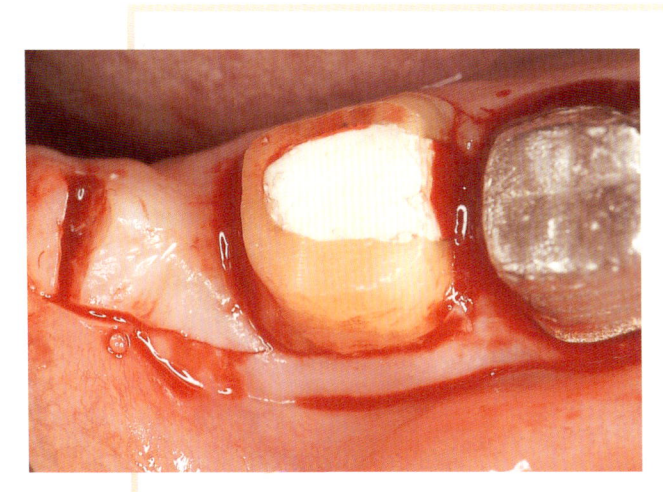

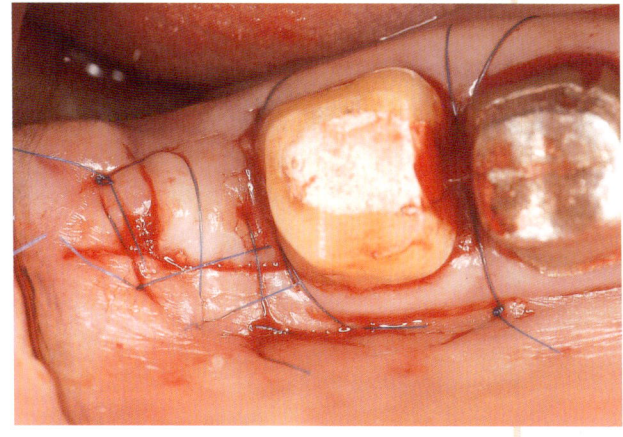

Part 1-[1] 再生療法編：ベーシック

最後方臼歯遠心側への対応：Case 1

初診時

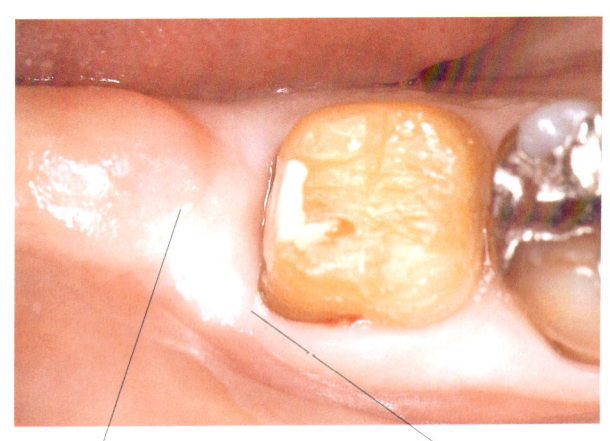

術前処置としてアップライトを施したほうが術後の予知性は高くなるであろう．

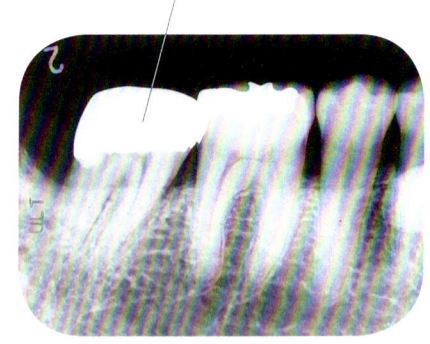

図1 初診時の様子．

骨欠損の幅に注意して，場合によっては可動粘膜を含んだ位置に切開線を設定することも考えられる．

角化歯肉の質・量が不足している部位は剥離を慎重に行う必要がある．まちがっても縦切開を設定するべきではない．

> **! 診査・診断時における注意点**
>
> 最後方臼歯遠心部の骨欠損は頬・舌側にまで廻り込んでいる場合が多く，切開線の設定にはとくに注意が必要である．デンタルエックス線だけでは形態を把握するのに限界があることから，浸潤麻酔下において慎重にボーンサウンディングを行う必要がある．本症例の場合，遠心の頬側1/2から近心の頬側1/2にかけて頬側の根分岐部を含んだ骨欠損が認められた（図1）．

切開・剥離・デブライドメント

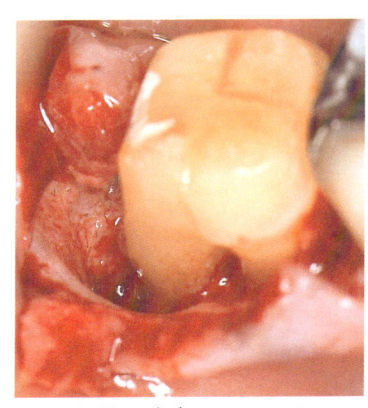

図2 切開・デブライドメント．

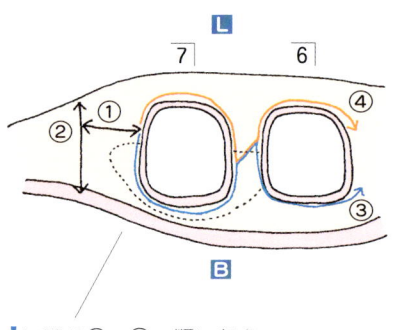

切開は①〜④の順に行う．

> **! 手技的な注意点**
>
> **切開線・剥離**：遠心の横切開は骨欠損上を避けて中央部ギリギリに設定したが，もう少し余裕をもたせて舌側寄りに設定したほうがより安全である．骨欠損が近心にまで及んでいる場合，近心側の剥離は歯肉溝内切開にて半歯〜1歯分大きめに行う．くれぐれも余計な縦切開は加えないよう注意しておく．

2　最後方臼歯遠心側への対応

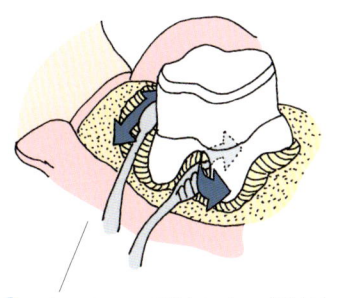

スケーラーの到達しない部位はハーシュフェルトを使用する．

> **⚠ 手技的な注意点**
>
> **デブライドメント**：本症例のように骨欠損の形態が複雑で根分岐部までも含んでいる場合，根面・骨面のデブライドメントに手術時間の大半を要することもしばしばである．もちろん，特殊な器具（ハーシュフェルトなど）を使用して徹底的に行う．手術とは，いくら速く終わっても確実性がともなわなければ意味がなく，経験が浅いうちは速さよりも確実性のほうに重点を置いたほうがよい結果が得られるはずである．

骨補填材填入

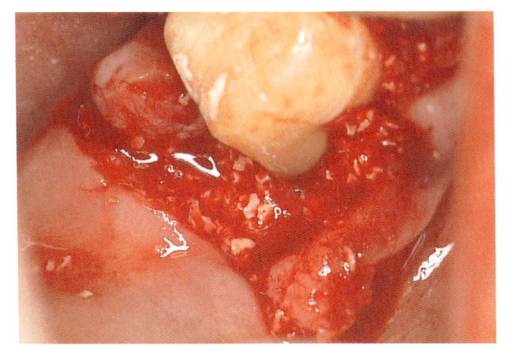

図3　骨補填材填入．

縫合

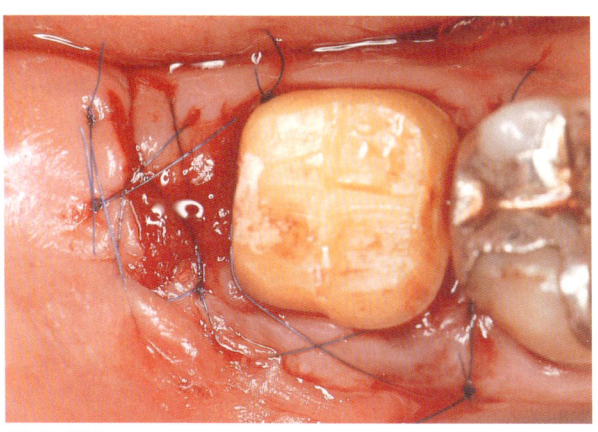

図4　縫合．

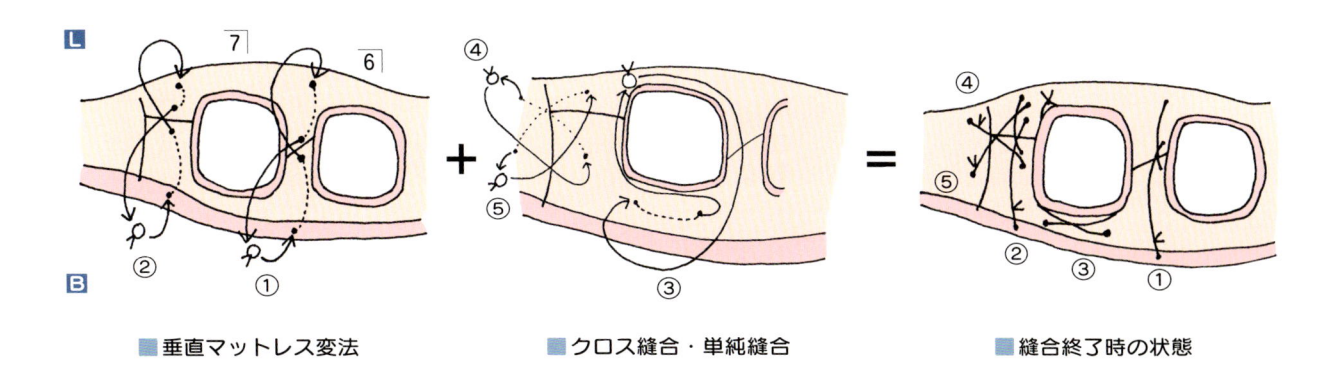

■ 垂直マットレス変法　　＋　　■ クロス縫合・単純縫合　　＝　　■ 縫合終了時の状態

> **⚠ 手技的な注意点**
>
> **縫合**：6-0ナイロン縫合糸を用いて，まず近心と遠心に垂直マットレス変法を行う（①②）．つぎに大臼歯部では近遠心幅が広いため中央部の歯肉が動きやすく，根分岐部付近に填入した骨補填材が漏出しやすいので，それを防止する目的でクロス縫合を行う（③）．角化歯肉と可動粘膜の境界に入れた最後方の縦切開部は開きが大きくなることが多く，場合によっては持続的な出血が起こるため，2つの単純縫合にてクロスするように仕付ける（④⑤）．

Part 1-① 再生療法編：ベーシック

治癒への経過

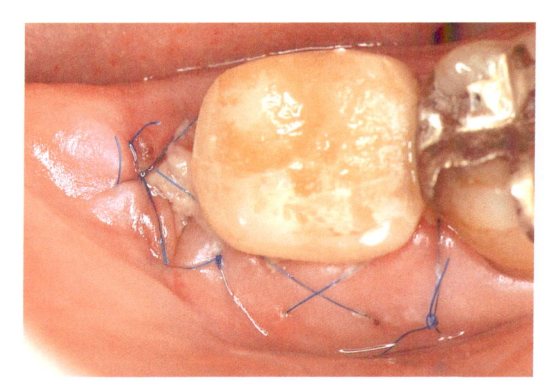

図5　1週間後．切開線が骨欠損部に近かったため，若干治癒に遅れがみられる．

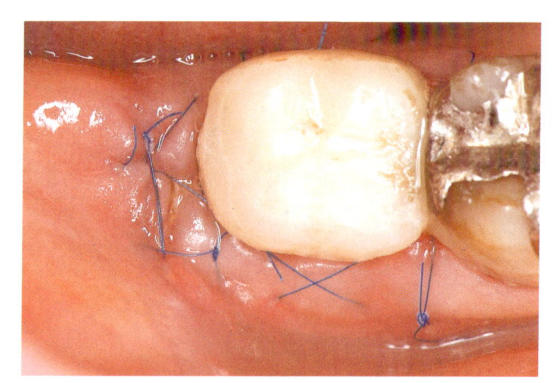

図6　2週間後．なんとか上皮の連続性は得られた．

予後

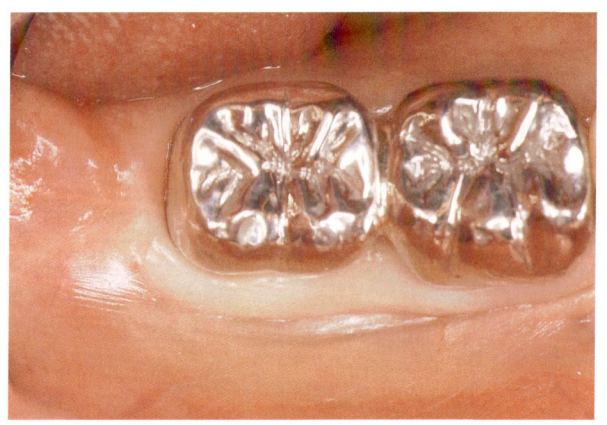

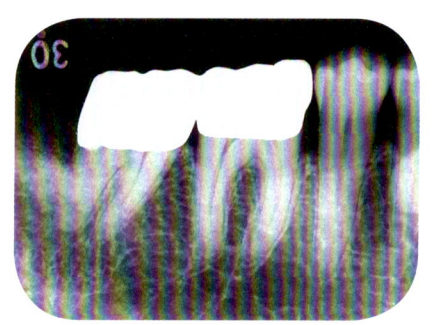

図7　術後2年経過時．歯周組織は安定傾向にはあるが，やはり⑦のアップライトを行うべきであった．

まとめ

最後方臼歯遠心部は隣接面部に比較して角化歯肉の幅は広いことが多く，一見して容易に思えるかもしれない．しかし，逆に骨欠損の幅は広く，深く，器具の到達性が悪いことに加え形態はより複雑な場合が多い．そのうえ，もっとも咬合の影響を受けやすい部位であることから，難易度は高いと思われる．そのため十分な診査・診断が必要である．

2　最後方臼歯遠心側への対応

最後方臼歯遠心側への対応：Case 2

初診時

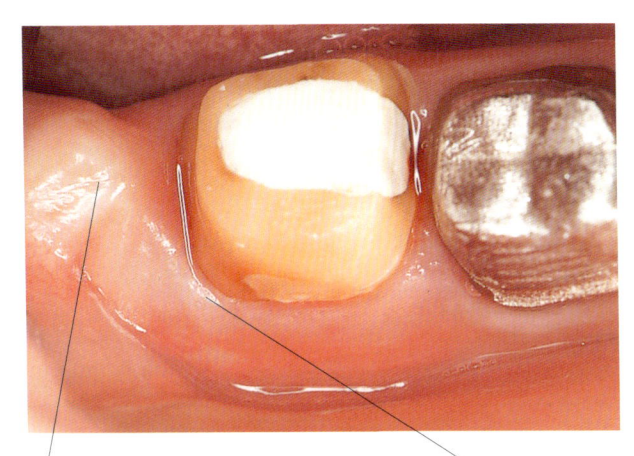

部位特異的に限局された骨欠損の場合，力の関与を疑うことも必要である．

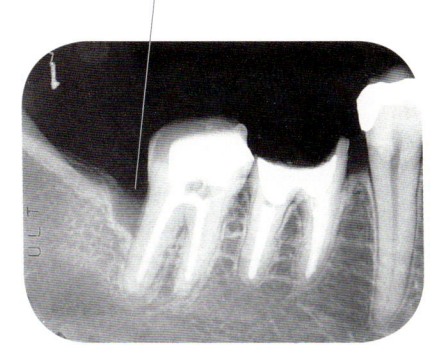

図8　初診時の様子．

臼後三角の上皮は角化しており，厚みも十分であり，上皮下には強靭結合組織が存在する．

骨欠損の廻り込みがないかどうか慎重に診査・診断をしたうえで切開線の設定を行う．

> **！ 診査・診断時における注意点**
>
> 第二大臼歯遠心部には十分な角化歯肉が存在するため，骨欠損の幅の約2倍の大きさの幅をもった蓋を形成するよう切開線を設定する．これは，患者自身の組織を再生療法に利用することを前提としたものである（図8, 9）．

切開

切開は①〜③の順に行う．

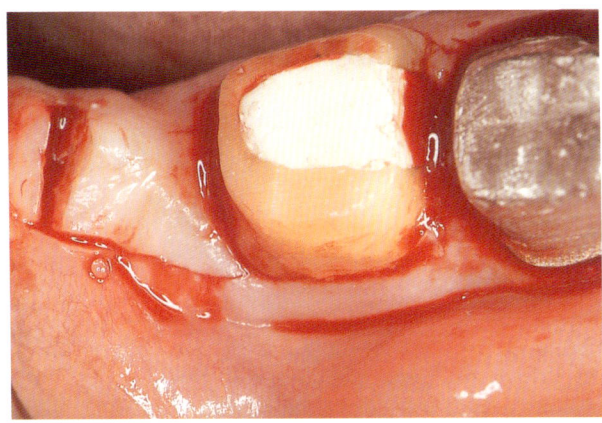

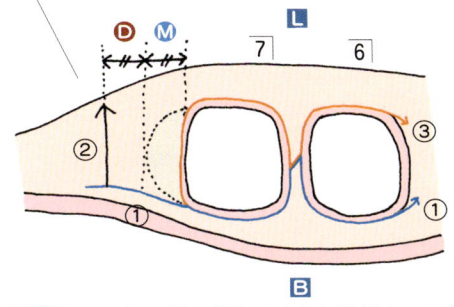

図9　切開．

D（健全側）の幅はM（欠損側）と同等か，可能ならばより広く確保する．

Part 1-1　再生療法編：ベーシック

剥離・骨膜弁形成

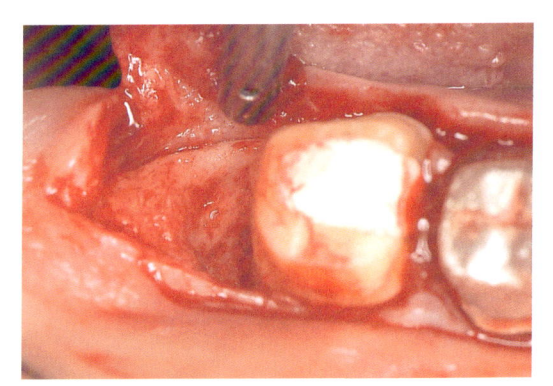

図10　剥離．

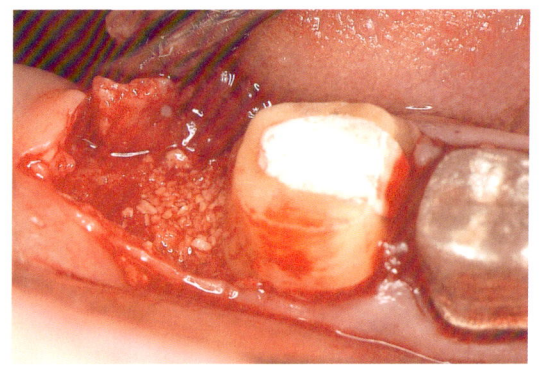

図11　骨膜弁形成（便宜的に骨膜弁がわかりやすい写真を使用している）．

> **! 手技的な注意点**
>
> **剥離・骨膜弁形成**：骨欠損のない部分（健全側）は骨膜が存在するため，挫滅させないよう慎重に剥離を行う（図10）．剥離した歯肉弁の骨欠損側の炎症性肉芽組織は#15のメスできれいに削ぎ落とし，健全側は部分層にて骨膜弁と粘膜弁に分離させる．このとき，双方の弁がどちらも薄くなりすぎないように注意深く行うことが必要である（図11）．

骨補填材填入・骨膜弁設置（骨膜グラフト）

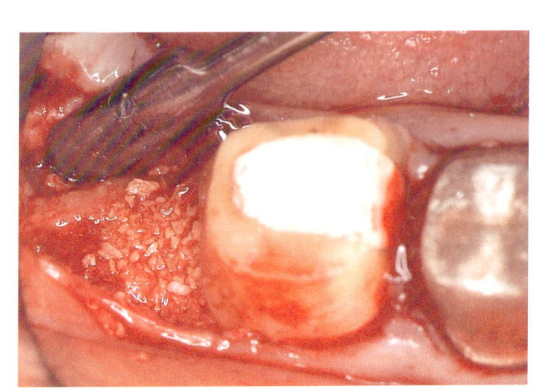

図12　骨補填材填入．

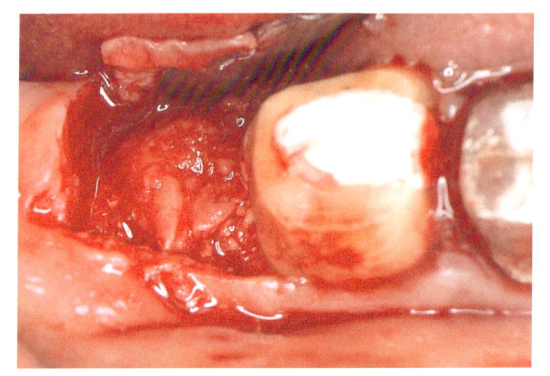

図13　骨膜弁の設置．

> **! 手技的な注意点**
>
> **骨膜弁の設置**：徹底的なデブライドメントを行った後，骨欠損内に骨補填材を填入する（図12）．骨膜弁の遠心側にわずかに縦切開を加えて近心側へ引っ張り，骨補填材上部を覆うように設置して6-0吸収性縫合糸を用いて頬側歯肉との固定を行う（図13）．

2　最後方臼歯遠心側への対応

手技のポイント

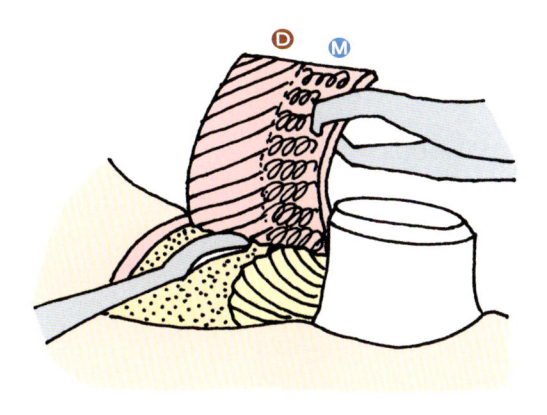

■剥離

　Ⓓ(健全側)は骨膜を挫滅しないように，Ⓜ(欠損側)は弁がちぎれないように剥離する．

■部分層弁形成

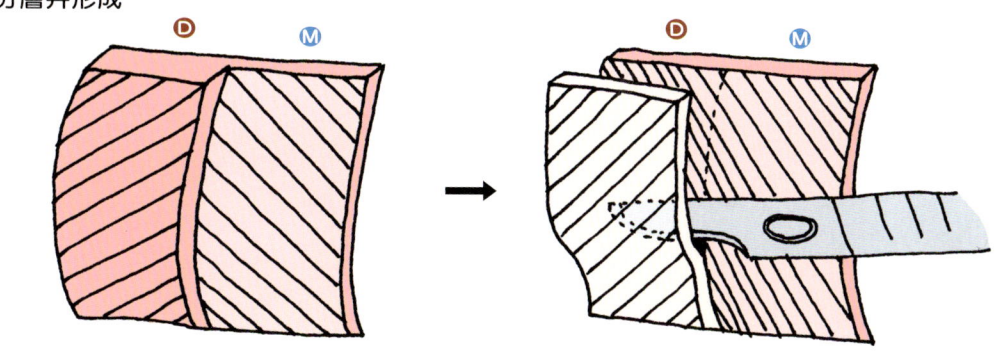

新しいメス(#15)にて，Ⓓ(健全側)は部分層弁を形成し，Ⓜ(欠損側)は炎症性肉芽組織を削ぎ落とす．

■骨膜弁の設置

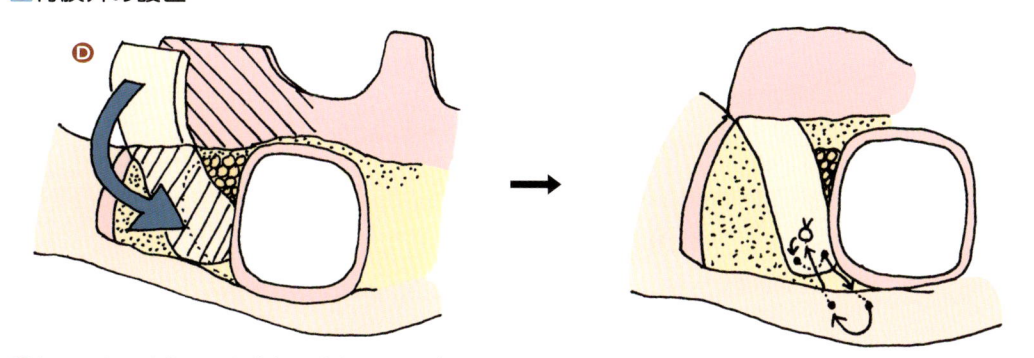

Ⓓ(健全側)に形成した骨膜弁の遠心に，わずかに切開を加えて減張を行ったのち，近心へ引っ張り，吸収性縫合糸を用いて固定する．

21

Part 1-① 再生療法編：ベーシック

縫合

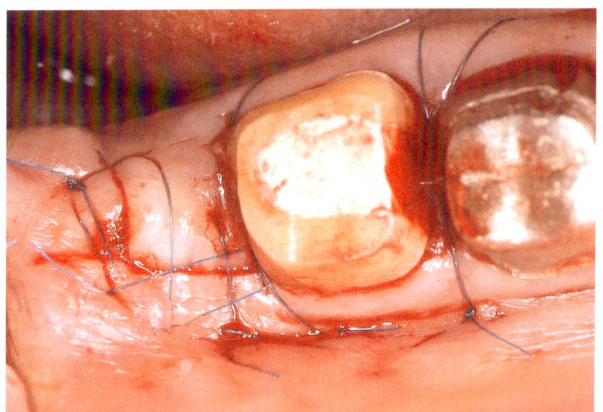

図14 縫合．

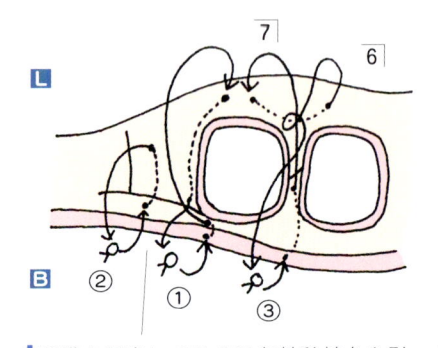

骨膜を固定してある吸収性移植弁を引っかけないよう注意する．

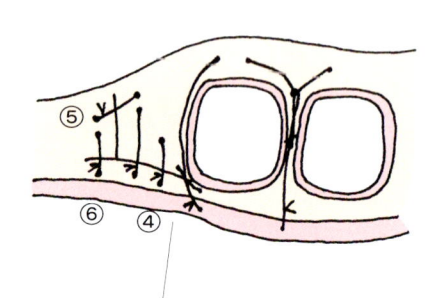

弁に開きがあれば，暫時，単純縫合を追加する．

> **！ 手技的な注意点**
>
> **縫合**：6-0ナイロン縫合糸を用いて，まず第二大臼歯遠心側に垂直マットレス変法1本（①），健全側上に単純縫合を1本（②），最後に7 6 間に水平・垂直混合マットレス変法を行って（③），歯肉弁を所定の位置に仕付ける．つぎにやや開きのあるところを探して順次単純縫合（④⑤⑥）にて仕付ける．

治癒への経過

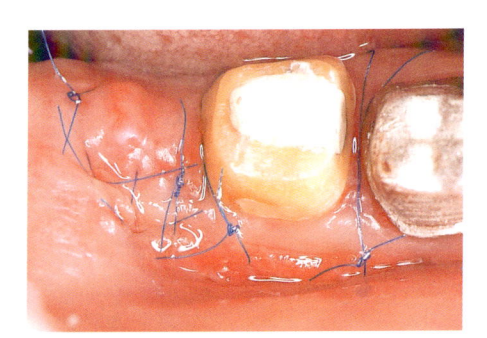

図15 1週間後．

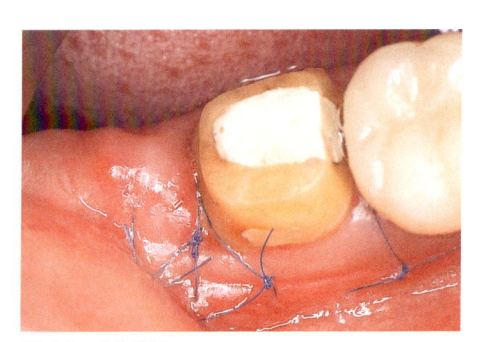

図16 2週間後．

予後

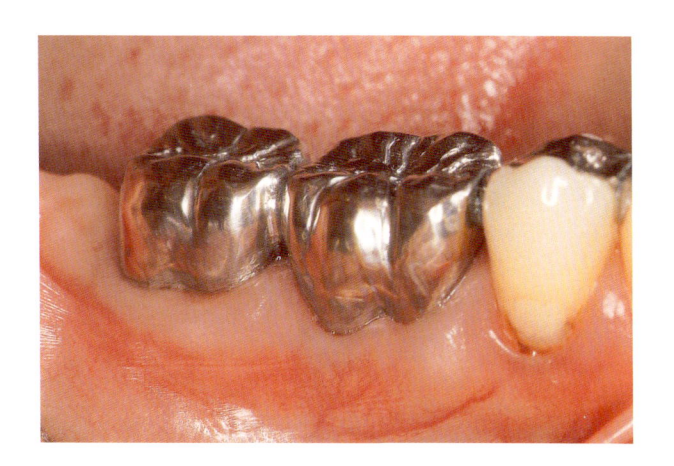

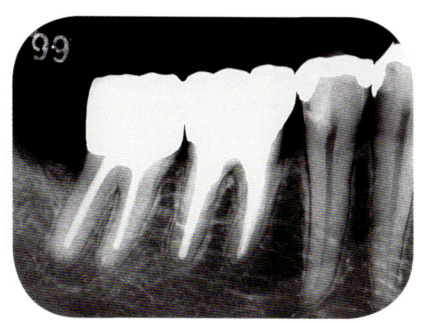

図17 術後18か月経過時．歯周組織は安定傾向にある．

■ まとめ

極力侵襲が小さく，より安全でリスクの少ない方法として，骨膜グラフトはベストであると考える．しかし，骨欠損上へ移動させメンブレンの代用とした骨膜が，はたしてメンブレンと同じ働きをするのかどうかは定かではない．メンブレンを用いた場合，失うものが大きすぎるために10数年前より用いている手法であるが，どの症例も結果は良好である．

参考文献

1. 筒井昌秀，筒井照子．包括歯科臨床．東京：クインテッセンス出版，2003．
2. 筒井昌秀．イラストで見る 筒井昌秀の臨床テクニック．東京：クインテッセンス出版，2004．
3. Wagner BM. Wound healing revisited : Fibronectin and company. Hum Pathol 1985 ; 16(11) : 1081.
4. 白石和仁．歯周疾患患者に対する審美修復を含めた包括的アプローチ．the Quintessence 2005 ; 24(7) : 137-146.
5. 白石和仁．エンド・ペリオ病変に対する再生療法．the Quintessence 2005 ; 24(12) : 3-6.
6. 白石和仁．歯周組織再生療法の実際／骨膜グラフト．In：補綴臨床別冊 歯科臨床における再生療法．103-105, 2006.

Recommend Instruments

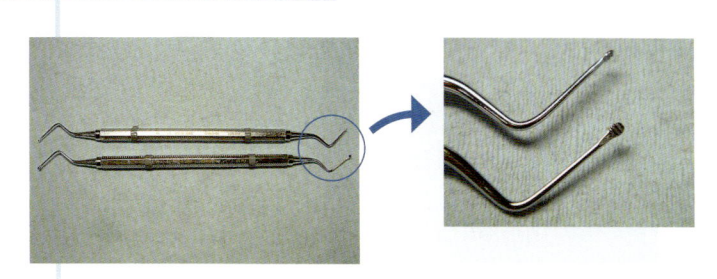

[ハーシュフェルト（ヤスリ型スケーラー）]
HU-FRIEDY社製，（株）モリタ

Part 1-① 再生療法編：ベーシック

失敗症例から学ぶ① 複合型骨欠損の場合

💡「再生の場」の確保

骨欠損が隣接面部や近・遠心部などに限局された狭い範囲であるならば，「再生の足場」として使用される自家骨・骨補填材の漏出を防止することはメンブレンなしでもある程度は可能であり，結果として「再生の場」は確保することができる．

しかし，骨欠損が広範囲にわたり，しかも水平性に近いような複合型（幅が広く浅くみえる）の場合は上記の遂行が困難となるため，メンブレンを使用したほうが成功率は高くなると思われる．

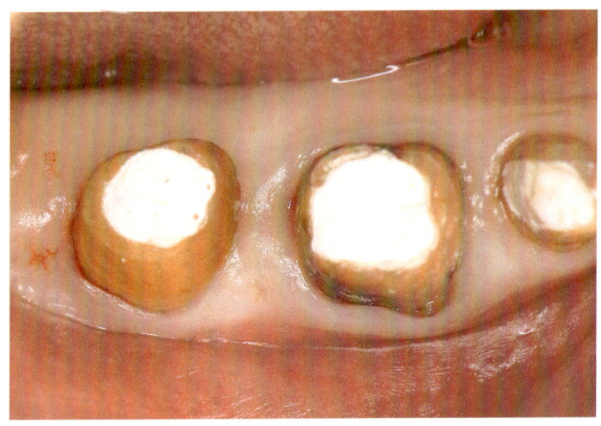

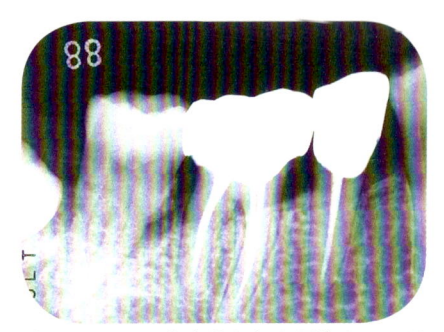

■ 術前

図A　頰側角化歯肉の幅は狭いが，歯間乳頭部歯肉は幅・厚みともに十分であり再生療法を行う環境としては条件的に悪くはない．しかし，7⏌周囲の骨欠損は全周にわたって認められ，形態は浅い囲繞性で水平性に近いと思われる．

■ 剥離

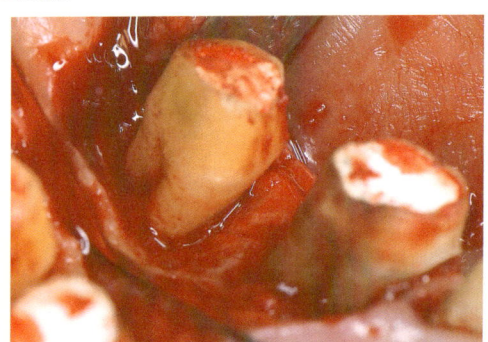

図B　弁を展開してみると，広範囲にわたる1～2壁性の浅い骨欠損が認められる．再生の足場を維持しておくのに，はたして骨補填材だけで大丈夫なのだろうか？

■骨補填材填入

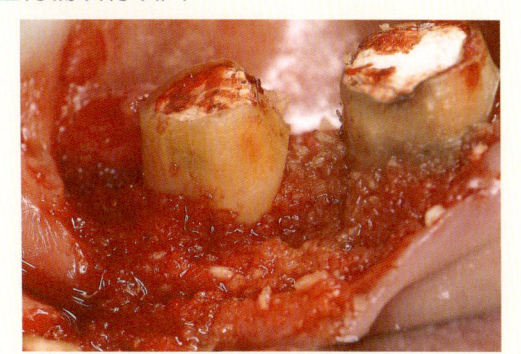

図C レベルダウンを考慮して，ややオーバーコレクション気味に骨補填材の填入を行った．

■縫合

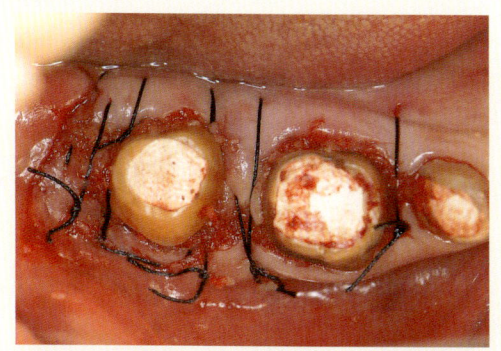

図D ややオーバーコレクション気味に骨補填材を填入したため，歯肉弁が閉じきっていないのがわかる．頬側に減張切開は入れていない．

💡 Point：メンブレンの選択

筆者はメンブレンを使用したことが1度もないので確かなことはいえないが，もし使用する場合の基準は用意している．
① 角化歯肉の温存と手術回数の軽減の観点から，非吸収性よりも吸収性のほうが望ましい．
② 吸収性であっても，遅延型のものより比較的早期に血管網が構築されるものが望ましい．
③ 可能であるならば，骨膜・結合組織のグラフト片のほうが望ましい．

■術後

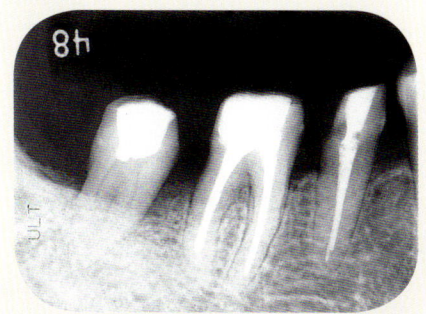

図E 術後9か月経過時．骨補填材填入のかいもなく，ほとんど変化は認められない．

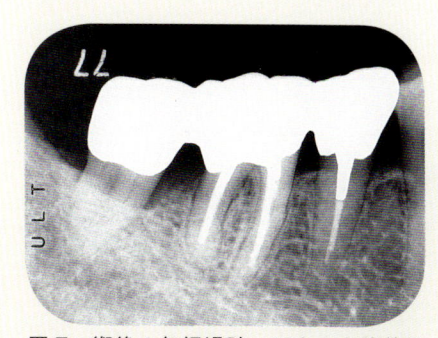

図F 術後4年経過時．ほとんど改善は認められず，やはりこのような状況の場合は，メンブレンの使用を検討したほうがよさそうだ．

Part 1-①

3 下顎前歯部への対応

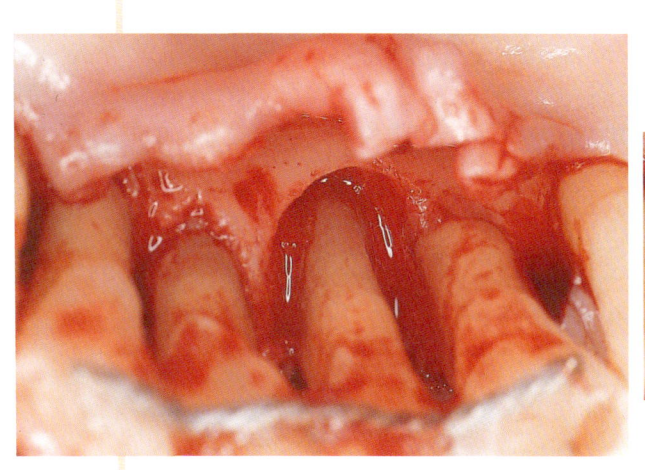

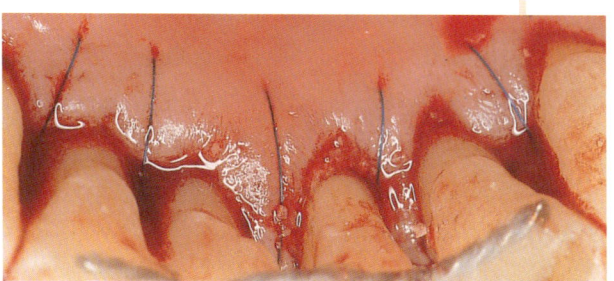

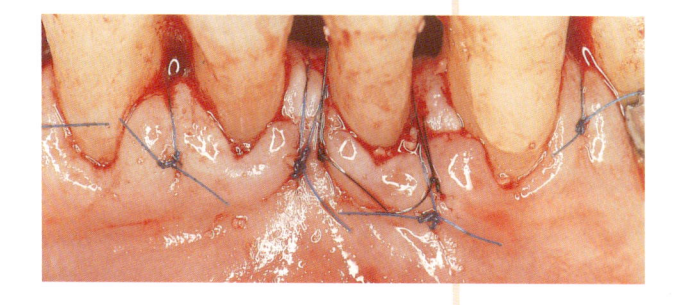

Part 1-① 再生療法編：ベーシック

下顎前歯部への対応：Case 1

初診時

頬側歯肉は薄く，歯間乳頭部歯肉は細い場合が多いので繊細な手技が求められる．

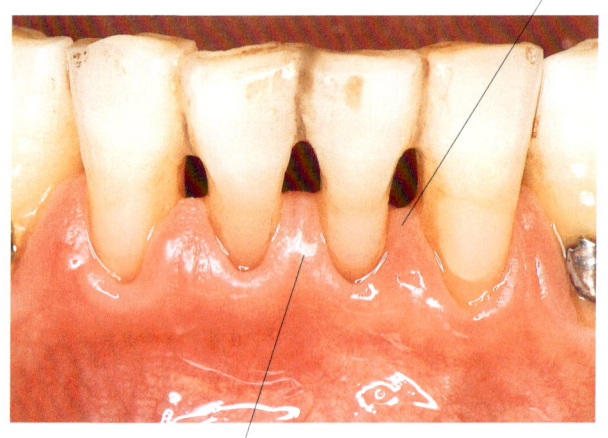

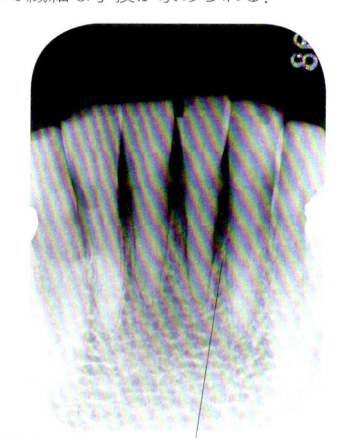

図1 初診時の様子．

術前処置として外科手術に耐えられる歯肉にしておくことが大切である．

下顎前歯で限局した骨欠損の場合，囲繞性であることが多い．

> **!** 診査・診断時における注意点
>
> 何度も繰り返し述べているが，下顎前歯に限らず，骨欠損の形態を把握するには浸潤麻酔下におけるボーンサウンディングは必須である．下顎前歯部は，歯そのものが細いうえに歯根間距離も短く，歯槽骨幅も薄いことが多いために繊細な作業が要求される．また，歯間乳頭部歯肉はもともと細いため，的確な剥離と緻密な縫合を行うには，他の部位と比較してもより歯肉の「質」が問われることになる．

切開・デブライドメント

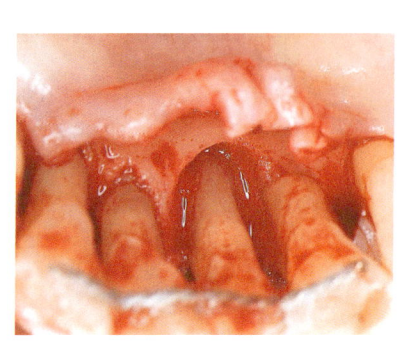

図2 切開・デブライドメント．

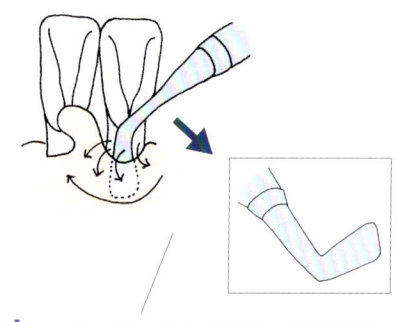

ハーシュフェルト P20は，下顎臼歯舌側を剥離する際にも便利である．

> **!** 手技的な注意点
>
> **切開**：まず，歯間乳頭部歯肉は MT ラスパの細い部分を用いてちぎれないように，つぎに舌側歯肉の剥離は貫通部が細いことと角度的にストレートな剥離子では困難であるため，HU-FRIEDY 社のハーシュフェルト P20を用いて慎重に行う．

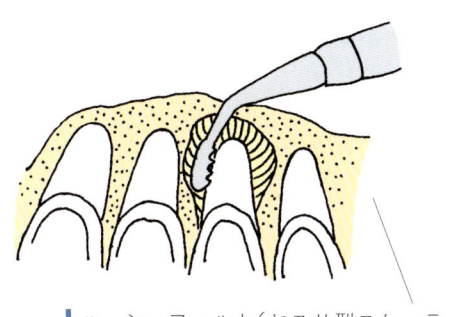

3 下顎前歯部への対応

> **! 手技的な注意点**
>
> **デブライドメント**：本ケースのように骨欠損の幅が狭く深い場合は，スケーラーのみでのデブライドメントが困難なため，ハーシュフェルト（ヤスリ型スケーラー）などの特殊器具を用いて丁寧に根面の滑沢化と骨面の掻爬を行わなければならない．骨面の掻爬を行う理由は，新生骨内膜を裸出させることによって骨髄由来の未分化間葉細胞を骨欠損部に誘導させることを目的としている．

ハーシュフェルト（ヤスリ型スケーラー）は，背面の掻爬に便利である．

骨補填材の填入とエムドゲイン® ゲルの併用

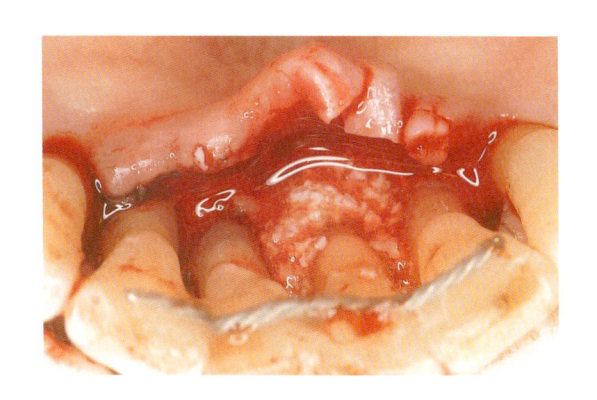

> **! 手技的な注意点**
>
> デブライドメント後に止血を確認し，エムドゲイン® ゲルを根面に塗布する．つぎに，根面に塗布してから数分後にエムドゲイン® ゲルを混和した骨補填材の填入を行う．骨補填材はエムドゲイン® ゲルを混和した場合，浮き上がってくるため緊密な填入が困難となるので，慎重に行わなければならない．

図3 補填材填入．

縫合

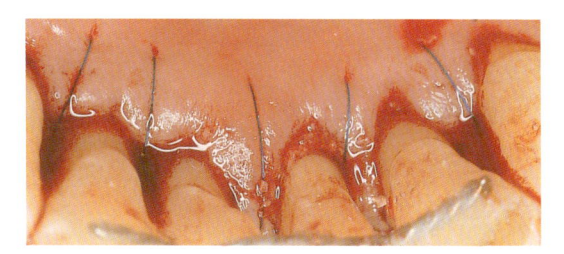

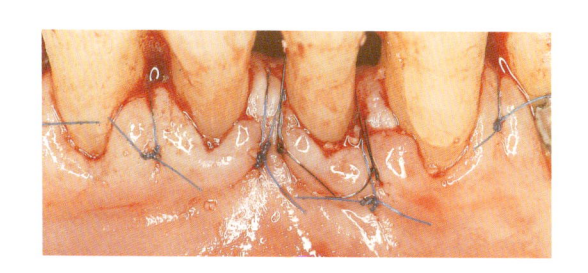

図4 縫合．

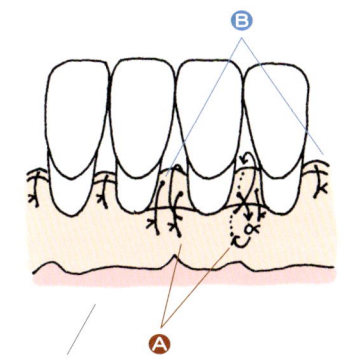

垂直マットレス変法は，非常に利用価値の高い縫合法である．

> **! 手技的な注意点**
>
> **縫合**：アタッチメントロスにより根面が露出して歯肉貫通部が細くなり，結果として健全時よりも歯根間距離が長くなっている．そのうえ，徹底した初期治療によってある程度引き締まった歯肉が得られたため，縫合法は垂直マットレス変法を選択した（Ⓐ）．なお，7-0で単純縫合を追加している（Ⓑ）．この骨膜をアンカーとする垂直マットレス変法は15年程前に筒井から教えを受け，以来さまざまな手術で応用し利用している．非常に利用価値が高いので，ぜひ習得していただきたい縫合法である．

29

Part 1-1　再生療法編：ベーシック

治癒への経過

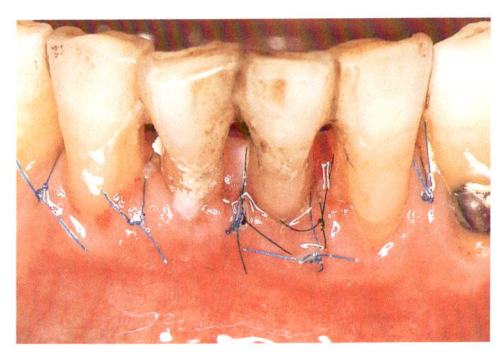

図5　1週間後.

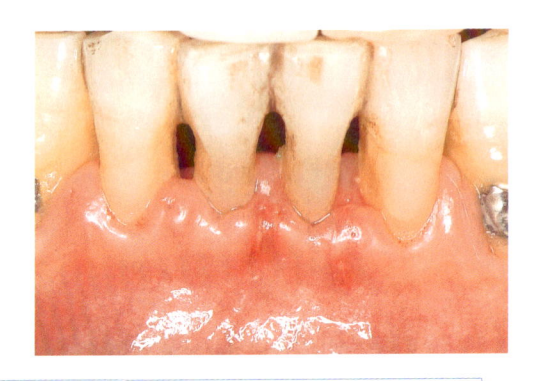

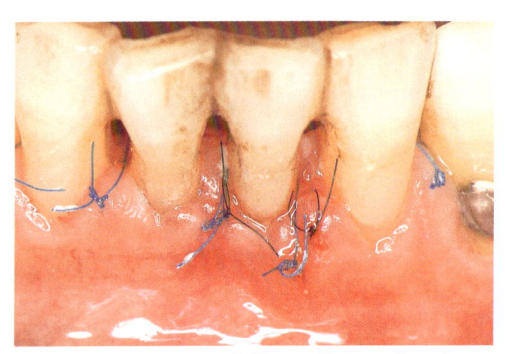

図6　2週間後. この状態から抜糸せずにブラッシングを開始する.

図7　3週間後抜糸時. 一次性創傷治癒は獲得された.

予後

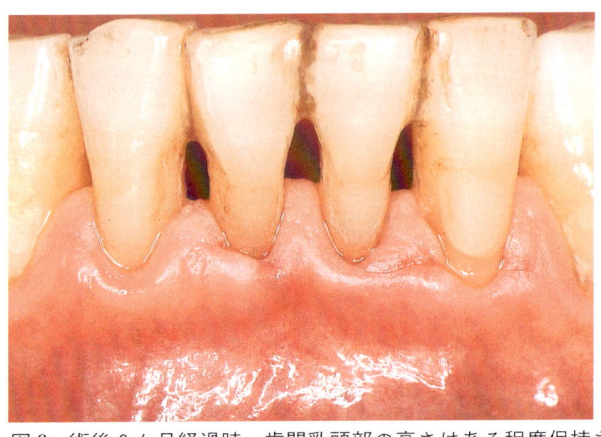

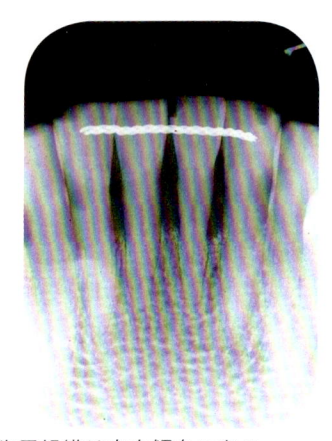

図8　術後6か月経過時. 歯間乳頭部の高さはある程度保持され, 歯周組織は安定傾向にある.

まとめ

下顎前歯は唾液腺の開口部に直面しているため歯石が沈着しやすいことと, 歯間乳頭部歯肉が細くて薄い場合が多い. そのうえ骨欠損が限局されている場合は, 舌・口唇による力（ジグリング）の影響を受けやすいため囲繞性に近い骨欠損の形態をとることが多く注意が必要である. また, 前歯部であるがゆえに審美的な配慮として, 歯間乳頭部歯肉の高さを極力保持できるよう努めなければならない.

下顎前歯部への対応：Case 2

初診時

歯列を観察すれば咬合と態癖が関与していることが疑われる．

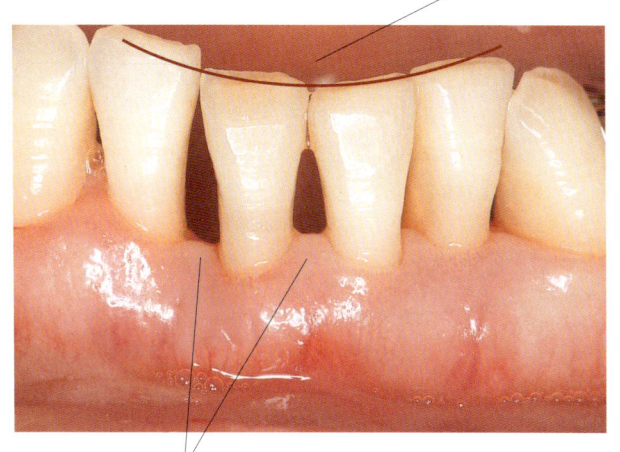

この状態から通常のオープンフラップ・キュレッタージを行えば，歯間乳頭の高さを保持することは不可能である．

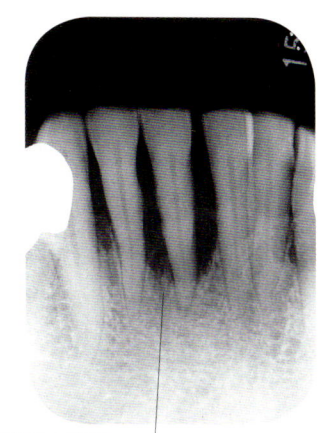

図9　初診時の様子．

この時点で保存が可能かどうかは判断が難しい．

> **! 診査・診断時における注意点**
>
> 歯間乳頭部歯肉の高さの保持を考える場合重要なことは，骨は最大限再生できたとしても隣接する歯の骨頂付近（または残存する周囲骨の最高部）までで，それ以上の水平的な再生は困難であり，多くはそれよりもやや低位となる旨をあらかじめ患者に説明しておく必要がある．

切開

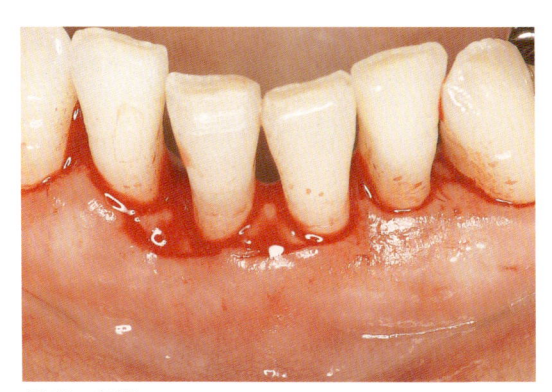

図10　切開．

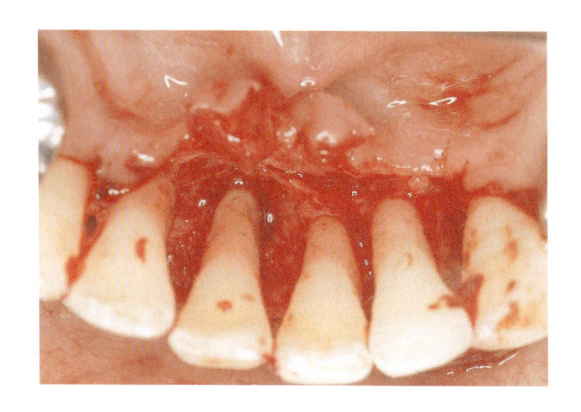

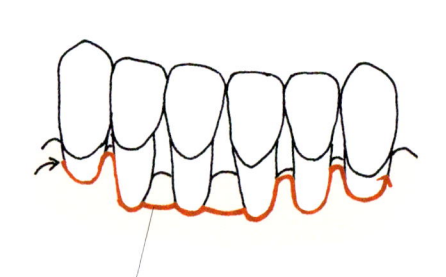

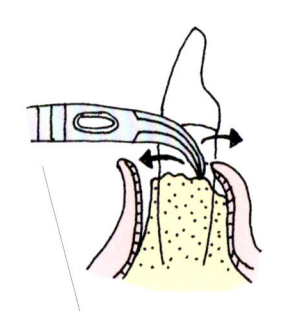

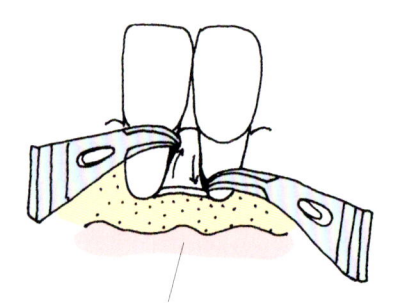

Part 1-1 再生療法編：ベーシック

papilla preservation technique を用いる．

#12d は両刃なので，メスの腹と背を上手に使って切っていく．

> **! 手技的な注意点**
>
> **切開線**：骨欠損上を避けた位置から，いわゆる papilla preservation technique を用いるわけだが，歯根間距離が短いため歯間隣接面部の切開は先の鋭利な#12d のメスにて慎重に骨面まで到達させる．

剥離・骨補填材填入

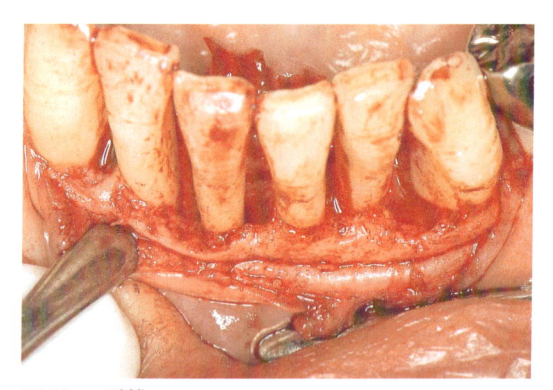

図 11a 剥離．

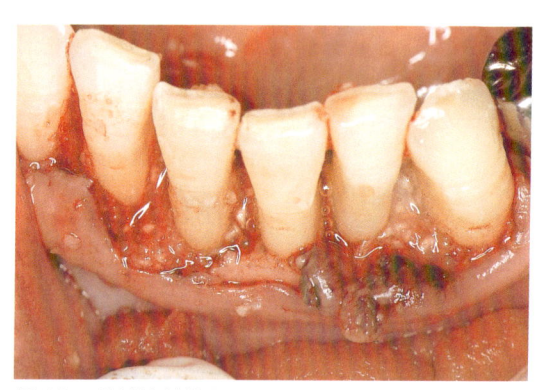

図 11b 骨補填材填入．

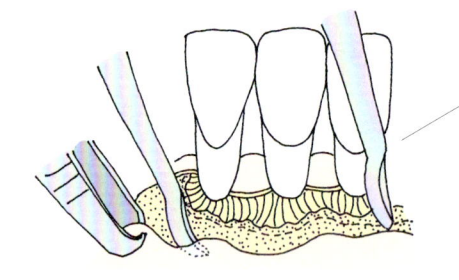

MT ラスパは，メスで切る感覚で使う．

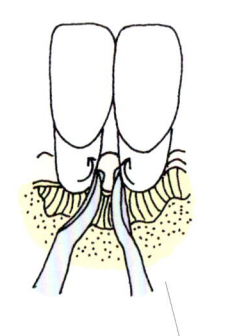

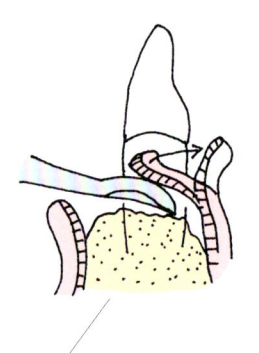

MT ラスパの湾曲部分を上手に利用し，上皮に余計なダメージを与えないよう慎重に剥離する．

> **! 手技的な注意点**
>
> **剥離**：炎症の範囲が広いために上皮下結合組織はほとんどが炎症性肉芽組織であり，線維成分が骨内に入り込んで剥離が困難であることと，上皮は細く脆弱化しているため，MT ラスパの細い部分を用いてちぎれないように慎重に行う．

縫合

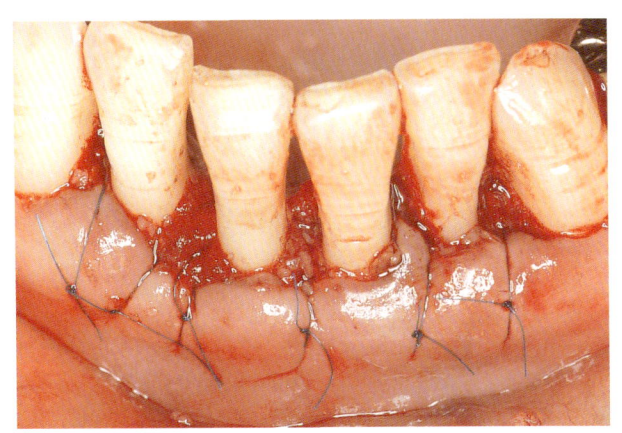

図12 縫合.

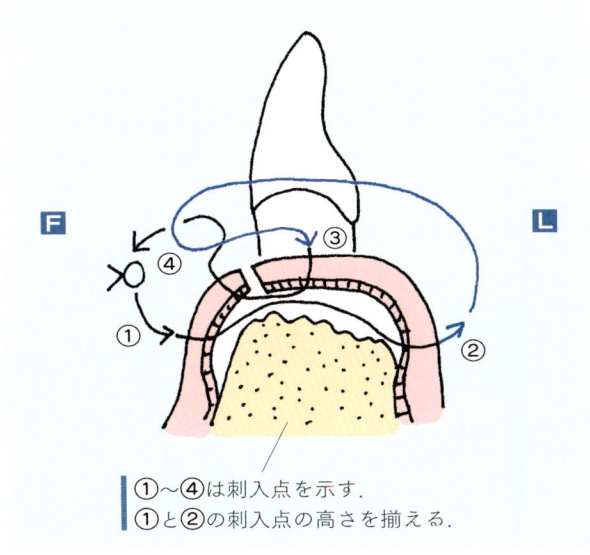

①～④は刺入点を示す.
①と②の刺入点の高さを揃える.

■青い糸が舌側のループを示す.

■垂直懸垂マットレス縫合

1 針の刺さりがよい縫合糸を使うことが重要.

2 糸が細くて見にくいため，手順を間違えないように.

3 若干の水平方向のズレを入れたほうがいい.

4 ループが切開線を越えてくるように結紮する.

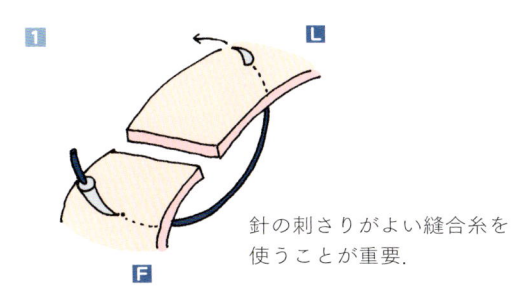

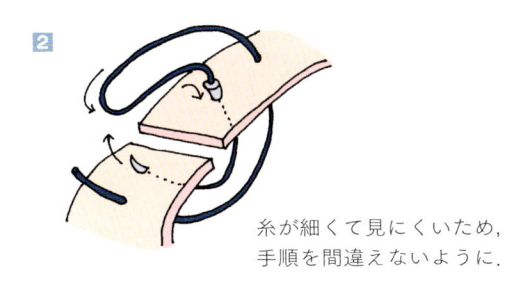

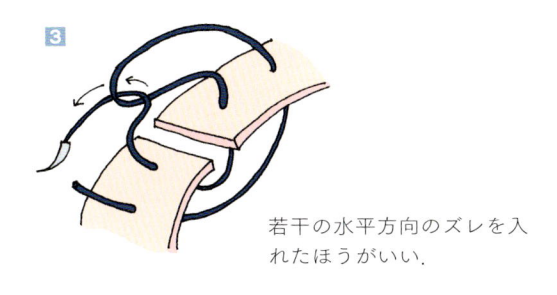

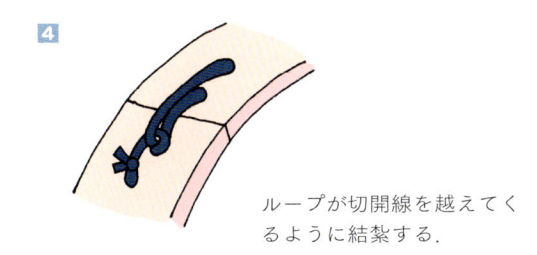

! 手技的な注意点

縫合：歯間乳頭部歯肉がかなり脆弱化しており，「壊死」と「ちぎれ」を防止するためには，刺入点の数を減らすと同時に仕付ける糸の本数を増やすという一見矛盾した手法を模索する必要がある．熟慮の結果，縫合法は垂直懸垂マットレス縫合を選択した．垂直懸垂マットレス縫合のメリットは，舌側につくったループを頬側刺入点まで引っ張ってくることによって，2本の糸で上から押さえることが可能となることである．垂直懸垂マットレス縫合は，針の出入りの時間差が短いループ側を時間差の長い舌側まで引っ張り，最初の刺入点である頬側で締める．これは，どの縫合法においても当てはまる．

Part 1-1 再生療法編：ベーシック

予後

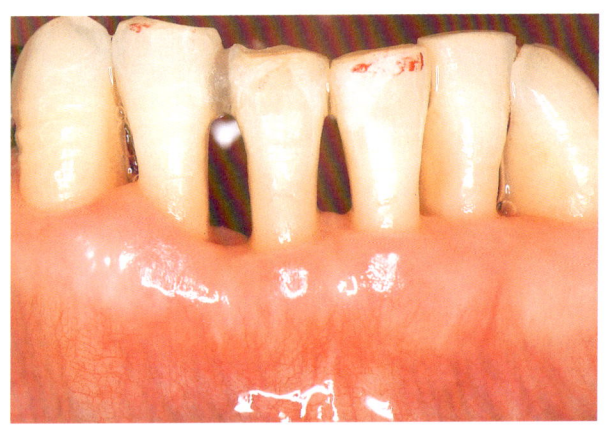

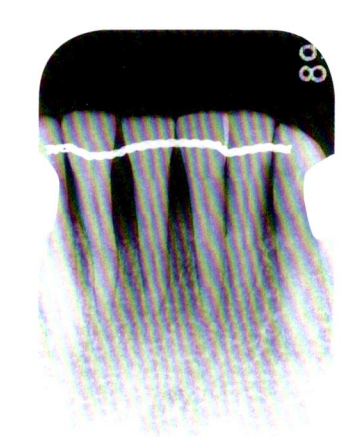

図13 術後9か月経過時．歯間乳頭は若干落ちたが，予想の範囲内ですんだ．慎重な予後観察が必要である．

まとめ

下顎前歯はもっとも補綴を行いたくない部位である．しかし，歯周外科が必要なほど歯周病が進行すると，多かれ少なかれブラックトライアングルは残ってしまうと考えたほうが無難である．そこから先は患者との相談しだいとなるが，前述したように説明は術後ではなく術前に十分行っておくことがトラブルの回避に繋がる．また，筆者が開業する郊外の医院では，補綴処置を避け，このような最終的な治癒形態をとることが多いが，これも1つの選択肢である．

参考文献

1. 筒井昌秀，筒井照子．包括歯科臨床．東京：クインテッセンス出版，2003．
2. 筒井昌秀．イラストで見る 筒井昌秀の臨床テクニック．東京：クインテッセンス出版，2004．
3. Lee HS（著），Gordon JC, David AG, Roland MM, Carlos RQ（解説），上村恭弘（訳）．デンタルスーチャリング．東京：クインテッセンス出版，2001．

Recommend Instruments

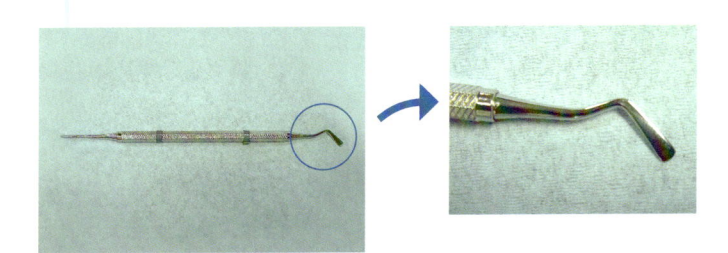

[ハーシュフェルト P20（剥離子）]
HU-FRIEDY 社製，（株）モリタ

失敗症例から学ぶ② 　再生の場の確保

💡 水平性骨吸収

　下顎前歯に代表されるように，歯根間距離の短い場合はすべてにおいて細心の注意が必要である．しかし，いくら注意を払ったとしても，歯根間距離がたいへん短い場合は再生療法の良好な予後はあまり期待できない．それに加えて，水平性骨吸収であるならば筆者のスキルでは不可能に近いといえる．このような場合，可能であるならば矯正処置を併用するか，長期的維持安定が望めないならば戦略的抜歯も視野に入れておかなければならない．

■ 術前

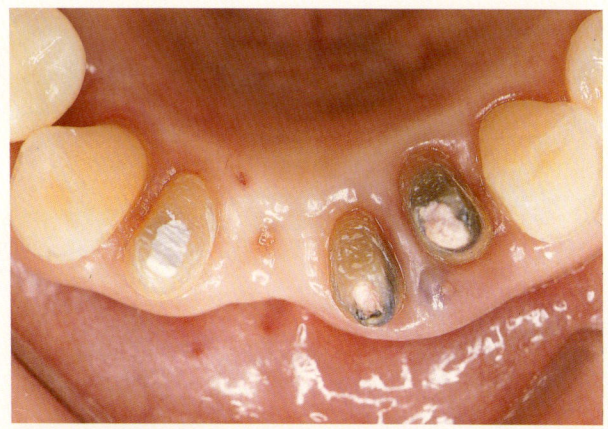

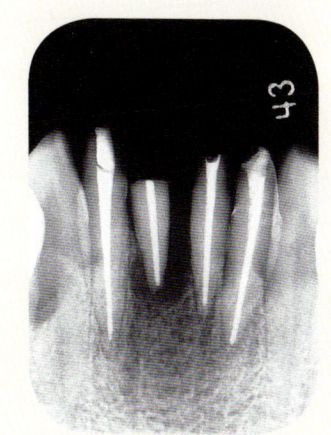

図A　|1 は保存不可能と判断し，すでに抜歯されている．1| は唇側にやや転位しており，唇側骨の厚みはあまり期待できない．保存か抜歯かの判断に悩まされるところだ．

■ 剥離・デブライドメント

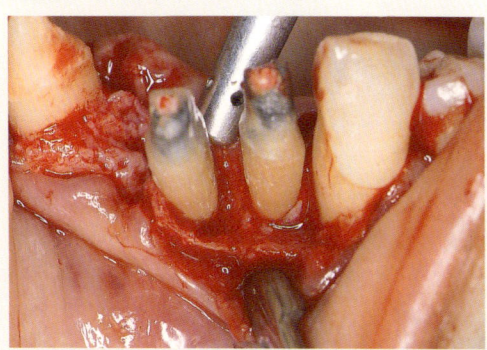

図B　唇側にはかなり薄い骨壁が残っており，わずかながら再生の場は存在する．成功を祈って施術する他ない．

💡 Point

　papilla preservation technique を用いて切開を行ったが，上皮が細く脆弱化していたせいもあってか，術者の不注意によって歯間乳頭部歯肉がちぎれてしまった．結果，縫合時の蓋は失われたことになる．このときのリカバリーの方法としては，<u>歯間乳頭部にコラテープを設置して2週間ほどパックしておく</u>と上皮化が得られることがある．
　頬側の骨壁は薄く脆弱であったにもかかわらず，アシスタントの不注意でバキュームチップの先が勢いよく当たって折れてしまった．結果，再生の「場」が失われたことになる．

Part 1-① 再生療法編：ベーシック

■ 骨補填材填入

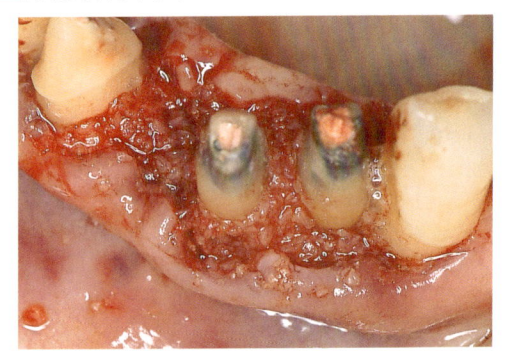

図C 不注意から骨壁を折ってしまったため，再生の場は失われたに等しい．骨補填材をオーバーコレクション気味に填入して再生療法を試みるが，あまり予後に期待はもてない．

■ 縫合

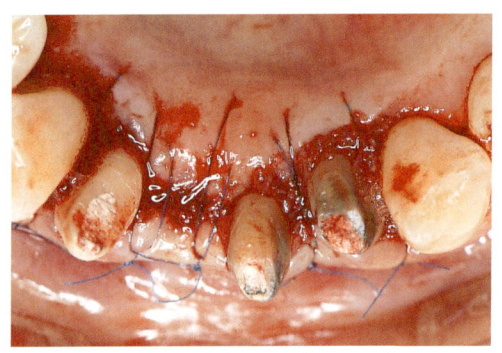

図D 歯間乳頭部歯肉もちぎれてしまっているため，最悪の状況となってしまった．コラーゲン製材を歯間乳頭部上に設置して，2週間，パックした．

■ 治療への経過

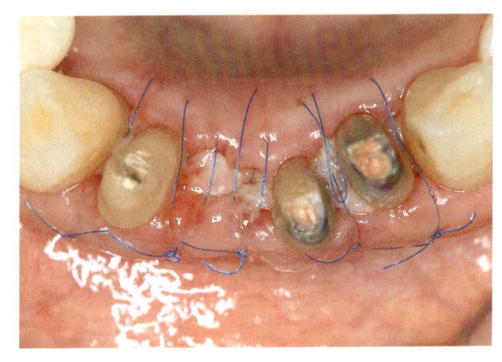

図E 術後2週間，パック除去時．やはり二次性創傷治癒となってしまい，再生療法は失敗に終わる．

■ 予後

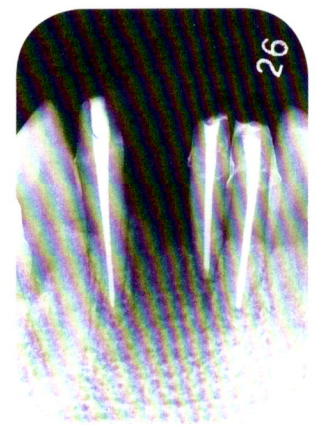

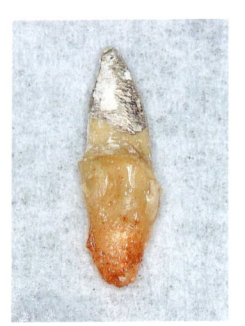

図F 1年半の経過観察を行ったが期待した効果は得られず，動揺も収束しなかったため1は抜歯となった．

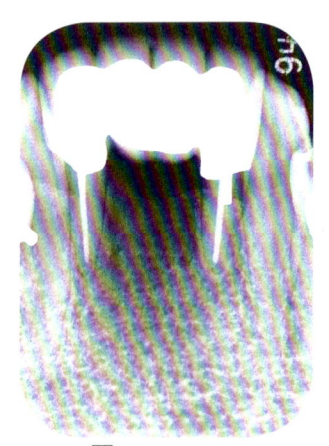

図G 1を抜歯したことによって結果的に骨レベルはある程度回復したものの，1年半の治療期間が徒労に終わってしまったことは否めない．

Part 1-2

1 上顎前歯部への対応・その1

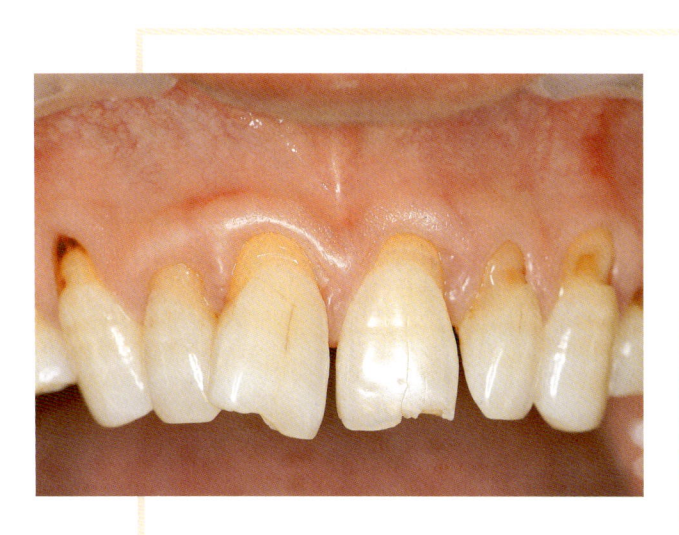

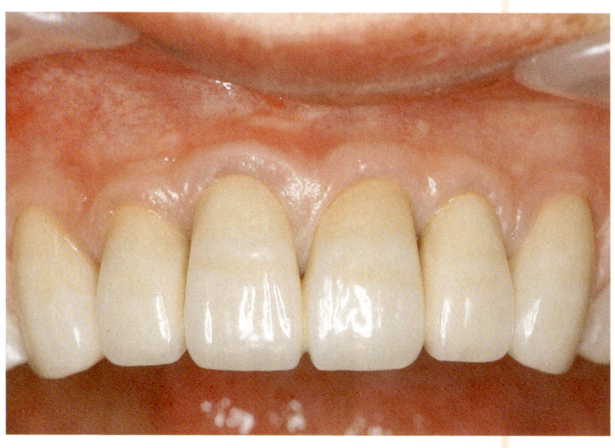

Part 1-② 再生療法編：アドバンス

上顎前歯部への対応・その1

初診時

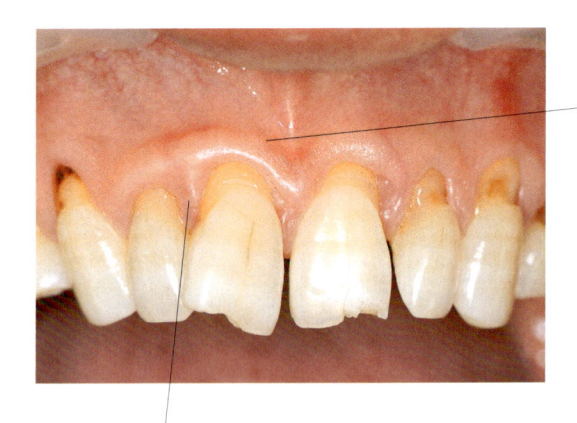

唇側角化歯肉は全体的に薄く幅も狭い．とくに1は捻転しているため形態も不自然である．

1|1間以外の歯根は近接しており，歯間乳頭の幅が極端に狭くなっている．

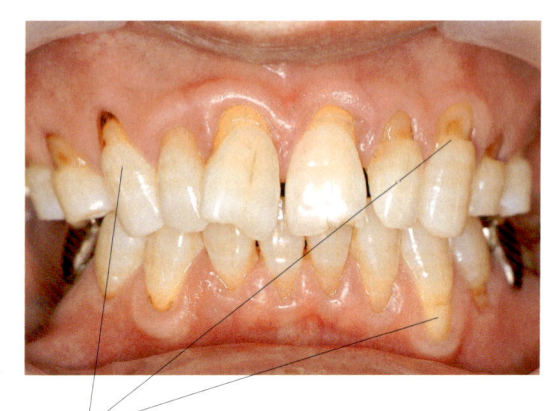

図1 初診時の様子．

ほとんどの歯にDCS（Dental Compression Syndrome）が認められ，咬合が深く関与していることが推察される．

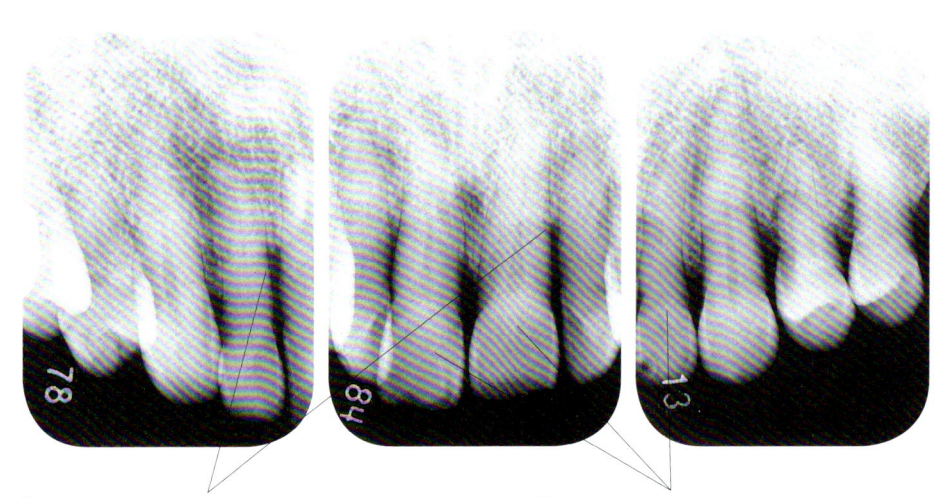

2 1|1 2間はほぼ水平性の骨吸収像が認められる．

その他の部位では，近・遠心的に大きなギャップのある複合型骨欠損であることがわかる．

1 上顎前歯部への対応・その1

図2 暫間補綴物装着.

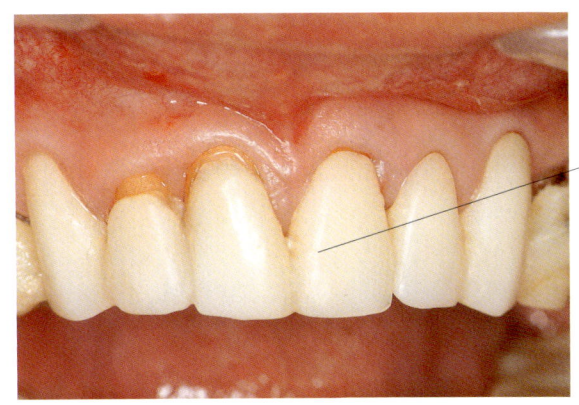

術後の暫間固定のために，とりあえずの暫間被覆冠を装着した．

⚠ 診査・診断時における注意点

上顎前歯部は，中等度から重度に移行しつつある歯周疾患に罹患している．骨吸収は水平性に近いが，部位によっては近・遠心にかなりの段差が生じておりイレギュラーな形態を呈している．角化歯肉は薄く幅も狭いうえ，退縮の傾向が見受けられる．左右中切歯は捻転して切端は破折しており，全体的にDCSが認められ，明らかに咬合が関与していることがうかがえる．第一選択は当然再生療法と思われるが，歯根間距離が短く歯間乳頭幅が極端に狭いためメンブレンを使用した垂直的な骨造成は筆者のスキルでは不可能に近い．

切開・剥離

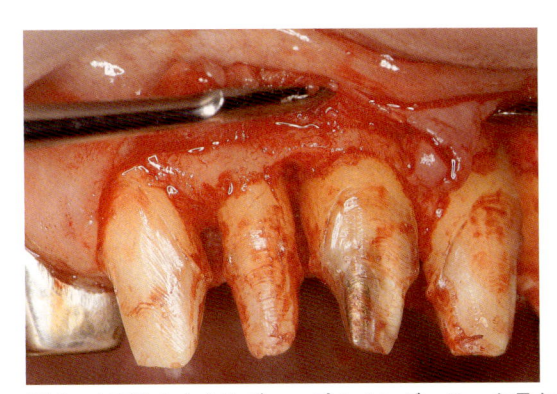

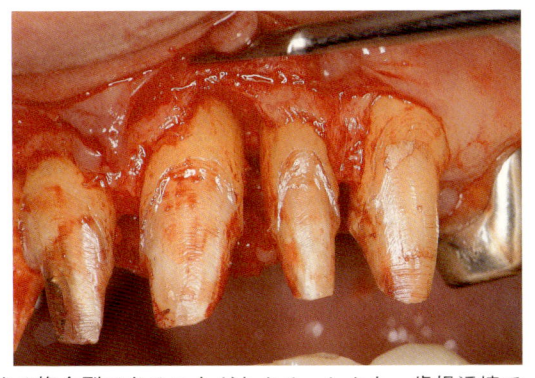

図3 水平性と大きなギャップのイレギュラーな骨欠損が混在する複合型であることがわかる．しかも，歯根近接であるため対応が難しい．

⚠ 手技的な注意点

このような病態の場合は外科だけで解決しようとせずに，歯牙移動を織り交ぜて骨のレベリングを行ったほうが妥当である．無理にメンブレンを使用して，ただでさえ不足している角化歯肉と歯間乳頭を喪失してしまうリスクを負うことは避けたい．しかし，その場合は歯質と歯髄を犠牲にしなければならない状況がでてくる可能性があるので，患者との相談のもとにその判断は術者に委ねるほかない．切開線は歯肉溝内切開とし，歯間乳頭を極力温存するためにpapilla preservation techniqueを用いる．剥離は歯間乳頭を極力ちぎらないように翻転させるために，MTラスパのType1にて慎重に行う．

Part 1-2　再生療法編：アドバンス

切開・剥離

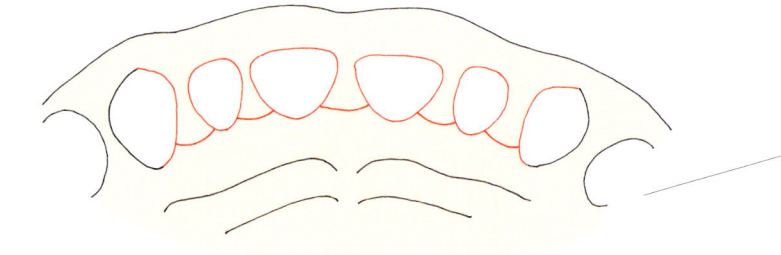

1 歯肉溝内切開を行い，歯間乳頭温存のため口蓋側から papilla preservation technique を用いることにした．

2 剥離は全層弁にて行うが，歯肉が薄いので破らないよう，また骨膜を極力挫滅させないように MT ラスパの type I にてメスを扱う要領で慎重に行う．

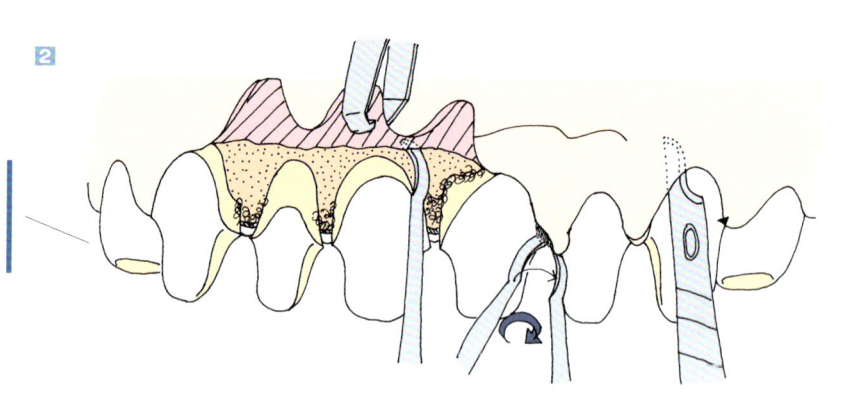

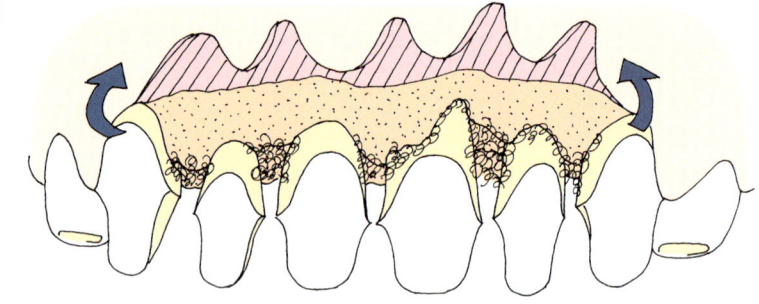

3 骨欠損内部は炎症性肉芽組織で満たされており，その上部の上皮は脆弱であるため剥離には十分注意する．

デブライドメント

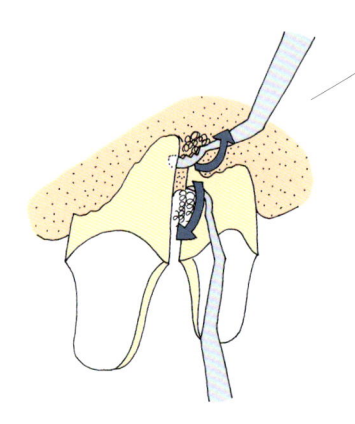

特殊なスケーラーと器具を用いて，徹底的に肉芽組織の除去を行わなければならない．

> ⚠️ **手技的な注意点**
>
> 本症例ではエムドゲイン®ゲルを使用するため徹底的な根面・骨面のデブライドメントを行う．前歯部など強湾曲な根面のルートプレーニングにはグレーシーのアフターファイブやミニファイブなどの特殊なスケーラーを，狭くて深い骨欠損内部のデブライドメントにはハーシュフェルトやユニバーサル（インディアナ型）13/14などを使用すると効率的である．前述したように，水平性に近い骨吸収であるがメンブレンを使用した垂直的な骨造成は断念したため，骨補填材の填入も行わない．このようなケースでは，骨補填材の填入によって逆に歯間乳頭を喪失してしまうことが多いためである．

縫合

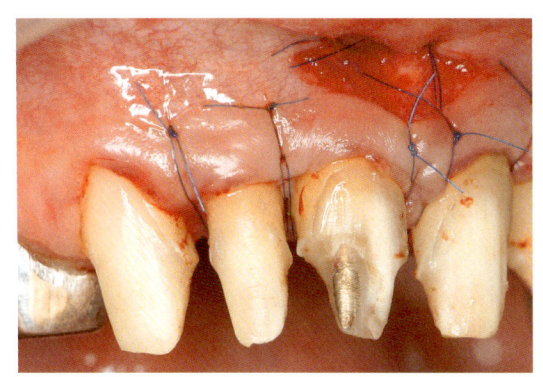

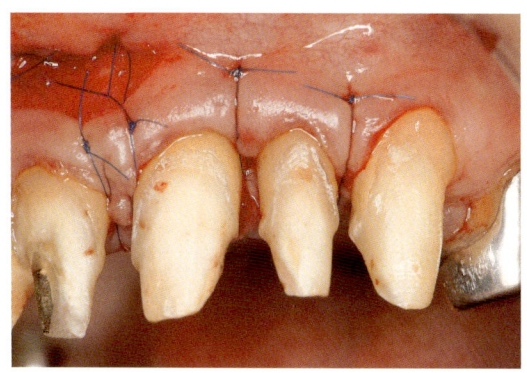

図4 骨欠損内部には血餅を貯留させているため，その血餅を極力保持できるような縫合方法を選択しなければならない．唇側の歯肉がやや陥没しているため横切開が唇側に入っているようにみえるが，横切開は口蓋側に入れている．

縫合

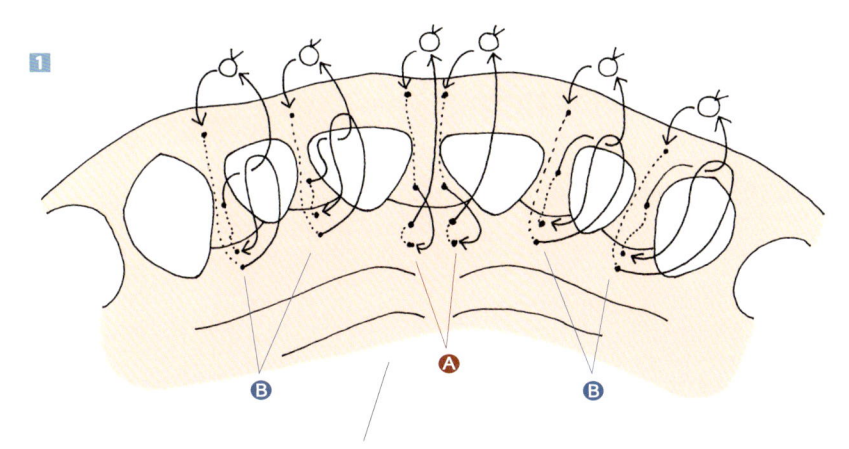

歯間部歯槽突起の存在する部分と喪失している部分では縫合方法も異なるので注意する．縫合はただ閉じるためのものではなく，目的に合わせて術式を選択することが重要である．縫合の順序は血餅を貯留させている部位を優先的に行い(B)，最後に中切歯間を行う(A).

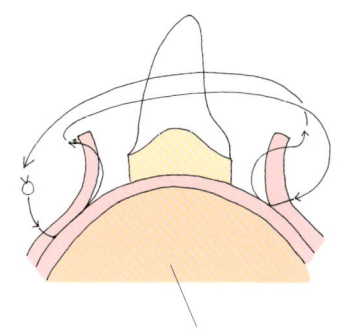

歯間部歯槽突起の存在する中切歯間は，垂直マットレス変法を用いて弁を骨面に仕付ける．

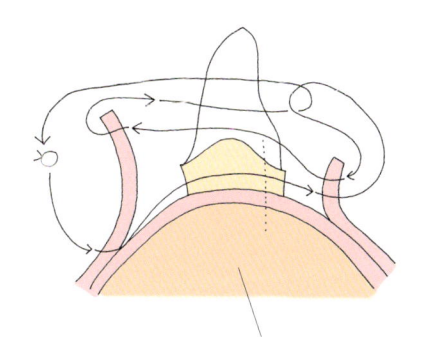

その他の部位は，貯留した血餅を保持できるように垂直懸垂マットレス縫合をタイトになりすぎないように行う．

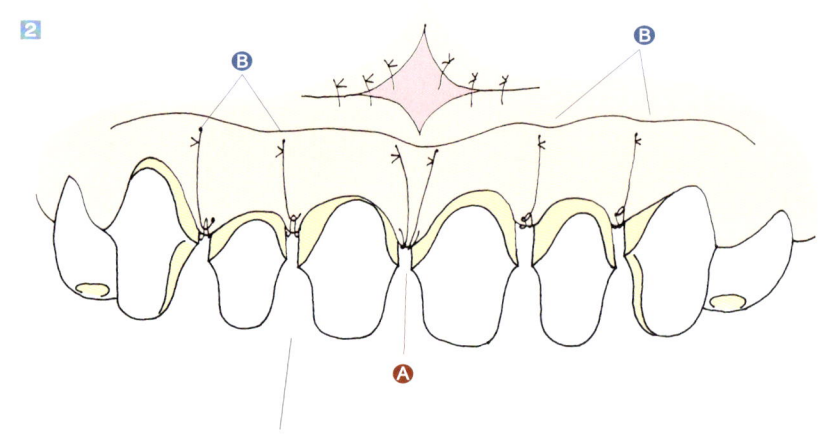

Part 1-② 再生療法編：アドバンス

肉芽を除去しているため弁が若干低位になるのは，いたしかたがないところである．

❗ 手技的な注意点

エムドゲイン®ゲル塗布後に若干の出血を促し，歯間部歯槽骨の存在する中切歯間は垂直マットレス変法を2本行うことによって仕付け(Ⓐ)，その他の部位は骨欠損部に貯留させた血餅を保持するために垂直懸垂マットレス縫合をあまりタイトにならないように行う(Ⓑ)．縫合糸は7-0のモノフィラメントを使用する．

治癒への経過

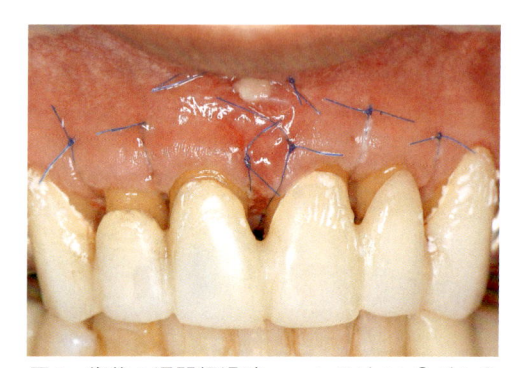

図5　術後1週間経過時．エムドゲイン®ゲルを使用した場合，やはり軟組織の治癒は早いように感じる．

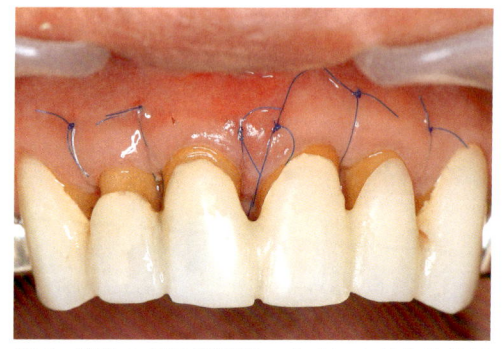

図6　術後2週間経過時．すでに上皮化は終了しており，この時点より超軟毛ブラシによるブラッシングを開始する．

1 上顎前歯部への対応・その1

術後の確定的処置：矯正治療

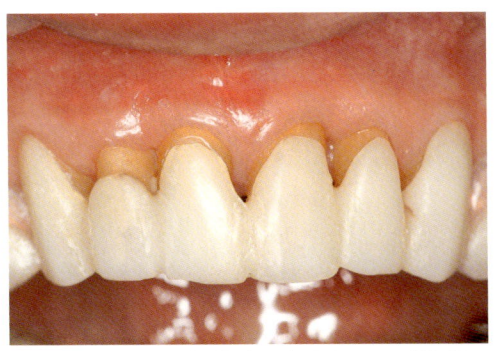

図7　術後3か月経過時．表面上はほぼ治癒しており，これより矯正治療に入るための下準備にかかる．

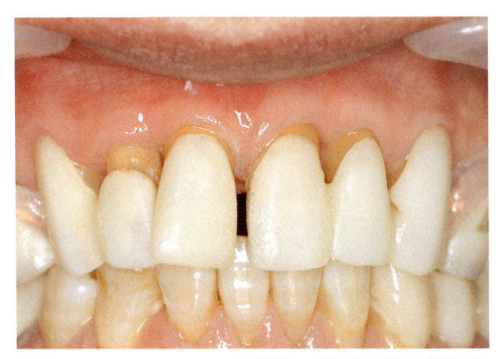

図8　ローテーションや歯軸の傾斜を極力初診時に近い状態に回復させる．あとで気付いたが，削合前の状態を再現させるためにシリコン・インデックスを採っておくべきであった．

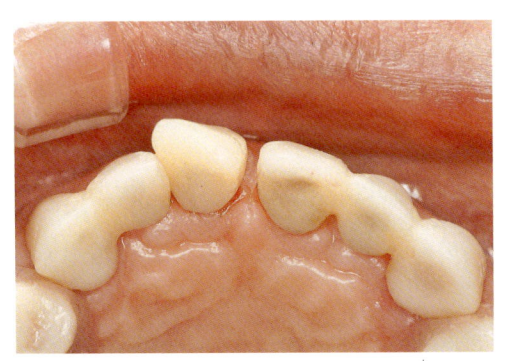

図9　これもあとで気付いたのだが，$\underline{1}$の再現はできているが，$\underline{1}$もやや捻転していることを忘れてしまっていた．これが後に補綴操作で影響してくることになるとは……．

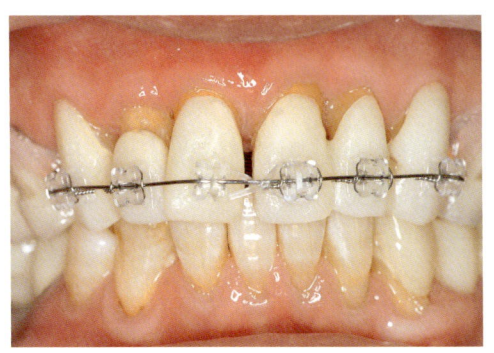

図10　まず，ローテーションの改善と歯根間距離の調整を行い，骨のレベリングを行っていく．

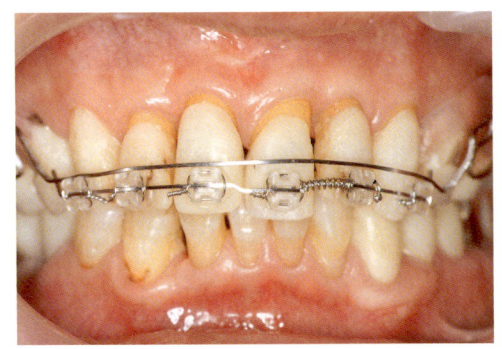

図11　つぎにフレアアウトの改善を行いながら，歯肉レベルと歯根間距離の微調整を行っていく．

! 手技的な注意点

歯周外科後3か月を経過したら，まず中切歯の暫間補綴物を元の捻転した状態に戻し，ローテーションの改善と歯根間距離の調整を行っていく．その後，徐々に単独冠に変更していきながら骨のレベリングを行う．つぎにレベリングが終了したらフレアアウトの改善を行いつつ，歯肉レベルと歯根間距離の微調整を行っていく．

Part 1 - ② 再生療法編：アドバンス

術後の確定的処置：補綴治療

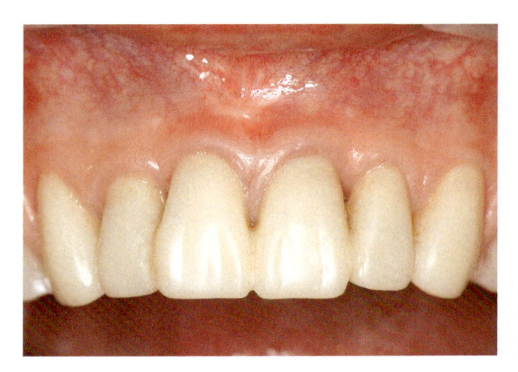

> **⚠ 手技的な注意点**
>
> 矯正治療終了後に最終プロビジョナルレストレーションを装着してマージン付近の歯肉の調整と咬合関係の再評価を行った後，最終補綴物製作の操作に移る．

図12 最終プロビジョナルレストレーションの調整終了時．ティッシュサポートの状態や咬合関係の再評価を行う．

予後

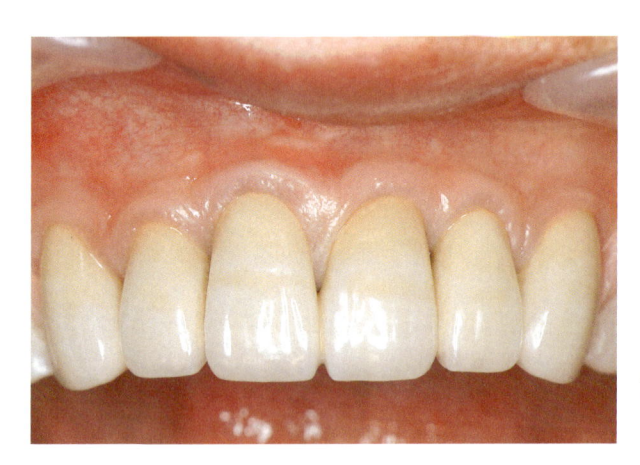

図13 術後2年半，最終補綴物装着時．|1の捻転に気付かなかったため，マージン付近の形態が左右対称とならなかったことが残念である．

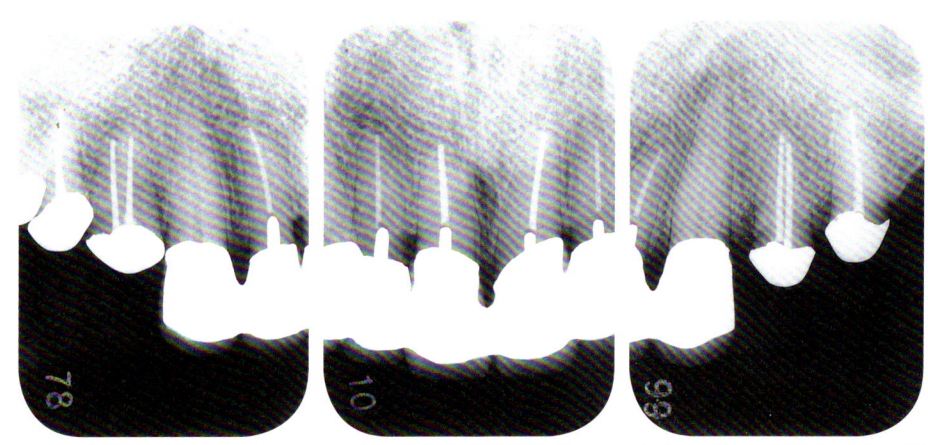

図14 初診時に比べると骨のレベリングはある程度達成されており，ギャップもわずかに残る程度であることがわかる．歯根間距離も適度に保たれている．

まとめ

歯周外科とは麻薬のようなもので，とくに慣れてきたころにはすべての病態が歯周外科だけで解決できるかのような錯覚に陥りがちである．事実，商業雑誌や学会発表などではその傾向が多く見受けられる．たとえば上顎前歯の歯肉が薄いという理由で，短絡的に結合組織移植を試みてバイオタイプを改善してみたり，ボーンハウジングから逸脱している歯に対して根面被覆のみを施すといった行為が繰り返し行われている．歯周形成外科という分野が確立されてきてからはとくに，その傾向が強くなってきているように思えてならない．

もちろん，歯周外科を行わざるをえない場合も存在するため，なかにはきちんとした診査・診断のうえで止むを得ず行われている場合もあるが，圧倒的に前者のほうが多いようだ．メスを振るう前に，行うべき術前処置（もしくは術後の確定的処置）によっては術式の選択にも大きな違いが生じてくることを知っておかなければならない．軟組織のみによる病態の改善には限界があり，できるかぎり硬組織を含めた改善を試みることが，長期的な維持・安定を得るためには最良の治療方法ではないだろうか？「臭いものには蓋をする」的な「まやかしの治療」からは早く脱却するべきである．

参考文献

1. 筒井昌秀，筒井照子．包括歯科臨床．東京：クインテッセンス出版，2003．
2. 筒井昌秀．イラストで見る 筒井昌秀の臨床テクニック．東京：クインテッセンス出版，2004．
3. 白石和仁．補綴物の形態を含めた総合的な審美修復へのアプローチ．the Quintessence 2004；23(9)：3-6．
4. 大村祐進．歯周補綴における審美的アプローチ．the Quintessence 2004；23(5)：3-6．
5. 白石和仁．咬合崩壊を伴う重度歯周疾患患者に対する包括的アプローチ．日本臨床歯周病学会誌 2004；22：105-110．
6. 白石和仁．歯周疾患患者に対する審美修復を含めた包括的アプローチ．the Quintessence 2005；24(7)：137-146．
7. Ten Cate AR（編著），川崎堅三（監訳）．Ten Cate 口腔組織学．東京：医歯薬出版，1997．

Recommend Instruments

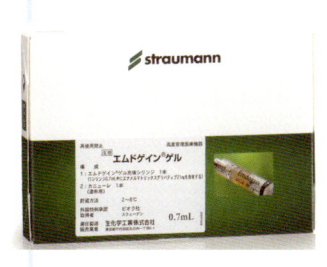

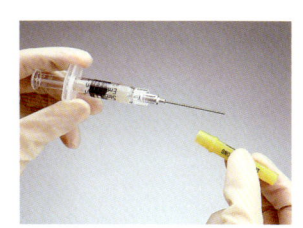

[エムドゲイン® ゲル]
生化学工業社製，（株）ヨシダ

Part 1-② 再生療法編：アドバンス

失敗しないためのポイント② 重度歯周疾患の審美ゾーン

💡 骨のレベリング

　重度歯周疾患に罹患している上顎前歯部において，とくに水平性骨欠損の場合は無理な再生療法を行って骨レベルを整えようとして失敗し，歯間乳頭を喪失してしまうよりも，むしろ**外科は根面のデブライドメントだけに留めたほうが安全**である．重度歯周疾患では一次固定を必要とすることが多く，外科後の矯正によって骨のレベリングと歯頸線の調整およびトゥースポジションの改善を行った後に補綴的に補正することによって，ある程度の結果をだすことは可能である．

　しかし，抜髄・削合といった不可逆的な行為を行う必要があるため，**歯内療法や形成・印象・補綴操作といった基本治療の精度を高める**ことによって長期的な維持・安定を目指す必要がある．

■ 術前

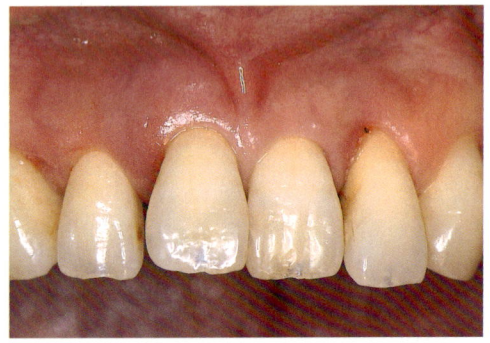

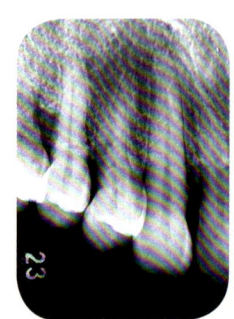

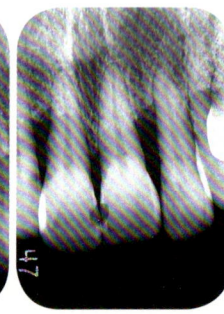

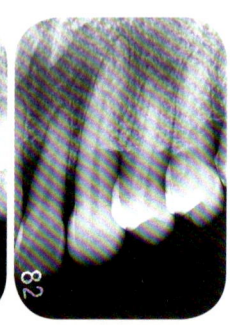

図A　ほぼ水平性に近い重度歯周疾患に罹患していることがわかる．病的歯牙移動をともなっており，臼歯部は咬合崩壊を起こしている．理想的には，再生療法を行ってできるだけ治療介入を避けることであるが，筆者のスキルでは無理であることは自分自身が一番よくわかっているつもりだ．チャレンジ精神も大切だが，チャレンジしてよい症例と，してはいけない症例があることを知っておかなければならない．

■ 縫合

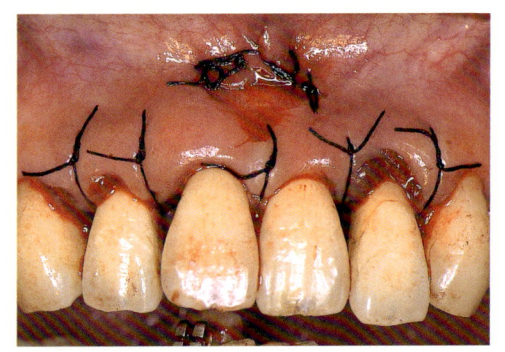

図B　歯肉溝内切開にて simplified papilla preservation technique を用いて剥離し，根面のデブライドメントのみを行って歯肉弁は復位する．

💡 Point：外科

　いわゆるオープンフラップキュレッタージのみを施術するわけであるが，この場合，**歯肉の切除も肉芽組織の除去も一切行わない．**これは歯間乳頭部の陥没を防ぐための処置であり，単純縫合をあまり締めすぎないように注意して行う．

失敗しないためのポイント②

■ 骨のレベリング

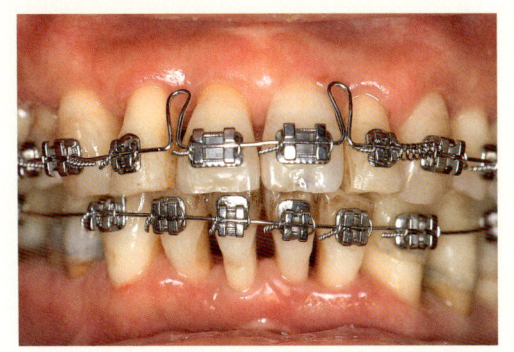

図C 歯周外科後，最低3か月以上待って動的治療を開始する．まずは骨のレベリングである．

■ フレアアウトの改善

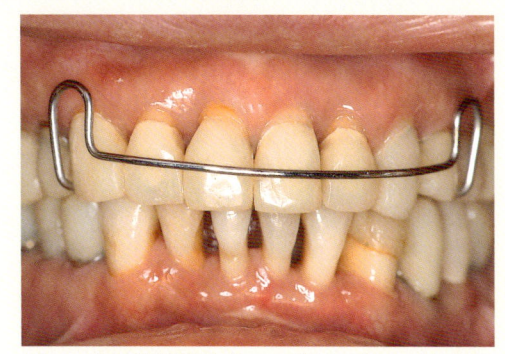

図D 矯正装置除去後に，若干の微修正を行うために床装置にて対応した．

■ 再評価

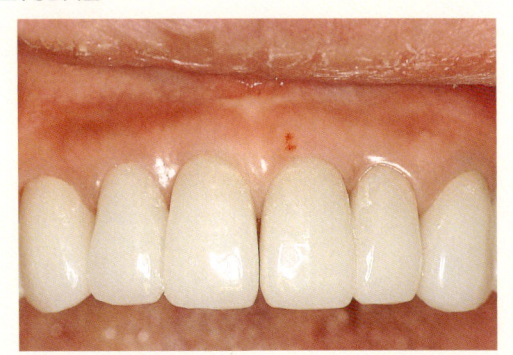

図E 最終プロビジョナルレストレーションを装着して，咬合の再評価とマージン付近の歯肉形態の微調整を行う．

> **Point：補綴処置**
> 歯周疾患罹患歯の補綴処置で難しいのは，歯周外科後に細くなった歯肉貫通部に対して，本来そこにあるべきカントゥアを回復して歯肉を支持する形態を与えなければならないことである．これには，**形成する深さと与えるカントゥアの相関関係を考慮する**必要があるので注意する．

■ 補綴処置

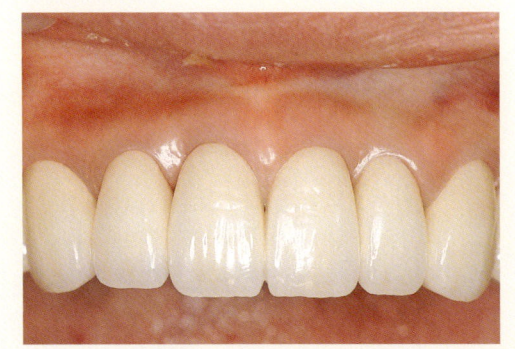

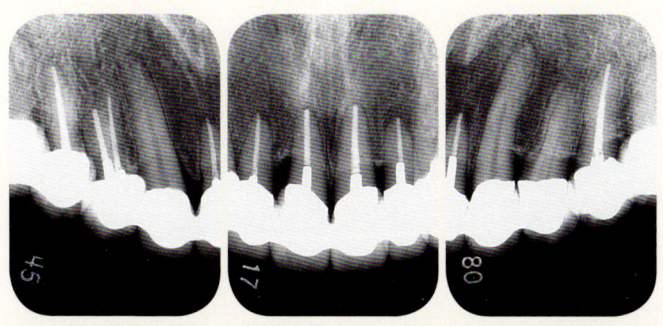

図F 最終補綴物装着時．完璧とまではいかないまでも，ある程度の骨の平坦化は成された．審美的にもほぼ満足のいくものとなったが，この状態を長期的に維持・安定させるための戦いがこれから始まる．再生療法に失敗した場合，この状態にまで回復させることは困難を極める．

Part 1-②

2 上顎前歯部への対応・その2

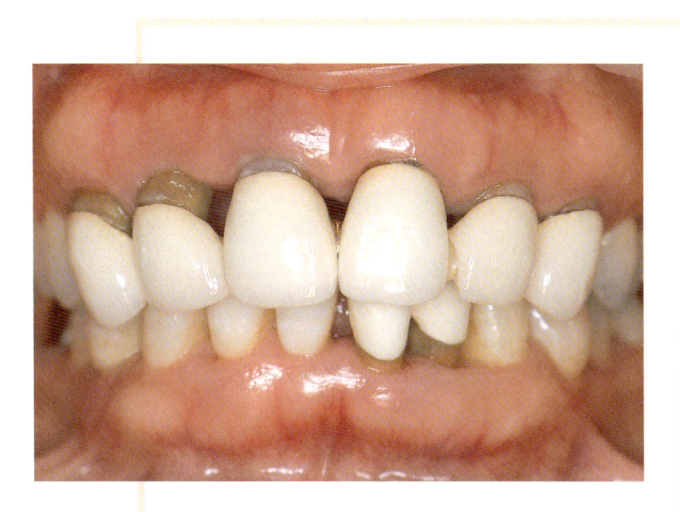

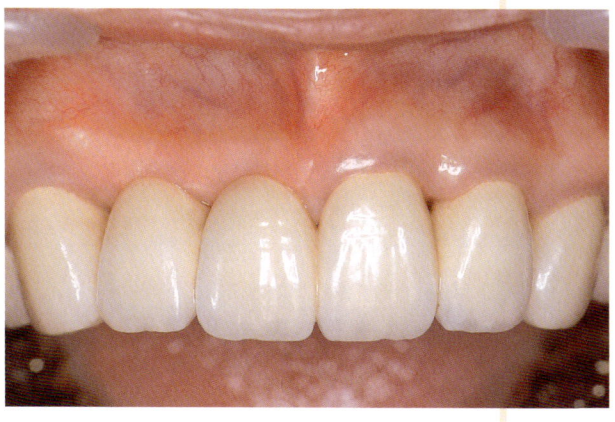

Part 1-② 再生療法編：アドバンス

上顎前歯部への対応・その2

初診時

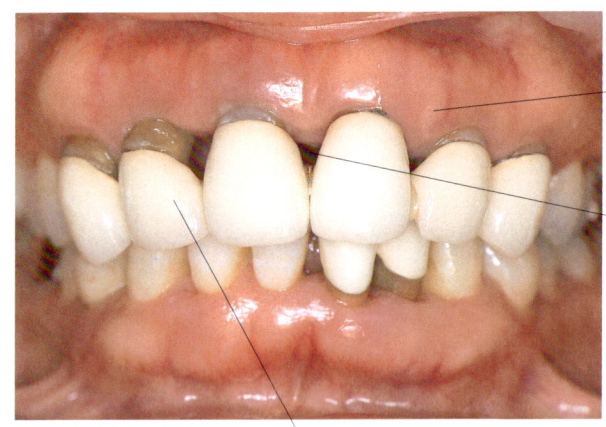

図1 初診時の様子.

骨幅はあるが歯肉は薄いためアプローチの仕方が難しい．

広い歯根間距離と退縮した歯間乳頭，もともと大きな歯冠形態が補綴操作を困難なものにする．

上顎右側のほうがより大きなダメージを受けていることがうかがえる．

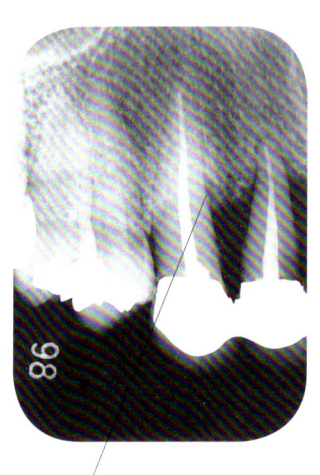

3|には水平性に近い複合型の骨欠損が存在する．

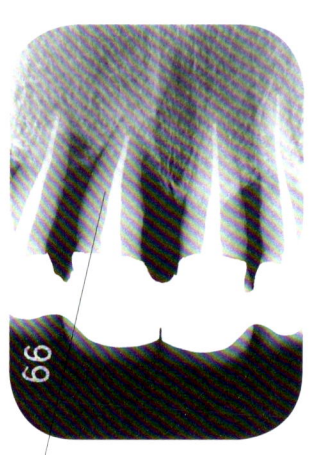

2 1|は保存できたとしても歯冠-歯根比が著しく悪くなるため，抜歯予定とする．

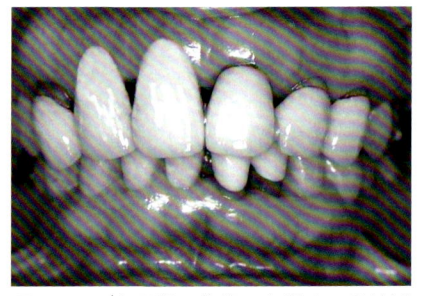

図2 2 1|を早期に抜歯した場合の最終補綴物の予想図をCGにして作成．

❗ 診査・診断時における注意点

上顎前歯部の場合，その咬合力のベクトルの方向と狭い骨幅から，再生の場を確保することが困難であることが多い．本症例においては，歯肉は薄いものの骨幅はある程度存在するが，2 1|は根尖付近にわずかな付着が認められるだけで保存は困難であり，|3は近・遠心から唇側にかけて水平性に近い複合型の骨欠損が存在すると推察される．このような場合，早期に2 1|の抜歯を行うと図2のような最終補綴物となることが予想され，歯槽堤増大術が必要となる．しかし，患者に高血圧症(184/98mmHg)と狭心症(ニトロ錠をつねに携帯)の持病があり，大きな複数回の手術は避けたいことである．

このように条件の厳しい場合は，まず生体内に何か使える組織がないかを探して検討することである．本症例においては，2 1|の根尖付近にわずかに残った歯根膜を利用することにした．

術前処置1（自然挺出・矯正的挺出）

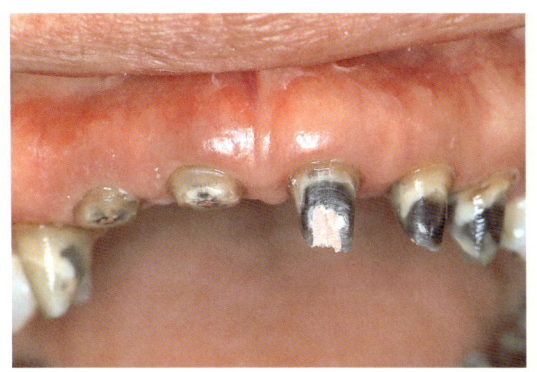

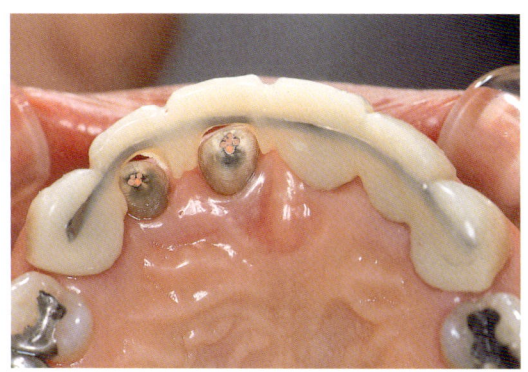

図3　2〜3か月間，自然挺出を行いながら，根面のルートプレーニングも並行して行う．

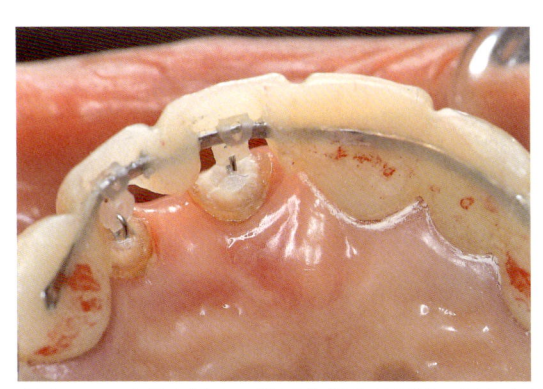

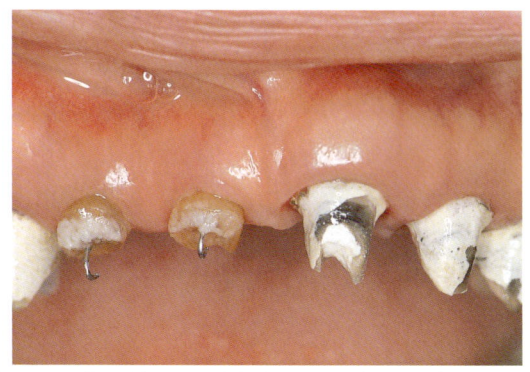

図4　このような場合の矯正的挺出は組織の再生を目的に行うため，できるだけゆっくりとしたスピードで行うことが望ましい．

> **! 手技的な注意点①**
>
> まず，抜歯予定ではあるが一度歯内療法を行い，自然挺出を2〜3か月間，動きが止まったところでさらに矯正的挺出を行う．このときの挺出量は，通常とは異なり根尖がある程度歯槽窩から逸脱したところまで引き上げることと，ゆっくりとしたスピードで行うことが重要である．また，歯周外科後の収縮を考慮して，ややオーバーコレクション気味に歯肉の増大を図っておくことが望ましい．

術前処置2（固定）

> **! 手技的な注意点②**
>
> 矯正的挺出が終了したら固定は最低6か月間行い，その間に他部位の治療を進めておくとよい．逸脱した根尖部の歯根膜によって，歯槽窩および上方数mmのところまで骨の添加が起こり，抜歯予定部位には歯槽堤の増大がなされた．また，3近心付近には骨壁ができたことによって，1〜2壁性の骨欠損が2〜3壁性の骨欠損へと変化した．つまり，3には再生の「場」が確保されたということである．

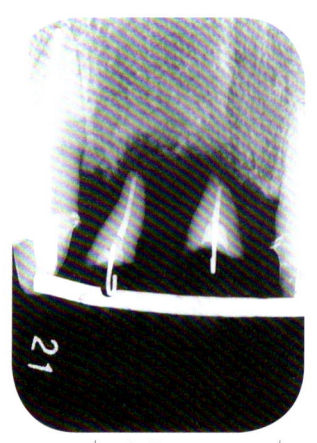

Part 1-2 再生療法編：アドバンス

図5 2|固定後1か月．|1は挺出中．

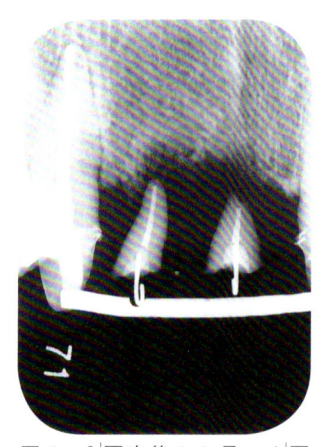

図6 2|固定後2か月．|1固定．

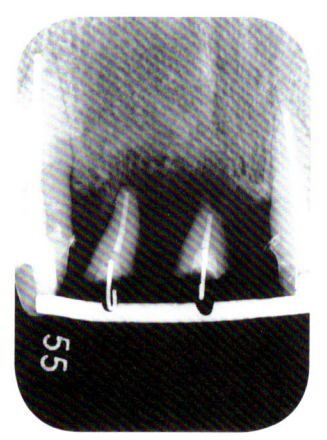

図7 固定後3か月．

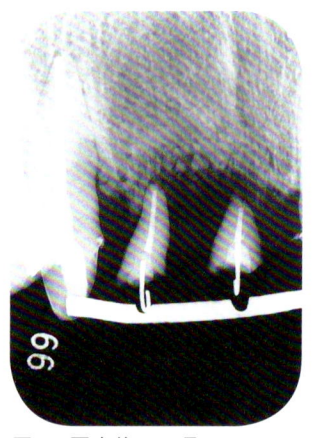

図8 固定後6か月．

■矯正的挺出

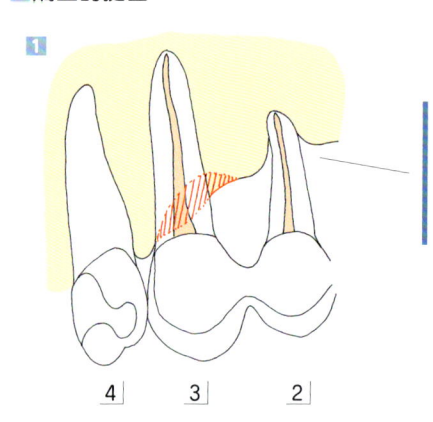

根尖付近にわずかに残った歯根膜を利用して，歯槽堤部分の骨造成と|3|の骨欠損の改善を試みる．赤の斜線部分が現時点での再生の「場」を示すが，1～2壁性で状況は厳しい．

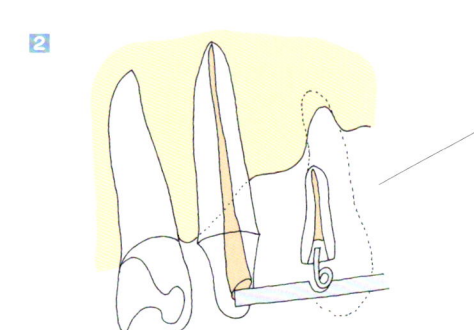

挺出歯は，歯槽窩から逸脱したところまでゆっくりとしたスピードで引き上げる．

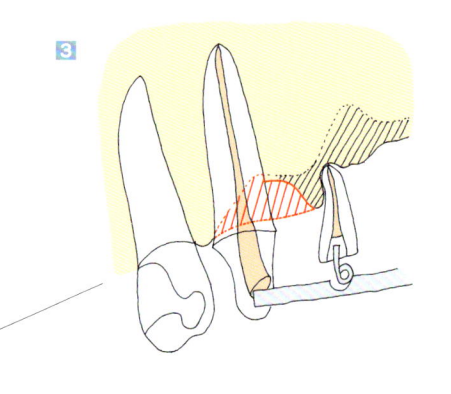

固定後6か月では，歯槽堤部分の骨の添加（黒斜線部分）と2～3壁性へと変化した再生の「場」（赤斜線部分）が確認できる．

52

術前処置3（ソケットプリザベーション）

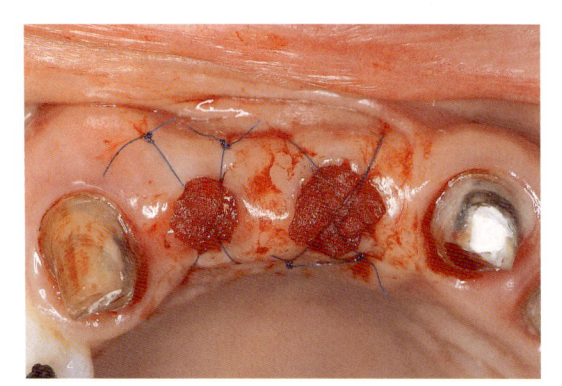

図9 抜歯後コラーゲン製材のみを填入．組織学的配慮には欠ける．

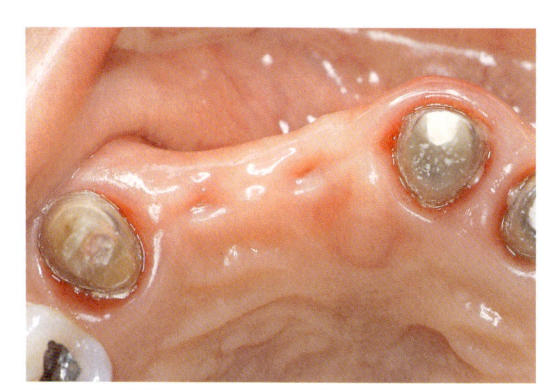

図10 抜歯後1か月．すでに収縮が起こっている．

> **! 手技的な注意点③**
>
> 歯槽堤増大術を避ける目的でソケットプリザベーションを行う．本症例は抜歯窩にコラーゲン製材のみを填入したが，これでは未分化間葉系細胞よりも線維性細胞のスピードのほうが速く，唇側の収縮は大きくなる．このような場合，接触阻止術として，まず自家骨もしくは骨補填材を填入し，上部のみコラーゲン製材で覆うほうが良好な予後が望める．このようにしなかったことが，第1の誤算である．

剥離・デブライドメント

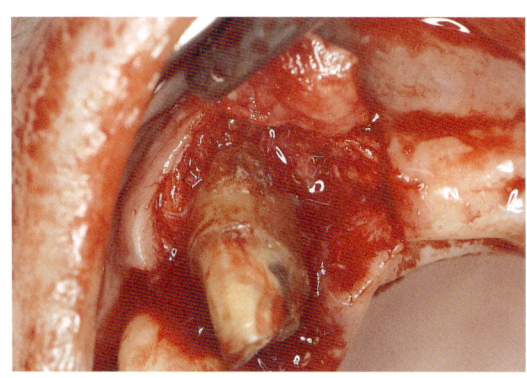

図11 剥離した状態では歯石が確認できる．クローズドキュレッタージの限界を感じる．

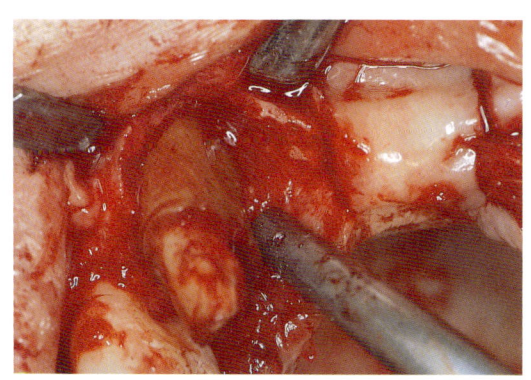

図12 添加された骨組織は脆いので壊さないように慎重に剥離・デブライドメントを行う．

Part 1-② 再生療法編：アドバンス

■ 切開

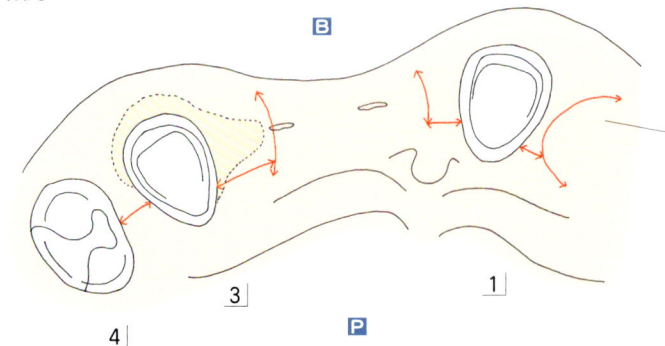

切開線の設定はいつも通り骨欠損上を避けて歯間部は papilla preservation technique を，歯槽堤部分は蓋をイメージして行う．

■ 剥離

3|の近心には，歯根膜によって添加された骨壁が確認できる．この骨壁によって1～2壁性の骨欠損が2～3壁性の骨欠損へと変化し，再生の「場」が確保されたことになる．

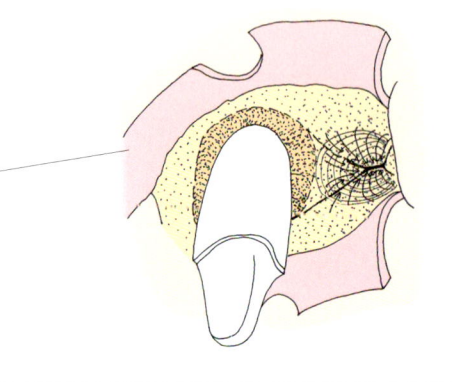

⚠ 手技的な注意点

矯正的挺出によって3|近心付近には骨壁が形成され，3壁性に近い状態となっているので，いつも通り骨欠損上を避けた蓋をイメージした切開線を設定する．術野を極力小さくして出血量を抑え，手術時間を短縮する目的で欠損部歯槽堤の剥離は行わない．すなわち，軟組織による歯槽堤増大術は避ける．形成された骨壁は薄く脆いので折らないようにMTラスパにて慎重に剥離し，スケーラー（アフターファイブ）やハーシュフェルトを用いて根面・骨面のデブライドメントを行う．

骨補填材填入

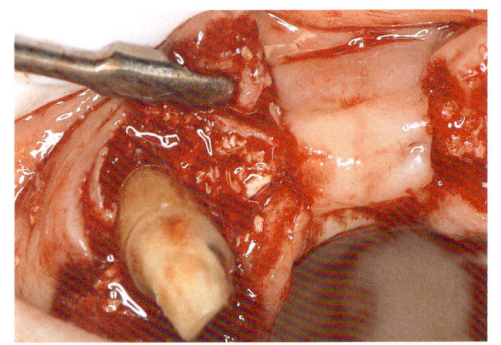

図13　骨補填材の填入量が不足していることがわかる．

⚠ 手技的な注意点

7ページ上部の「手技的な注意点」でも述べたが，このころは填入する密度をやや緩めにして血餅を溜めて骨補填材の間隙に骨芽細胞を呼び込むという説があったためそのように行った．しかし，線維性細胞のスピードのほうが速いので，これでは逆に骨補填材の間隙には結合組織が入り込んでしまう．これが第2の誤算である．現在ではやや緊密な填入を行っている．

2 上顎前歯部への対応・その2

縫合

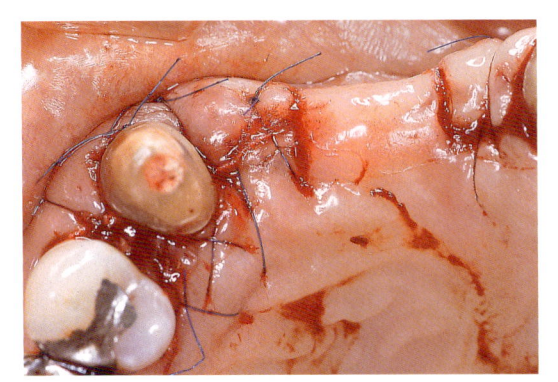

図14 縫合，咬合面観．

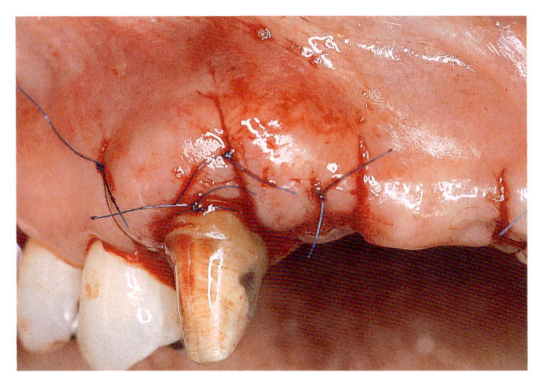

図15 縫合，正面観．

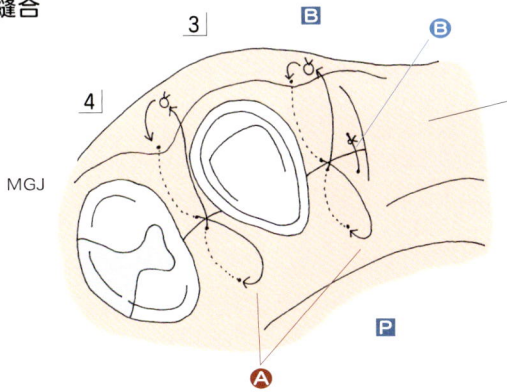

■ 縫合

まず6-0ナイロン糸を用いて，垂直マットレス変法にて歯肉を歯の周囲に寄り添うように仕付ける（Ⓐ）．弁に幅のある歯槽堤部分は単純縫合を追加する（Ⓑ）．

口蓋側歯肉は厚みがあるので密着しにくいことと，持続的な出血があったために止血を兼ねてクロス縫合を追加する（Ⓒ）．

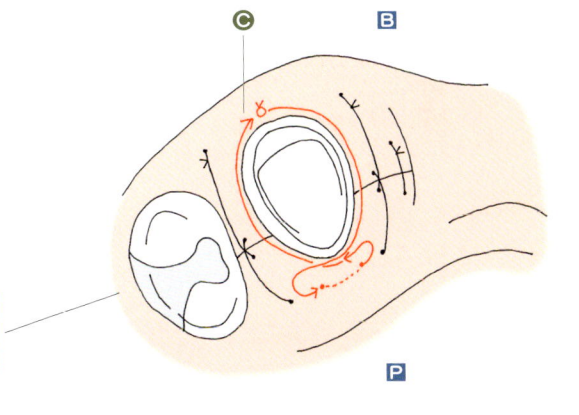

> **! 手技的な注意点**
>
> 6-0ナイロン糸を用いて近・遠心に垂直マットレス変法を1本ずつ（Ⓐ），やや弁の開きが認められる最近心部に単純縫合を追加し（Ⓑ），歯肉が厚くて根面に密着しにくい口蓋側には止血も兼ねてクロス縫合を行った（Ⓒ）．

Part 1-② 再生療法編：アドバンス

治癒への経過

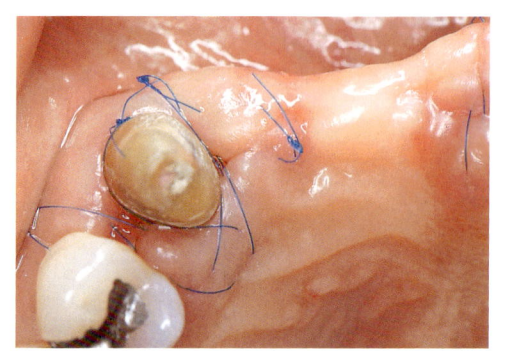

図16 術後2週間経過時．まだブラッシングはせずにクロルヘキシジンの洗口のみを行う．

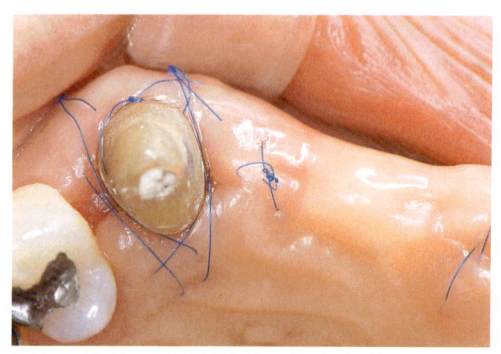

図17 術後3週間経過時．超軟毛ブラシによるブラッシングを開始する．

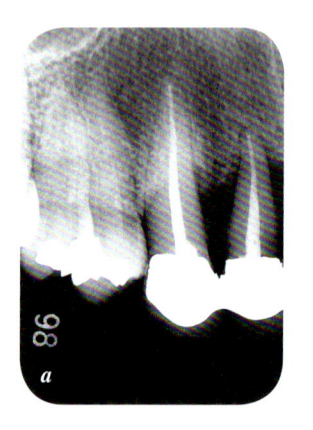

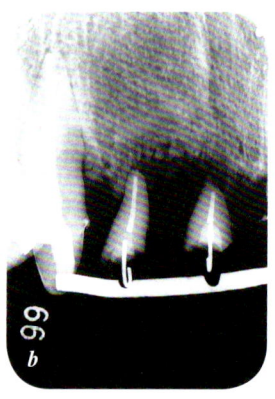

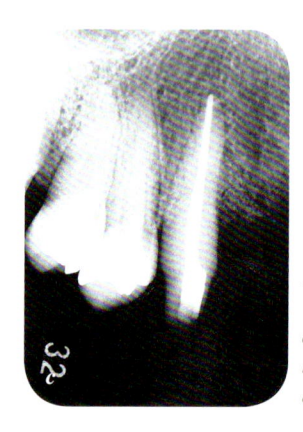

図18 エックス線写真による初診からの変化．
a：初診時．
b：固定後6か月．
c：術直後．

補綴操作

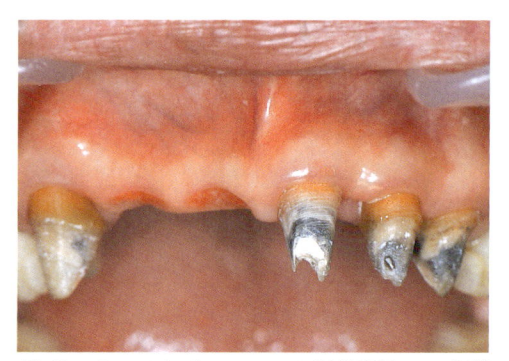

図19 オベイトポンティック調整開始．口蓋側から徐々に圧迫を加えていく．

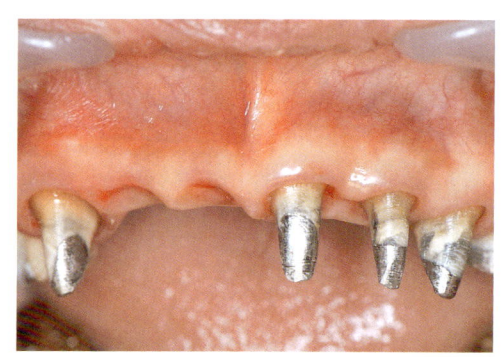

図20 オベイトポンティック調整後．

2 上顎前歯部への対応・その2

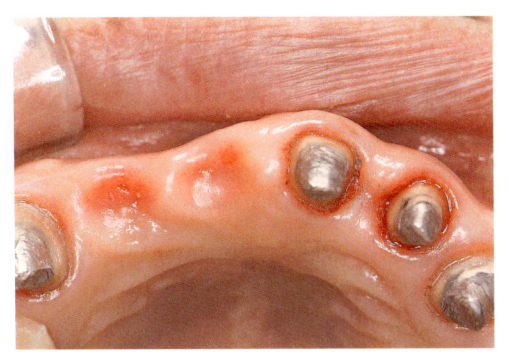

図21 オベイトポンティックとサブジンジバル・カントゥアの調整中.

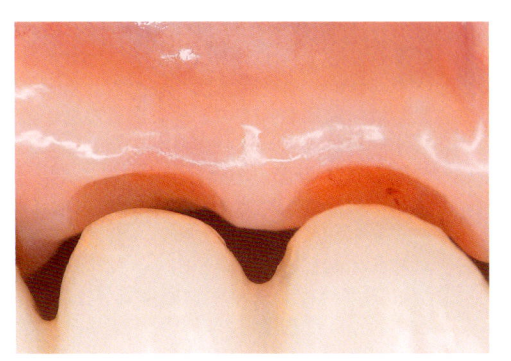

図22 オベイトポンティック調整後.

> **!** **手技的な注意点**
>
> 予想より唇側収縮が大きくなった欠損部歯槽堤は，プロビジョナルレストレーションのオベイトポンティックにて口蓋側から徐々に圧迫していくことによって，歯肉の容量を唇側へとシフトさせていく．

最終補綴物

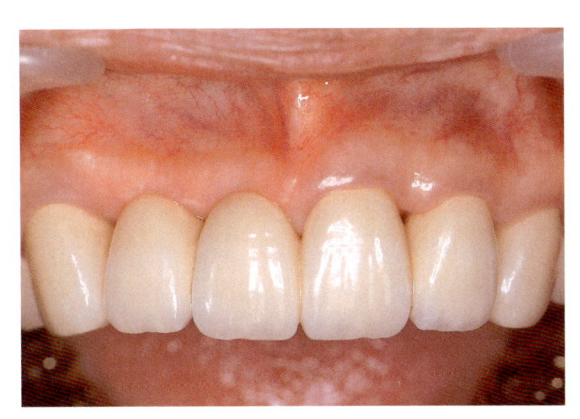

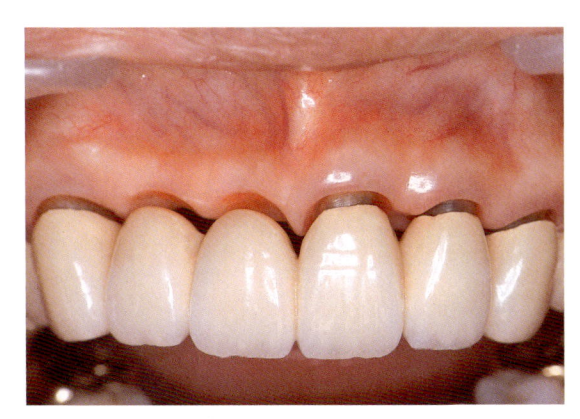

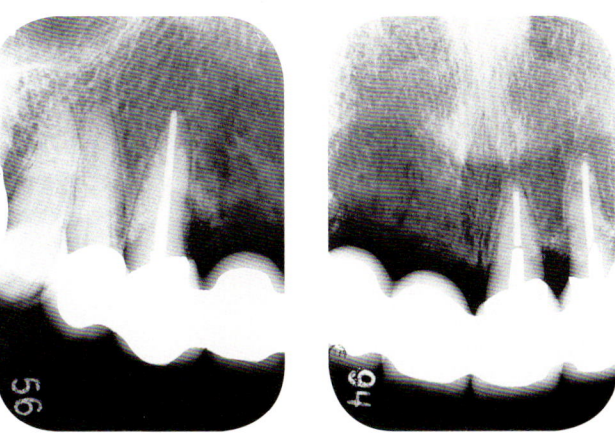

図23 最終補綴物.

Part 1-2　再生療法編：アドバンス

まとめ

生体内の組織を今までと少し違った使い方をすることで，思いもよらない結果をもたらせてくれることに驚いた．参考にした論文[3]を読んだときには「世の中には面白いことを考える人もいたもんだ」と感銘を受けたことを憶えている．筒井の骨膜グラフトを初めて見たときと同じであった．

最終補綴物は完全な左右対称とすることはできなかったが，歯槽堤増大術を行わずに許容範囲内に収めることはできたため，患者の満足は得られた．また，成人病の有病者におけるリスクマネジメントによって，複数回の大きな手術を避けることはできた．前述の2つの誤算がなければよりよい結果が得られたものと確信している．ただ，組織学的な熟慮があれば防げた愚行であるため，それが悔やまれてならない．

参考文献

1. 筒井昌秀，筒井照子．包括歯科臨床．東京：クインテッセンス出版，2003.
2. 筒井昌秀．イラストで見る 筒井昌秀の臨床テクニック．東京：クインテッセンス出版，2004.
3. Nozawa T, Sugiyama T, Yamaguchi S, Ramos T, Komatsu S, Enomoto H, Ito K. Buccal and Coronal Bone Augmentation Using Forced Eruption and buccal Root Torque Int J Periodontics Restorative Dent 2003；23(6)：585-591.
4. 大村祐進．歯周補綴における審美的アプローチ．the Quintessence 2004；23(5)：3-6.
5. 白石和仁．咬合崩壊を伴う重度歯周疾患患者に対する包括的アプローチ．日本臨床歯周病学会誌 2004；22：105-110.
6. 白石和仁．歯周疾患患者に対する審美修復を含めた包括的アプローチ．the Quintessence 2005；24(7)：137-146.
7. Ten Cate AR(編著)．川崎堅三(監訳)．Ten Cate 口腔組織学．東京：医歯薬出版，1997.

Recommend Instruments

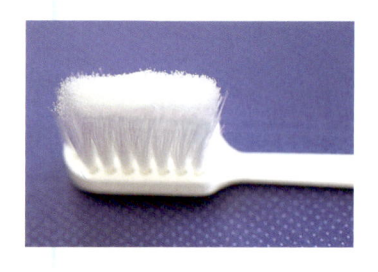

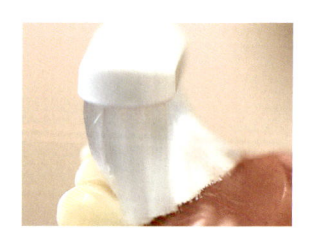

［OPEGO（超軟毛ブラシ）］
（株）パナテック

失敗症例から学ぶ③　外科が先か？　矯正が先か？

矯正治療の開始時期は？

　上顎前歯部でフレアアウトをともなっている場合は矯正治療が必須となるが，問題はその時期である．一般的な外科の場合は，外科処置後3か月以上経過してから矯正治療を始めることが望ましいとされている．しかし，再生療法の場合，動かす方向に骨欠損が存在するならば，圧迫側となるため再び吸収が起こることも考えられる．なによりも，安定するまでに施術後最低6か月以上は「力」を加えたくないのが本音だ．それでは矯正治療後に再生療法を行ったほうがよいのだろうか？

　以下の症例は筆者の知らない間に代診の先生が矯正治療を先に行ってしまい，慌ててリカバリーを行ったものである．汚染された根面を歯槽骨に近づければ吸収が起こるのは当然のことであり，結論としては**矯正力が挺出方向に限局されない限りは矯正治療前に肉芽組織もなにも除去しないアクセスフラップにて根面のデブライドメントのみを行い，矯正後に確定外科として再生療法を行う**ことが安全策ではないかと考える．しかし，病態はすべてが同じものではなく，術者のスキルも異なるためこの限りではない．

■ 初診時

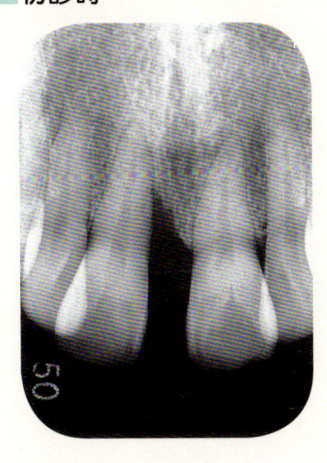

図A　1の近心には深い垂直性の骨欠損が存在し，フレアアウトをともなっている．

■ 矯正治療

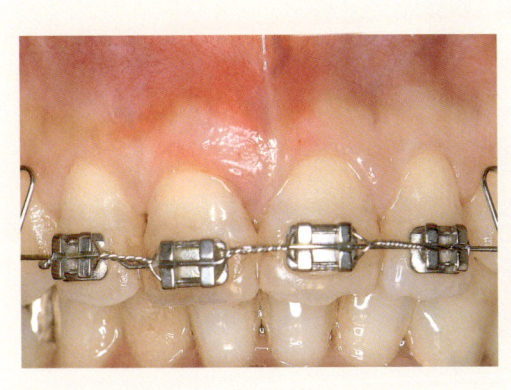

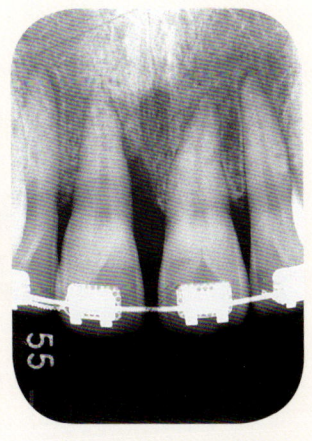

図B　深いポケットに対して初期治療のみを行って矯正治療を開始したため，近心の骨欠損はさらに深くなっていることがわかる．

Part 1-② 再生療法編：アドバンス

■ 剥離・デブライドメント

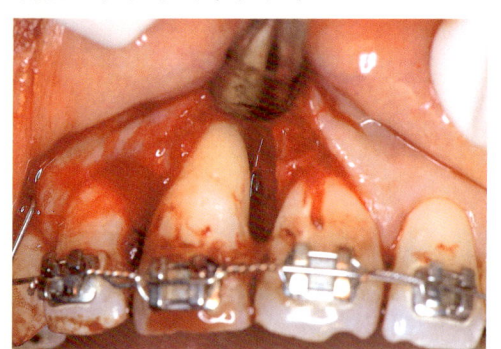

図C 唇側の骨壁は大きく喪失しており，近心にはかなり深い骨欠損が存在した．

■ エムドゲイン® ゲル塗布

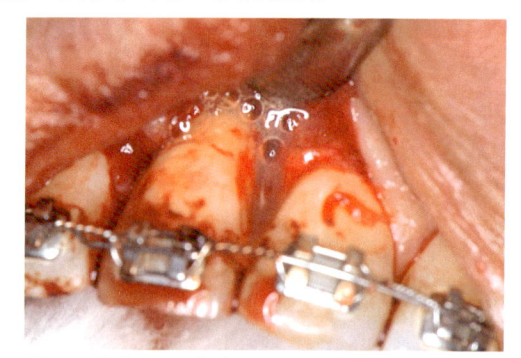

図D 徹底的なデブライドメントの後，エムドゲイン® ゲルを塗布する．今回は骨補填材などは使用していない．

■ 縫合

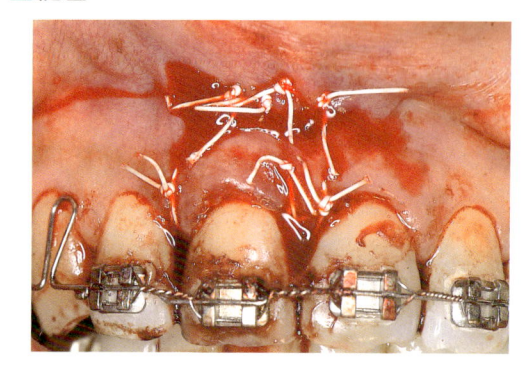

図E 若干の減張切開を加えて6-0ゴアテックスにて縫合を行った．骨補填材を使用していないので，骨欠損部上の歯肉が潰れないように締め具合に注意する．

■ 術後

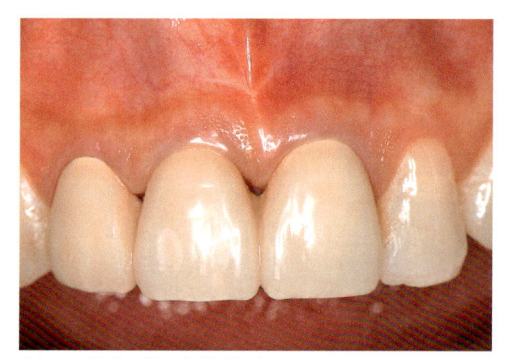

図F 最終補綴物装着時．歯肉のラインを崩すことなく補綴はできたものの…．

■ 術後経過

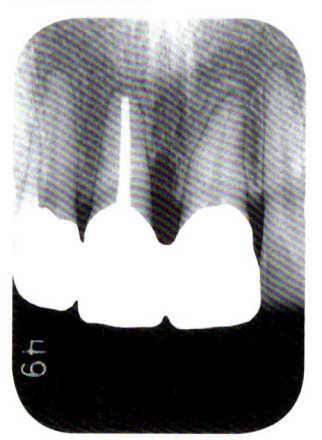

図G 術後1年半経過時．少しは改善傾向がみられるが，近心の骨欠損は残っている．

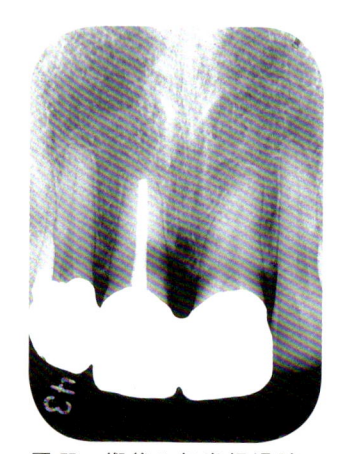

図H 術後7年半経過時．わずかに改善はしているものの，依然として骨欠損は存在する．

Part 1-2

3 コンビネーション手術1：
歯冠長延長術＆再生療法

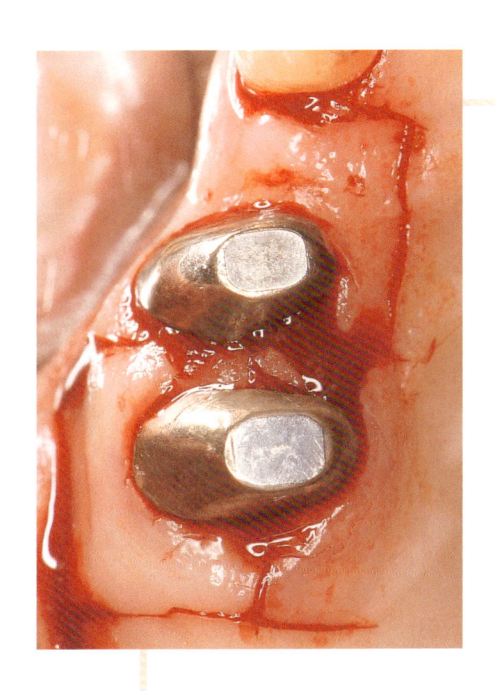

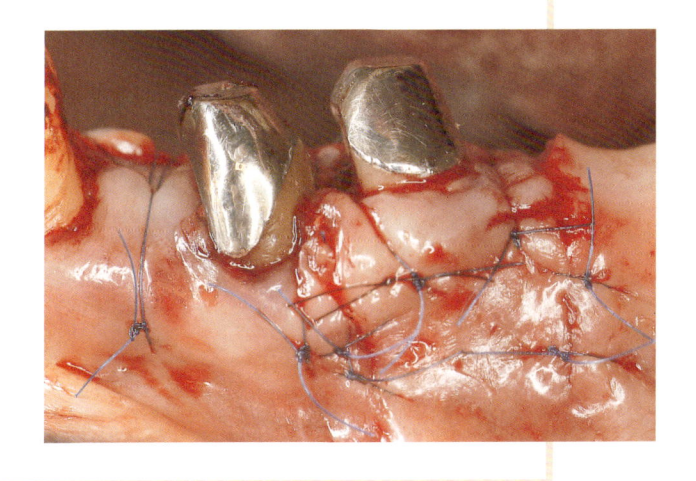

コンビネーション手術1：歯冠長延長術＆再生療法

初診時

3|の近心には深く幅の広い骨欠損が認められる．
2|の遠心の歯根膜は正常であると判断した．

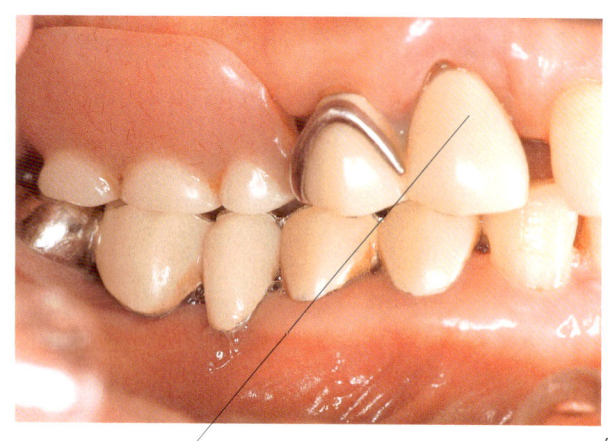

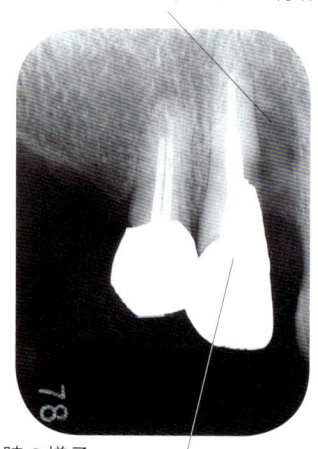

図1　初診時の様子．

歯の保存はやみくもに行うのではなく，最終補綴の設計をイメージしたうえで，そのなかで機能しうるかどうかを判断しなければならない．

仮に保存できたとしても，補綴修復時に近遠心の歯槽骨の段差が問題となることは明らかである．

⚠ 診査・診断時における注意点

3|の近心には二次う蝕による深い骨欠損が存在する．このように骨欠損が片側に偏っている場合は，歯根破折の可能性もあるため慎重な診査が必要である．補綴物を除去すると二次う蝕はかなり歯肉縁下に位置しており，この状態から再生療法を行ったとしても遠心側の骨頂とかなりの段差が残ることは容易に想像ができる．抜歯という選択肢もあったが，遠心の歯根膜は健全であったこと，近心も根尖側1/3は健全であると判断されたので，この部分を利用して再生療法を行うことにした．

外科的挺出

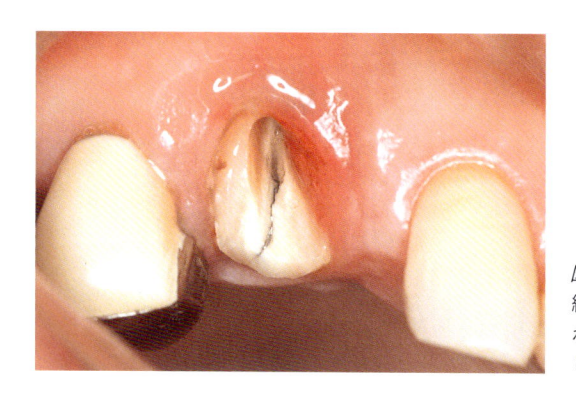

図2　補綴物除去時．近心から頬側にかけて歯質は歯肉縁下深くまで崩壊しており，口蓋側にも破折線が認められる．患者にはこの時点で抜歯の適応であることを説明しておく．

3 コンビネーション手術1：歯冠長延長術＆再生療法

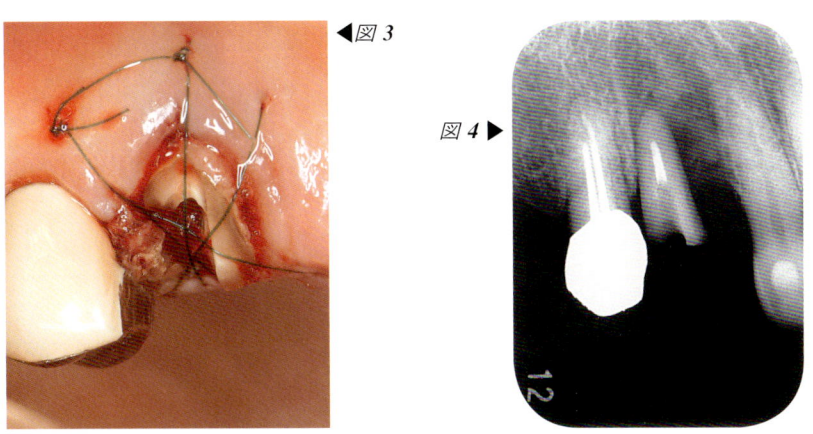

図3 反転させる場合，再植時にもっとも注意することは，遠心の歯槽骨を保存するためには近心歯根膜の正常な部分だけが接するように慎重に行うことである．

図4 近心は歯槽窩から逸脱した状態となってしまったが，移植前遠心部の正常な歯根膜によってある程度再生してくれることを期待する．

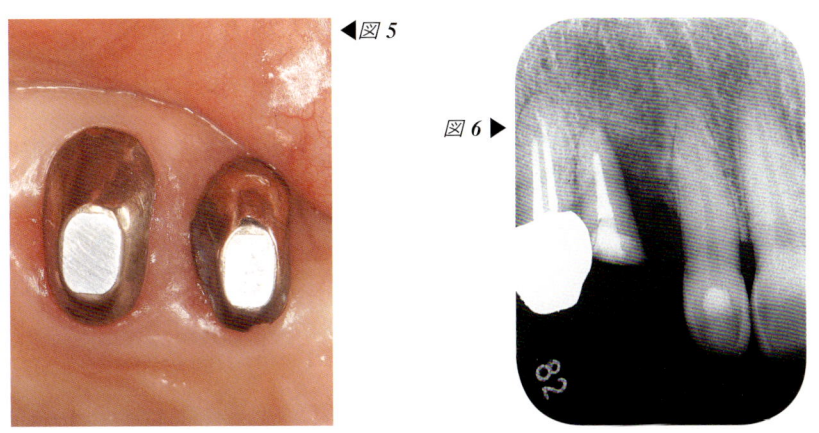

図5 再植後7か月経過時．もともと頬側の歯槽突起を喪失していたうえに，どうやら口蓋側の歯根膜もダメージを受けていたらしく，頬側がかなり陥凹してしまった．

図6 頬側から近心にかけての歯槽骨の再生は，期待したほどは得られなかった．通常の再生療法に着手せざるをえない．

！ 手技的な注意点

外科的挺出：極力歯根膜に傷害を与えないように慎重に抜歯を行い，再植時に歯根が沈み込まないよう180度反転させてソケットに戻した．このとき，近心の歯根膜が存在しない部分と遠心の歯槽骨が接してしまうと歯槽骨は吸収を起こし，ひいては 4| の近心側に影響を及ぼすため，歯根膜が存在していると思われる部分だけが接するよう深度には十分気を付ける．再植後4か月でう蝕防止のために暫間マグネットを装着し，再植後7か月の治癒期間を待って再生療法を行うことにした．

63

Part 1-2 再生療法編：アドバンス

切開

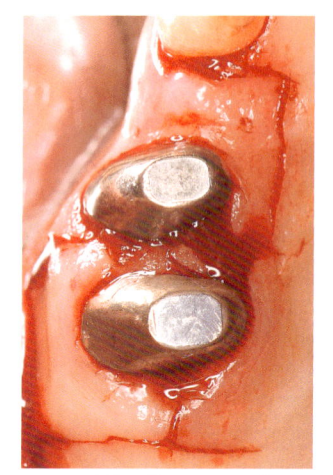

図7 ３|４|間は骨レベルが十分で，４|の遠心と揃えるには逆に若干の削除が必要となる可能性があるため，弁の展開は４|に含ませた．

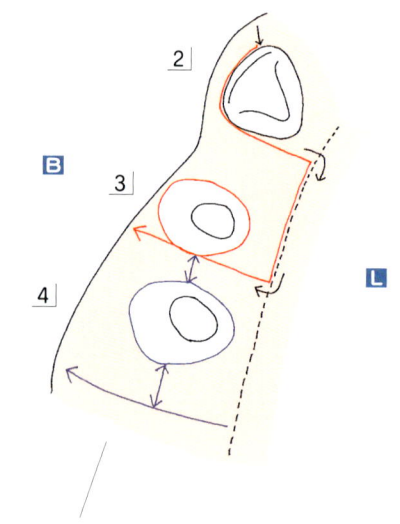

３|の口蓋側は，骨欠損上を避けるためにはこのような弁のデザインとなる．

> **! 手技的な注意点**
>
> **切開**：３|は再生療法，４|はマグネット装着時のスペース確保のために歯冠長延長術と異なった術式を連続した状態で行わなければならないため，切開線の設定には十分な配慮をしなければならない．
> まず，３|は頬側から近心を経て口蓋側へ廻り込むように骨欠損が存在するが，角化歯肉は質・量ともに十分であるため骨欠損上を避けながら蓋を形成するような切開線の設定（赤線）を，４|は歯肉溝内切開と縦切開にて部分層弁による根尖側移動術を想定した切開線の設定（青線）を行った．

剥離・デブライドメント

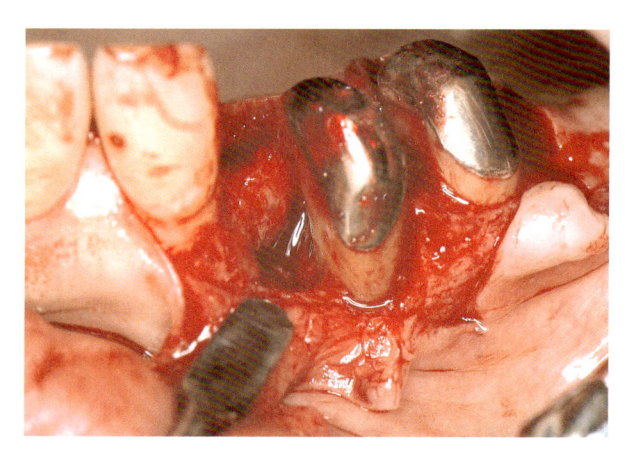

図8 根尖付近の骨再生はある程度得られたが，その上には複雑な形態の骨欠損が残っていることがわかる．

3　コンビネーション手術1：歯冠長延長術＆再生療法

■剥離の方法

3｜の全層弁の剥離はMTラスパの細い部分を使って慎重に，｜4の部分層弁は#15Sのメスを使って減張切開まで行う．

3｜の全層弁の剥離は頬側の歯槽突起が存在するところまで，｜4の部分層弁は根尖側への移動が可能な位置まで行う．

■剥離の範囲

2｜

3｜

｜4

■デブライドメント

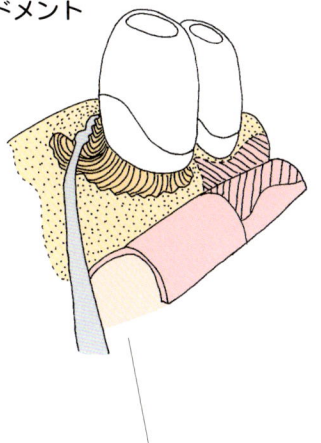

3｜近心の骨欠損は口蓋側が洞穴状の複雑な形態であるため，スケーラーとハーシュフェルトを併用して，慎重にデブライドメントを行わなければならない．

■骨修正

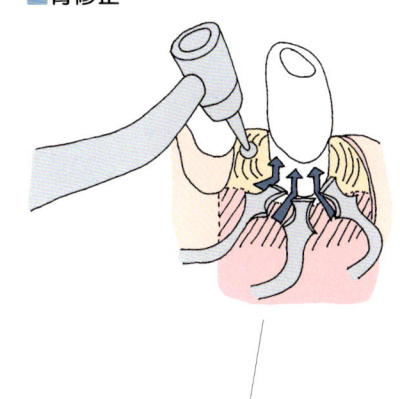

｜4の歯冠長延長術は，まず歯から離れたところはおおまかにダイヤモンドバーにて行い，歯根表面に残った薄い歯槽骨はHU-FRIEDY社製チゼル　オッセンバイン（CO4）にて根面を傷つけないよう慎重に剥離する．

> ⚠ **手技的な注意点**
>
> **剥離・デブライドメント：**3｜周囲は全層弁にて，｜4の頬側は部分層弁，口蓋側は全層弁にて剥離を行った．骨欠損部は大きく，形態が複雑で線維性の炎症性肉芽組織が入り込んでいるため，なるべく弁に損傷を与えないよう慎重に行う必要がある．肉芽組織が骨欠損内に残留してしまうと再生療法の予後としては期待がもてないため，デブライドメントは時間を惜しまず，数種類の器具を使用して徹底的に行う．

Part 1-② 再生療法編：アドバンス

縫合

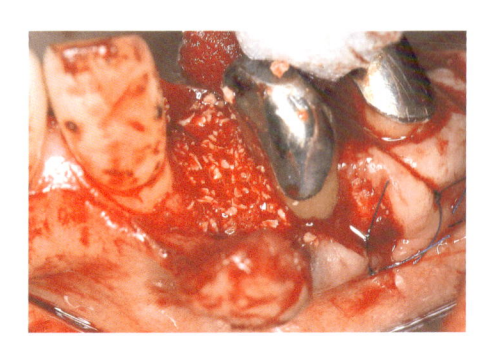

図9　時間の経過につれて患者の開口度が落ちていくことと，部分層弁のほうが出血量が多いため，後方から縫合を行う．

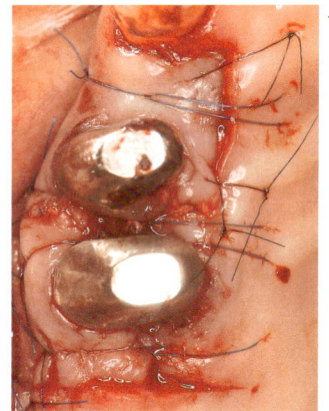

◀図10

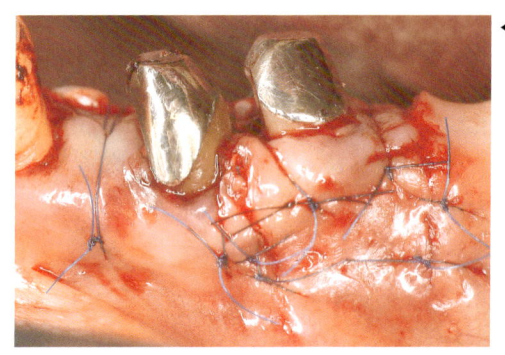

◀図11

図10　骨補填材の漏出がないよう暫時仕付けていく．
図11　オーバーレイデンチャーでは審美性は関係ないため，歯槽突起の存在しない3|の頬側に揃える必要はない．

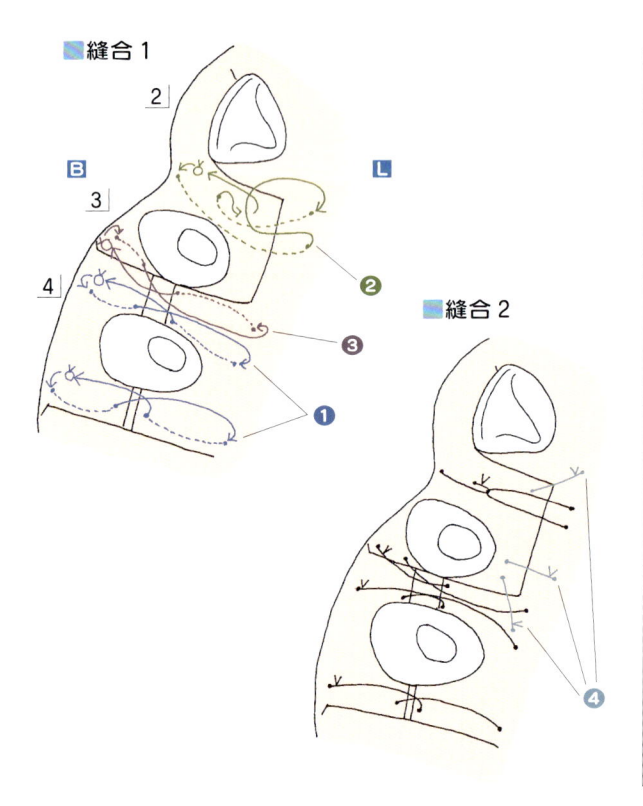

■縫合1

■縫合2

❗ 手技的な注意点

縫合1：まず6-0ナイロンのモノフィラメント縫合糸を用いて，4|の頬側歯肉弁を根尖側に移動させて垂直マットレス変法にて口蓋側歯肉弁と縫合固定する（❶）．このとき，頬側歯肉弁は骨膜をアンカーとして利用するため，刺入点に注意しなければならない．歯肉弁の刺入点と骨膜の刺入点にズレが生じると，歯肉弁を思い通りの位置に仕付けることができないからである．ここで針の刺さりのよい縫合糸が威力を発揮する．

さらに注意すべき点は，口蓋側もしっかり骨膜をアンカーとして利用することと，刺入点の高さを頬側の刺入点と極力揃えることである．こうすることによって，頬側の歯肉弁がズレ上がってくることを防止できる．今や縫合も3Dで考える時代なのだ．

つぎに骨補填材を填入した後，3|の近心の比較的幅の広い弁は水平・垂直懸垂マットレス縫合変法を用いる（❷）．続いて，遠心側は垂直マットレス変法にてしっかりと仕付ける必要がある（❸）．なぜならば，4 3|間の縦切開を縫合する際のアンカーとなるからである．

縫合2：3|近心の大きな弁は，開きが残る所を7-0ナイロンのモノフィラメント縫合糸を用いて暫時単純縫合にて仕付けていく（❹）．

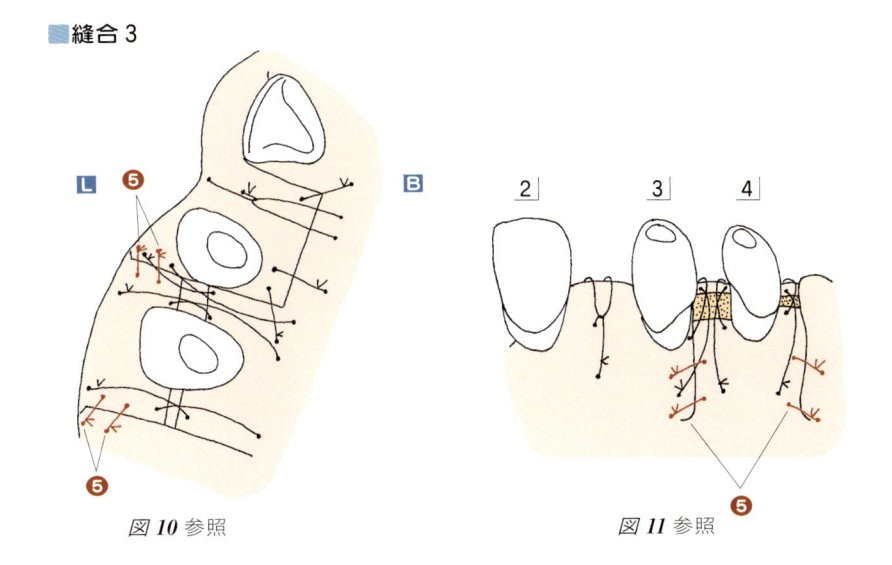

3 コンビネーション手術1：歯冠長延長術＆再生療法

■ 縫合3

図10 参照

図11 参照

> **! 手技的な注意点**
>
> 縫合3：最後に，$\underline{4}$ の縦切開であるが，根尖方向へ弁を下げるテンションがかかるようにハの字型に単純縫合を行う（❺，筒井メソッド）．

治癒への経過

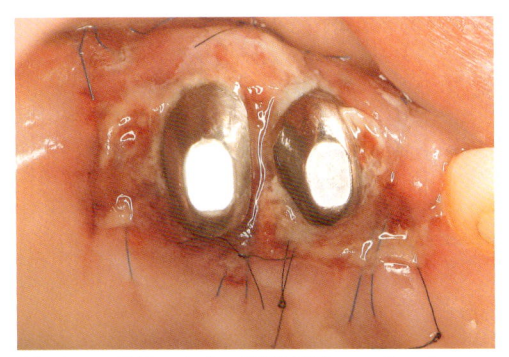

図12　2日後．上皮の滑脱が起こっている．

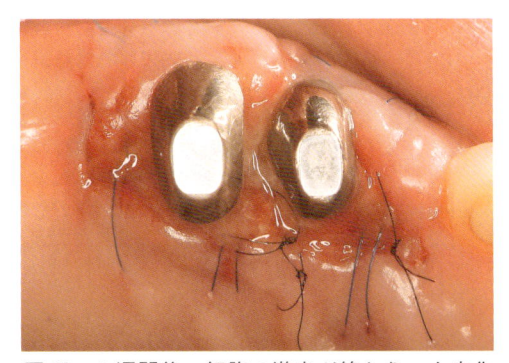

図13　1週間後．細胞の遊走が終わり，上皮化が進んでいることがわかる．

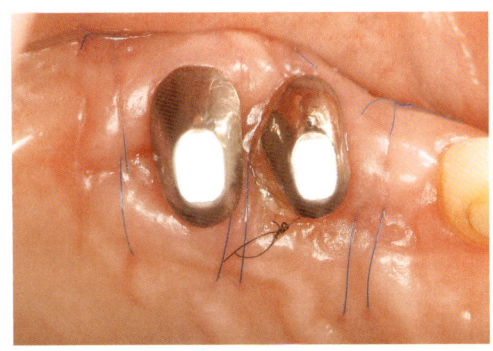

図14　2週間後．ほぼ上皮化は終了した．

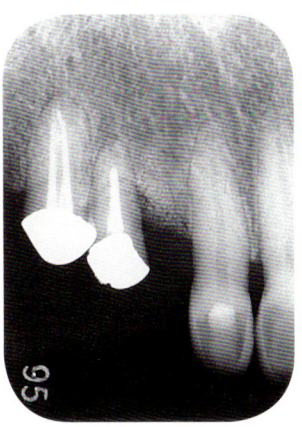

図15　1か月後．骨補填材の大きな漏出もなく，安定している．

Part 1-② 再生療法編：アドバンス

術後

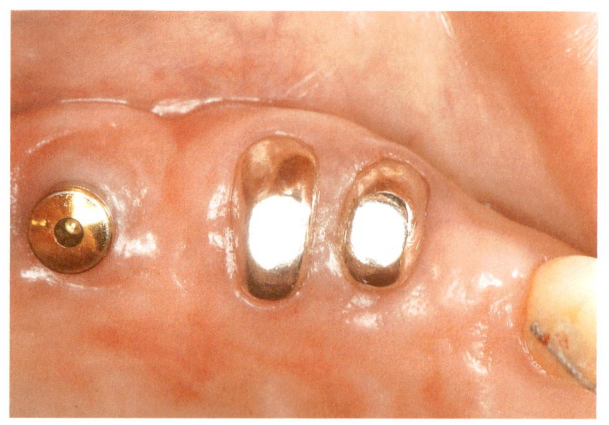

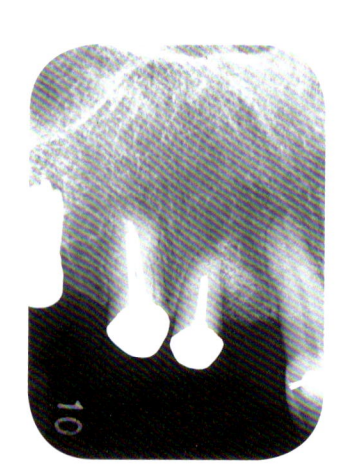

図16 術後2年経過時．頬側に若干の吸収が認められるが，ほぼ安定傾向にあると思われる．

まとめ

3|を保存したことには賛否両論あると思われるが，当然通常の補綴処置では長期的な予後は望めない．この症例の場合，最終補綴の設計がインプラントを含めたマグネット・パーシャルデンチャーを予定しているため，ある程度の期間は保存が可能であると判断した．将来的にもし予後不良となり抜歯に至ったとしても，インプラント埋入に際して最小限のGBRで済むのではないかと考える．とくに経験の浅い先生方は最初にインプラントありきの臨床ではなく，まず残存歯の保存を第一選択肢とし，インプラントは1つのオプションにすぎないということを忘れないでいてほしいものである．これは筆者が師匠から教えられ，いまだに忠実に守っていることである．

参考文献

1. 筒井昌秀，筒井照子．包括歯科臨床．東京：クインテッセンス出版，2003．
2. 筒井昌秀．イラストで見る 筒井昌秀の臨床テクニック．東京：クインテッセンス出版，2004．
3. Wagner BM. Wound healing revisited : Fibronectin and company. Hum Pathol 1985 ; 16(11) : 1081.
4. 上田秀朗，白石和仁．歯周組織再生療法の実際／縫合．In：補綴臨床別冊　歯科臨床における再生療法．106-111, 2006.
5. 白石和仁．歯周組織再生療法の実際／再生療法における一次性創傷治癒の概念．In：補綴臨床別冊　歯科臨床における再生療法．72-74, 2006.

Recommend Instruments

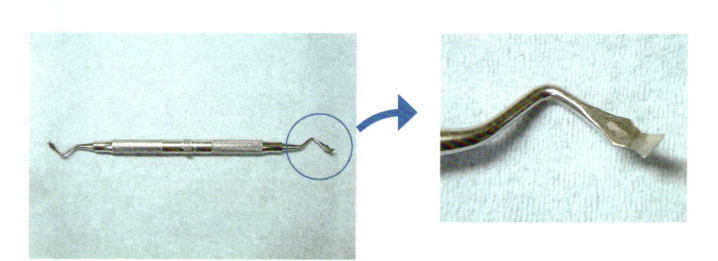

［チゼル　オッセンバイン（CO4）］
HU-FRIEDY社製，（株）モリタ

失敗しないためのポイント③　オーバーレイデンチャーを使用する場合

💡 暫間固定

オーバーレイの暫間義歯を使用している場合，苦慮するのが再生療法を施される当該歯の暫間固定である．義歯内面をくりぬいておけばよいように思えるが，義歯の横揺れは粘膜ごと歯を揺さぶるため，かなり大きめなくりぬきが必要となる．可能ならば，**隣在歯との固定をしたうえでのくりぬきが望ましい．**

■ 初診時

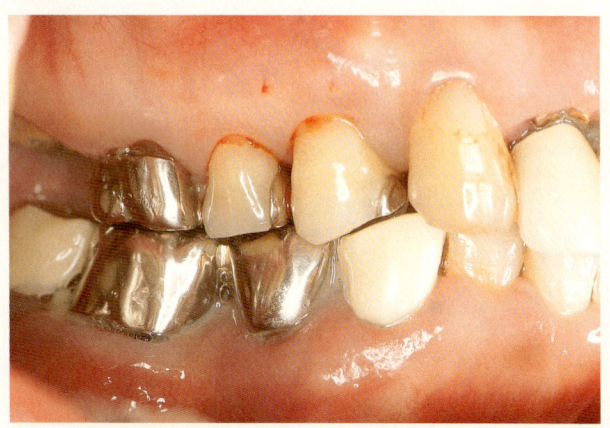

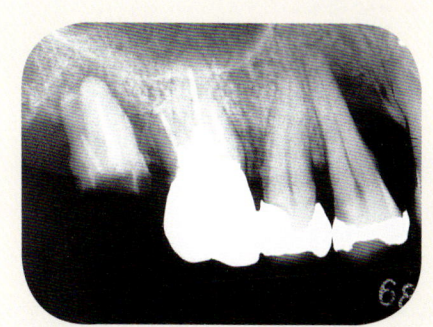

図A　咬合状態や咬耗の程度から上顎右側臼歯部はダメージを受けていることが容易に推察できるが，デンタルエックス線写真から 4| 近心には根尖付近にまで到達する骨縁下欠損が存在する．

■ 術前処置

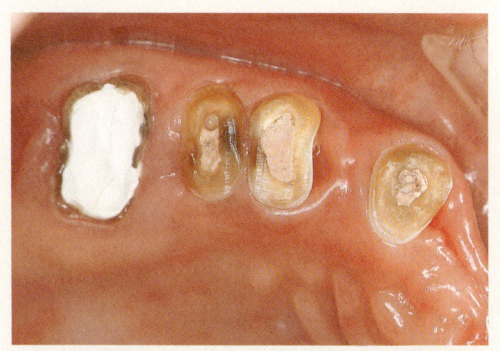

図B　残存歯の状態・配置・歯数から判断して，オーバーレイタイプの治療用デンチャーを装着している．4| には再生療法，65| には臨床歯冠長延長術が必要であることがわかる．

■ 剥離・デブライドメント

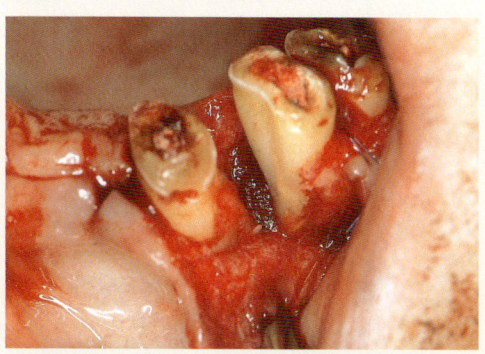

図C　4| 近心の骨欠損は幅が広く深いうえに頬側の骨壁を喪失しており，1～2壁性に近い複合型の状態を呈していて条件は厳しい．

Part 1-② 再生療法編：アドバンス

■骨補填材填入

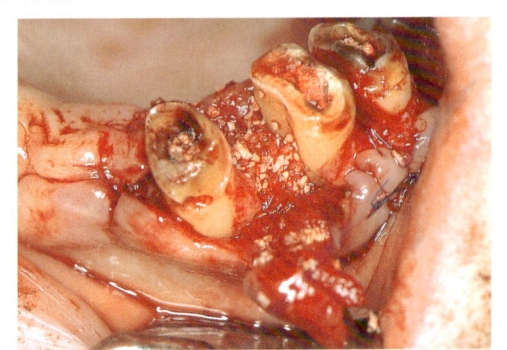

図D　骨補填材は，⑥⑤｜が臨床歯冠長延長術のための歯肉弁根尖側移動術を行うために，｜④近心の弁が閉じやすくなるように適量の填入を行った．

■縫合

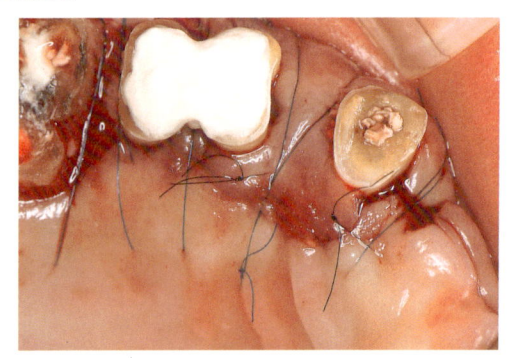

図E　｜④③｜間歯間乳頭部直下には維持因子がまったく存在しないため，弁が壊死する危険性が非常に高い．切開線の設定は modified papilla preservation technique とした．改良型水平・垂直マットレス変法を用いて確実に仕付ける．

■治癒への経過

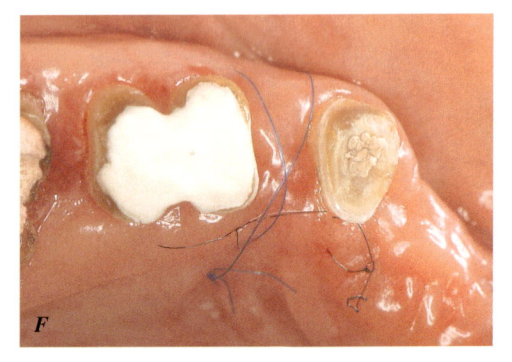

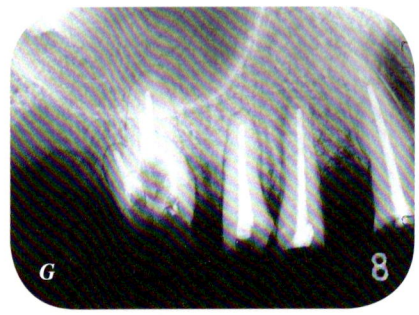

図F　術後3週間経過時．歯間乳頭部歯肉は壊死を免れて一次性創傷治癒を得ることができた．｜⑤④｜はスーパーボンドにて暫間固定してある．
図G　術直後．骨補填材の量は｜③｜遠心の残存歯槽骨量に合わせてあるため，｜⑤④｜の骨とはギャップが若干残ってしまった．

💡 マグネット鉤歯

再生療法を施される当該歯がマグネット鉤歯となる場合，術後どれくらいで機能させるかが難しい．マグネット鉤歯には想像以上の負荷がかかるため，鉤歯の本数と配置，ダメージの度合いにもよるが，筆者の場合は**最低で6か月，理想的には12か月経過後に負荷をかけるようにしている**．

■予後

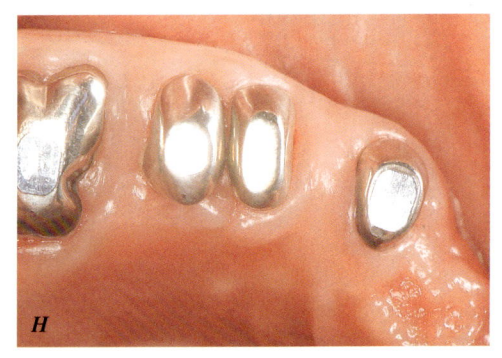

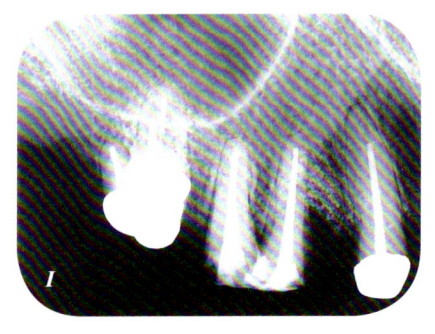

図H　術後6か月で暫間マグネットを装着しているが，状態の悪い｜④｜には負荷をかけていない．
図I　術後8か月経過時．骨補填材の大きな漏出もなく安定した状態を保っている．しかし，｜④｜に負荷をかけるタイミングが難しい．

Part 1-②

4 コンビネーション手術2：
根面被覆＆再生療法

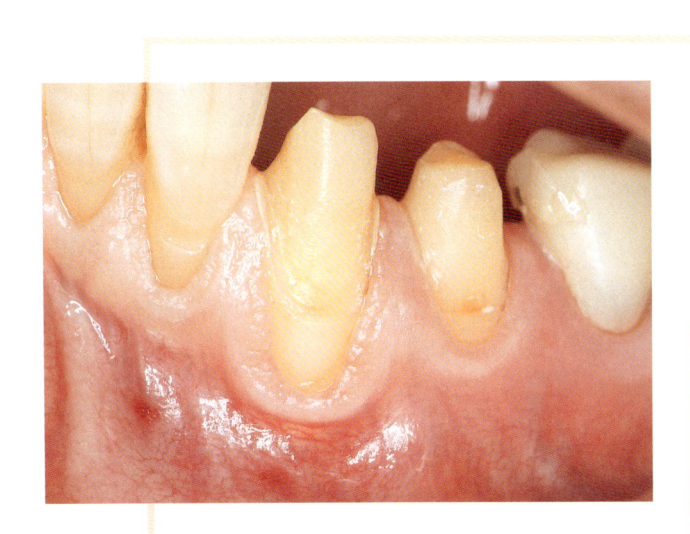

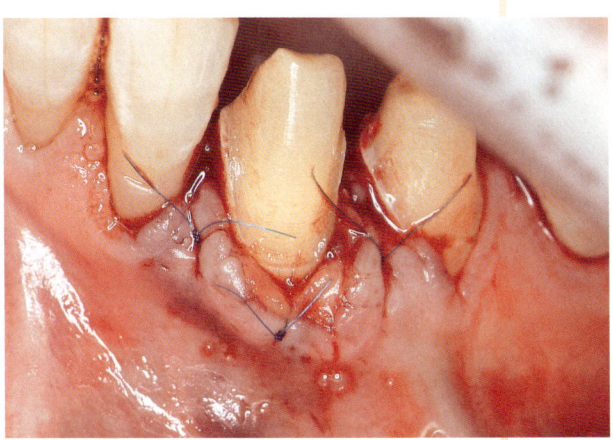

Part 1-② 再生療法編：アドバンス

コンビネーション手術2：根面被覆＆再生療法

初診時

原因として「力」の関与も疑われるが，東洋人特有の薄い骨壁と歯肉のため退縮の度合いが大きい．

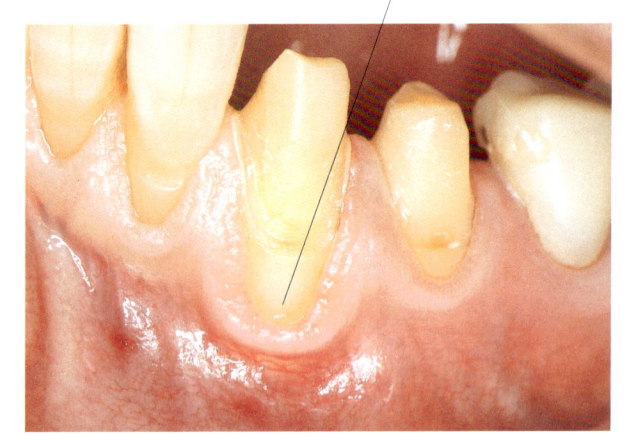

図1 初診時の様子．

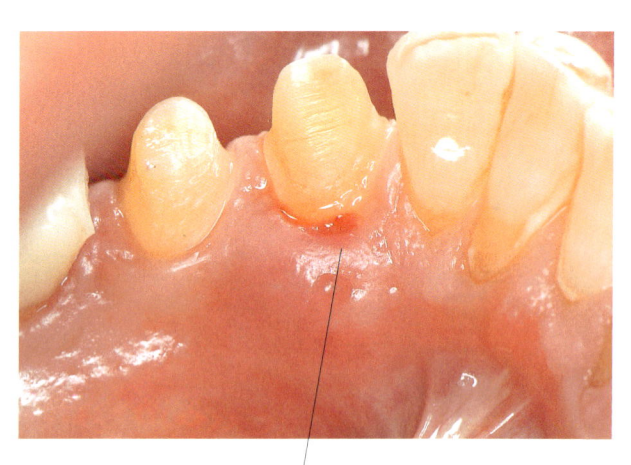

唇側と比較して舌側はやや歯肉が厚いため退縮は起こらず，骨欠損が内蔵されたかたちとなっている．

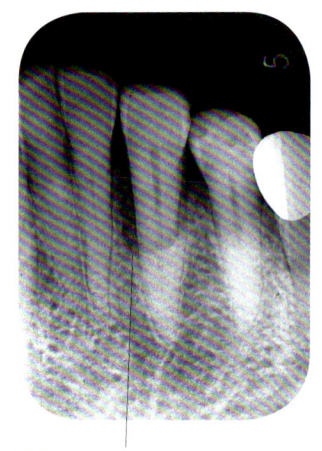

術前．DCSの状態から外科前に解決すべき問題が多々あることがうかがえる．

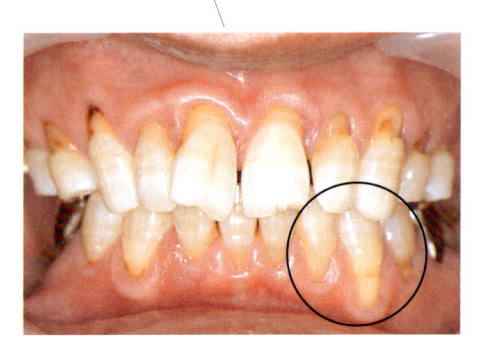

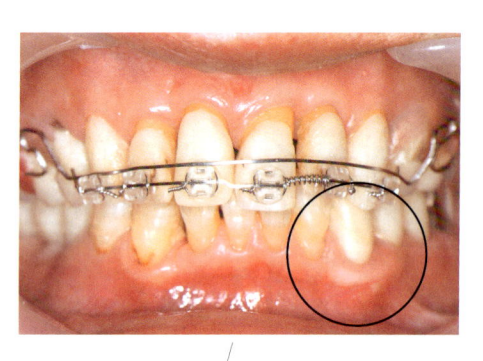

|3 周囲には囲繞性に近い骨欠損が認められる．問題は唇・舌的な骨・歯肉の段差である．

術後．外科だけで問題解決を図ろうとしても，おそらくこの結果はでなかったと思われる．

⚠ 診査・診断時における注意点

|3 周囲には，比較的大きな囲繞性に近い骨欠損が存在する．それにともなって骨壁・歯肉の薄い唇側では歯肉退縮が起こっているが，歯肉がやや厚い舌側では歯肉退縮は起こっていない．ここで注意することは，治療計画として2つに大別される．1つは抜髄処置を施したのち，矯正的挺出を行って骨レベル・歯肉レベルをある程度整え，必要があれば再生療法を施術する方法．もう1つは極力歯髄を保存するために抜髄・矯正処置を避けて唇側には根面被覆術を行い，両隣接面から舌側にかけては再生療法を施術する方法である．

4　コンビネーション手術2：根面被覆＆再生療法

切開・剥離

■切開線の設定

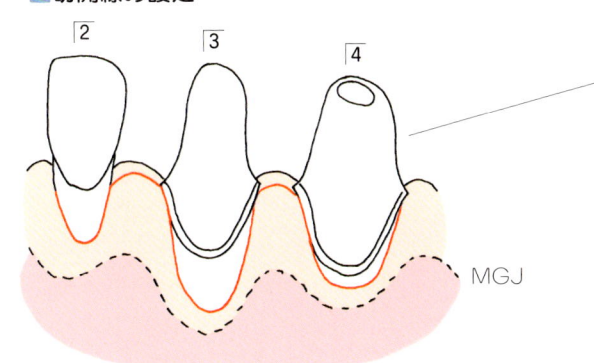

切開は唇・舌側ともに歯肉溝内切開を行う．移植片の挿入を容易にするために|3の近・遠心には縦切開を入れたいところだが，術後の歯肉の審美性を考慮して縦切開は入れずに，両側ともに1歯分範囲を広げる．

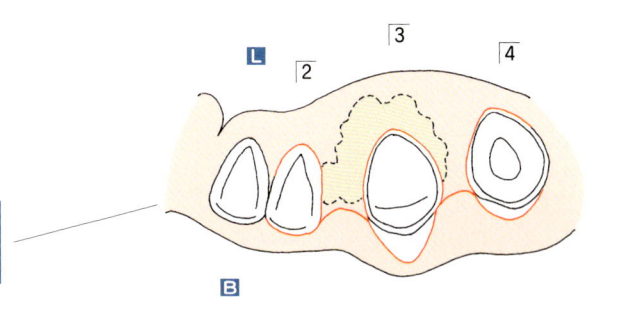

隣接面部は骨欠損上を避けて中央よりもやや唇側寄りに横切開を加える．舌側弁は治癒促進を考慮して縦切開は入れない．

> **手技的な注意点**
>
> 切開：本症例では，術式としては前述の後者を選択した．切開線の設定は，唇側のみ処置が異なるため，隣接面部はこれまでと同様に骨欠損上を避けた位置で唇側寄りに設定を行った．

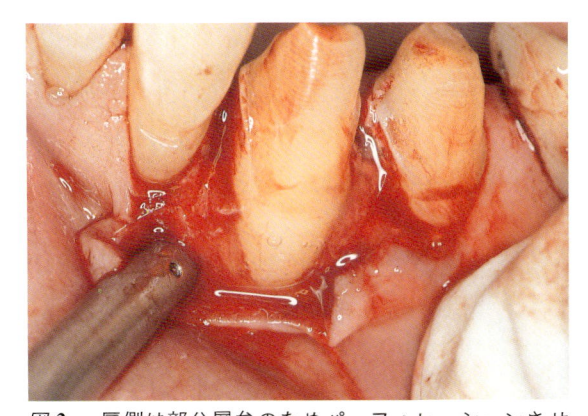

図2a　唇側は部分層弁のためパーフォレーションさせないよう，メスを新品の#15に交換して慎重に行う．また，骨の豊隆に合わせたメス捌きが重要である．

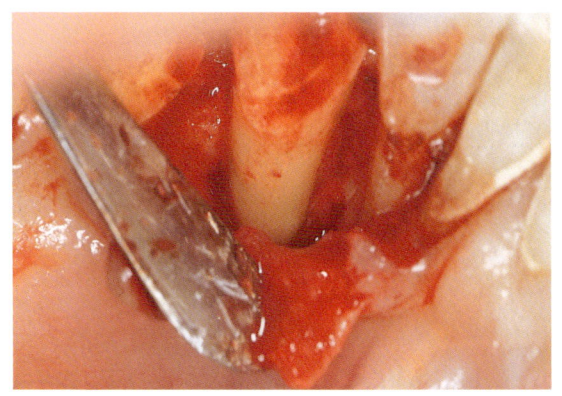

図2b　舌側は歯肉はやや厚いといっても脆弱であるため，弁をちぎらないようハーシュフェルトP20を使用して慎重に行う．

Part 1 - 2　再生療法編：アドバンス

■剥離の方法

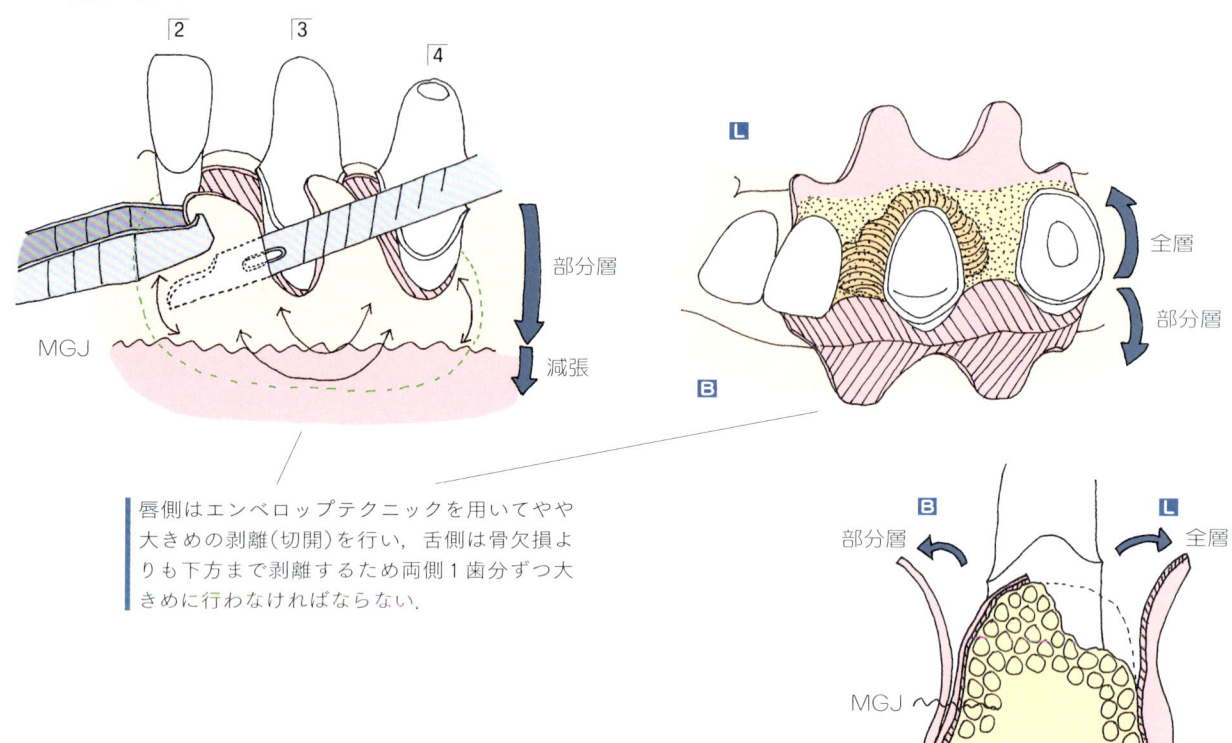

唇側はエンベロップテクニックを用いてやや大きめの剥離（切開）を行い，舌側は骨欠損よりも下方まで剥離するため両側1歯分ずつ大きめに行わなければならない．

> **！ 手技的な注意点**
>
> **剥離**：今回は1本の歯の唇側と舌側で剥離が異なるので，注意しなければならない．まず，唇側は結合組織移植を行うため部分層弁にて剥離する．縦切開は，弁の移動の予定がなければ審美ゾーンのため避けたほうが無難であることから，エンベロップテクニックを用いた．次に，隣接面から舌側にかけては全層弁による剥離となるため前回と同様MTラスパとハーシュフェルトP20を使用して慎重に行う．

デブライドメント・エムドゲイン®ゲルの塗布

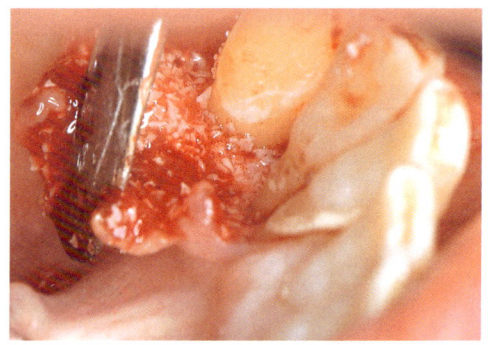

図3 エムドゲイン®ゲルを混和した骨補填材は浮き上がってきやすいため，詰め込む要領で填入を行う．

> **！ 手技的な注意点**
>
> これもこれまでと同様であるが，今回は結合組織移植を行う唇側の根面にもエムドゲイン®ゲルの塗布を行う．これは軟組織の治癒を促進させることを目的としているが，確かな臨床的データに基づいているわけではなく，効果のほども定かではないが，実感としてはよい感触をもっているという程度のものである．また，骨補填材にもエムドゲイン®ゲルの混和を行う．

4 コンビネーション手術2：根面被覆＆再生療法

縫合

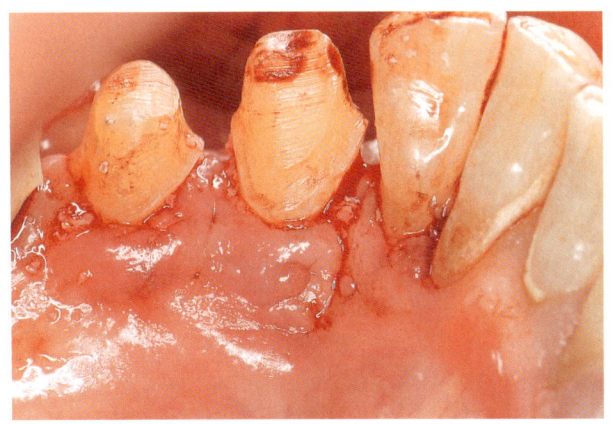

図4 骨補塡材の漏出防止のために，まず舌側弁の固定から行う．弁がちぎれたように見えるのは縫合糸の圧痕である．

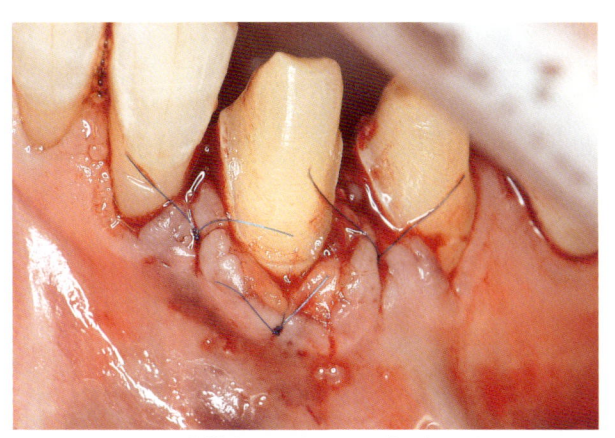

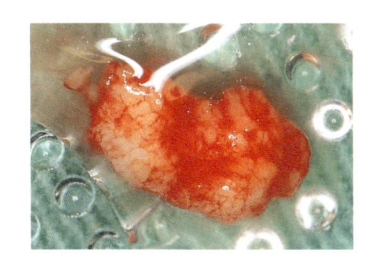

図5 上皮なしの移植片は露出する面積を極力少なくするよう心がけ，動かないようにしっかりと固定しなければならない．

図6 採取する結合組織片は審美性を考慮し，上皮なしの方法を選択した．上皮なしの場合，上皮付きよりも収縮の度合いが大きいため，やや大きめの移植片を採取する必要があるので注意する．

■縫合1

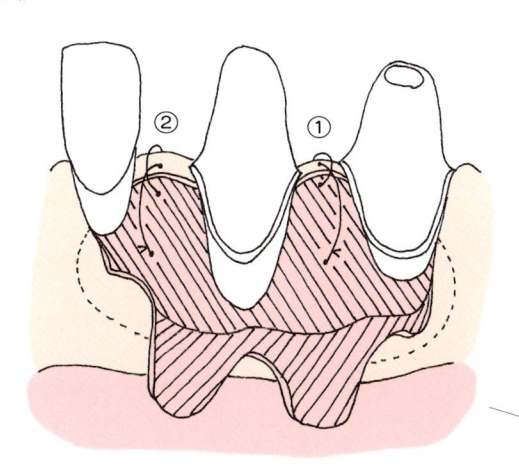

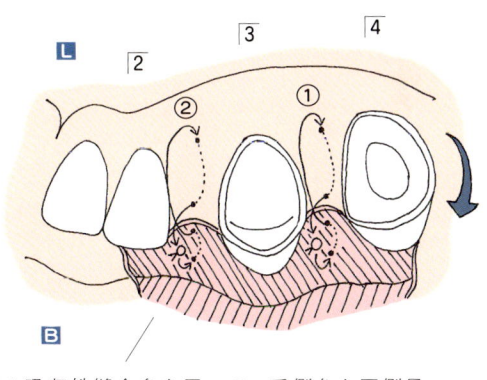

6-0の吸収性縫合糸を用いて，舌側弁と唇側骨膜とを垂直マットレス変法にて縫合固定する．

> **! 手技的な注意点**
>
> 縫合1：まず，骨補塡材を填入したのち，舌側弁を6-0の吸収性縫合糸を用いて，垂直マットレス変法にて固定する（①②）．このとき唇側は骨膜だけをアンカーとして使用する．結び目は舌感を考えて唇側に設定したが，次の縫合で結び目が重なることを考えれば舌側のほうがよかったかもしれない．その場合，縫合糸は吸収性ではなく，通常のナイロンを使用してもかまわない．

Part 1-2 再生療法編：アドバンス

■縫合2

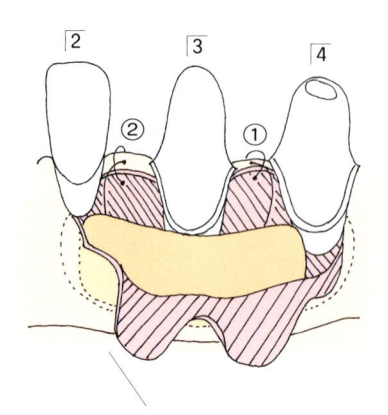

移植片の設置はややオーバーコレクションぎみにしてもかまわないが，上皮なしの場合露出する面積は極力少なくする．

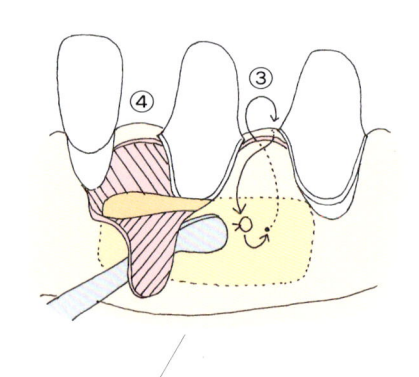

縦切開はないが骨膜減張切開が入っているため，ある程度の厚みの移植片であればカバーできる．

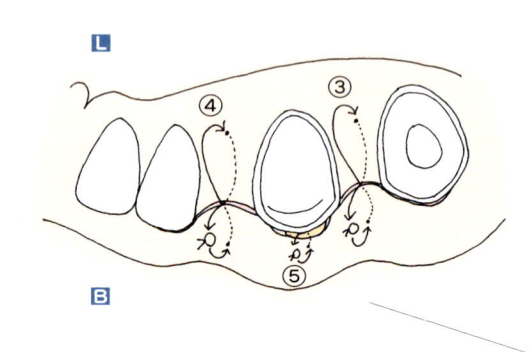

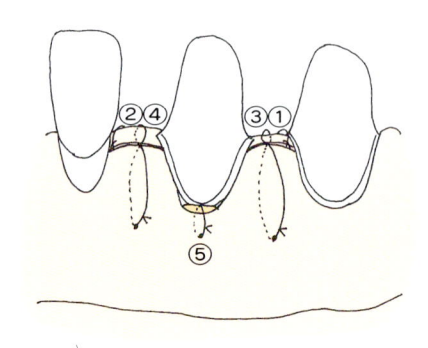

■縫合は①～⑤の順で行う．

隣接面部は8の字縫合を用いて行い，唇側中央部は開きがないように単純縫合を追加する．ただし，あまり締めすぎてはならない．

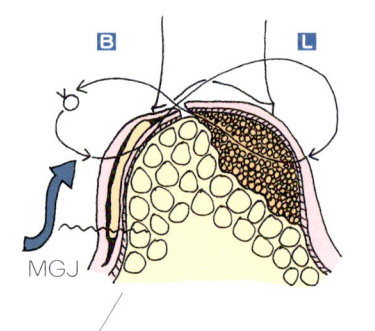

歯肉弁・移植片・骨膜を3層同時に拾うため，位置ズレには十分な注意が必要であり，そのためには刺さりのよい縫合糸を使用することが肝要である．3層で縫合する場合，経験を積めば6-0で一度に拾うことは可能であるが，経験の浅いうちは一層ずつ，ていねいに拾っていくほうが無難であろう．

⚠ 手技的な注意点

縫合2：つぎに，唇側は7-0ナイロンのモノフィラメント縫合糸を用いて結合組織の移植片を固定するわけだが，いろいろな方法が考えられるなかで，この症例の場合，歯肉弁・移植片・骨膜の3層を同時に拾って意図した位置に仕付ける方法を選択している（③④，筒井メソッド）．このとき，刺さりの悪い針を使用するとテンションのかからない歯肉弁と移植片にはなかなか刺さらず，位置がズレやすくなるため針の刺さりがよい縫合糸を使用することを強くお勧めする．筆者はさまざまな種類のものを試してみた結果，現在ではエチコンのプロリーン6-0・7-0を使用している．この縫合糸は針の刺さりがよいばかりでなく，生体親和性が非常に高く，医科では体内に残留させる術式にも用いられており，実際筆者の体内にはヘルニアのネットとして残留させたままである．

4 コンビネーション手術2：根面被覆＆再生療法

治癒への経過

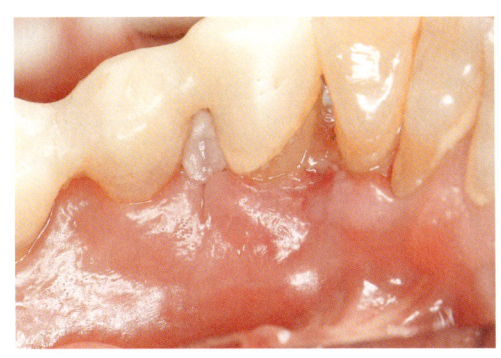

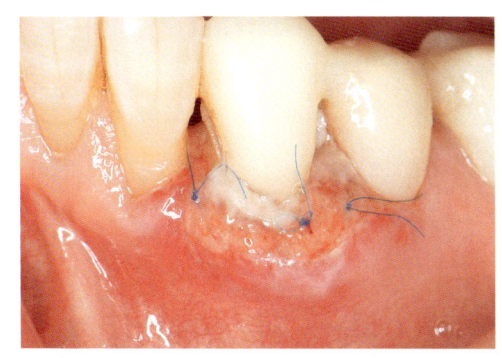

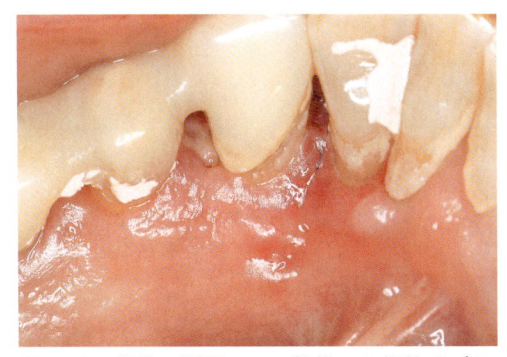

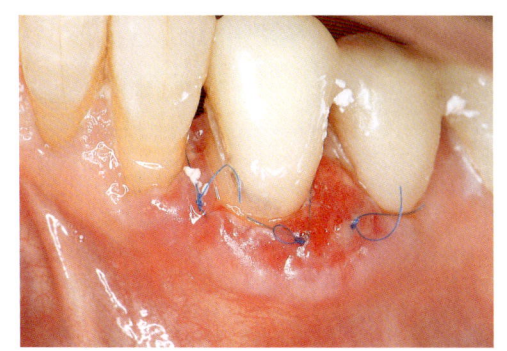

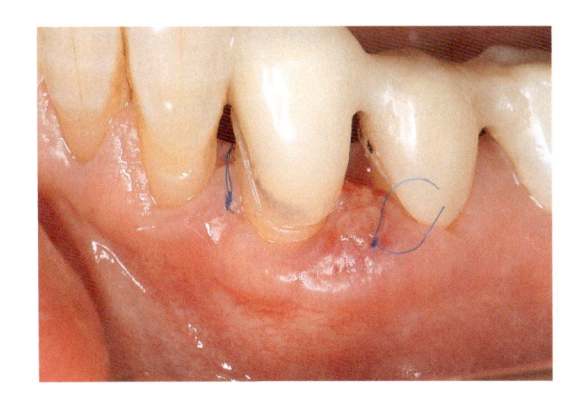

図7a, b　術後1週間．これからの1週間はコンクール（クロロヘキシジン配合の含嗽剤）で洗口のみを行ってもらう．

図8a, b　術後2週間．この状態から超軟毛ブラシにてブラッシングをしてもらう．当然，含嗽剤も併用する．

図9　術後3週間．ほぼ上皮化は終了しているため，抜糸を行う．

> **！ 手技的な注意点**
>
> **術後管理**：再生療法や歯周形成外科の場合，術後1週間は必ずパックする．パックを除去してからの1週間は，2日に1回のペースで術者サイドでコントロールを行う．次の1週間は，糸をつけたまま超軟毛ブラシにてブラッシングをしてもらい，だいたいは3週間目に抜糸を行っている．

Part 1-② 再生療法編：アドバンス

術後

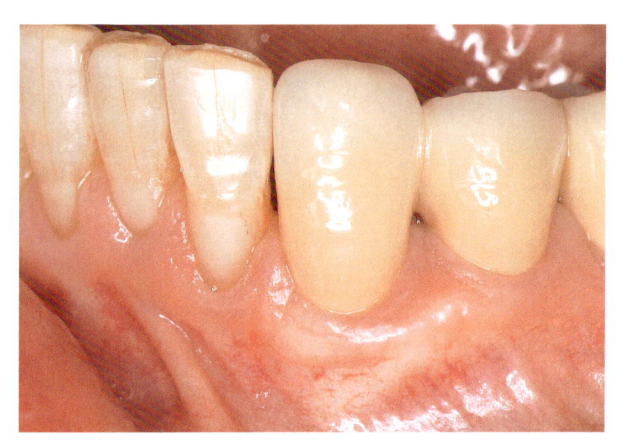

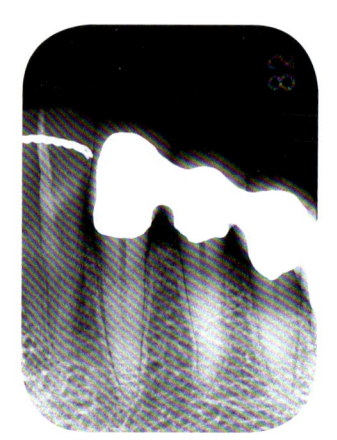

図10 術後3年経過時．根面被覆はある程度成され，骨再生も認められて歯周組織は安定傾向にある．

まとめ

現在，筆者が臨床レベルで行っている再生療法は，プロービング値が改善されたとか，エックス線写真所見で骨レベルが改善されたといった厳密にいえば再生ではなく修復であると認識している．しかし，修復であっても歯の周囲の硬組織がある程度獲得され，それが歯を支持してくれて臨床上長期的に安定しているのであれば，ひとつの治癒形態であると考えている．あくまで再生療法も基本治療の延長線上の1つのオプションにすぎず，大切なのは知識と技術に裏打ちされた基本的治療であることはいうまでもない．

参考文献

1. 筒井昌秀，筒井照子．包括歯科臨床．東京：クインテッセンス出版，2003．
2. 筒井昌秀．イラストで見る 筒井昌秀の臨床テクニック．東京：クインテッセンス出版，2004．
3. 白石和仁．歯周組織再生療法の実際／再生療法における一次性創傷治癒の概念．In：補綴臨床別冊 歯科臨床における再生療法．72-74，2006．
4. 樋口琢善，白石和仁．歯周組織再生療法の実際／切開線の設定とその方法．In：補綴臨床別冊 歯科臨床における再生療法．76-83，2006．
5. 小松智成．歯周組織再生療法の実際／エムドゲイン．In：補綴臨床別冊 歯科臨床における再生療法．84-87，2006．
6. 安藤修．裏づけのある歯周再生療法．原理，原則に基づいた臨床のために．東京：クインテッセンス出版，2006．

Recommend Instruments

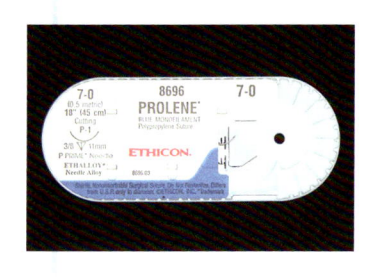

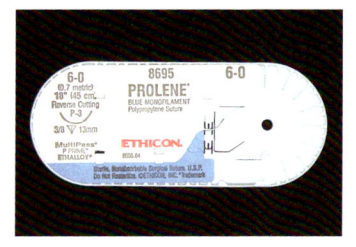

［プロリーン（モノフィラメントポリプロピレン合成非吸収性縫合糸）］
ジョンソン・エンド・ジョンソン（株）
エチコンマーケティング

失敗症例から学ぶ 4　勝って兜の緒を締める

💡 油断大敵

　下顎左側の状態（72〜78ページ）に比べれば，下顎右側はいわゆる「楽勝」パターンである．しかし何事も慣れてきたころが一番危ない時期であり，とくに難問題をクリアした後は油断しやすい．これといった初歩的な失敗はしていないと思うが，原因を考えてみると，

❶ 填入は骨補填材を使わずに自家骨のみで行った
　自家骨は活性が高く，ときとして腐骨となりやすい場合がある．

❷ マージン付近の角化歯肉幅の不足
　減少を防ぎたかったので減張切開を入れていない．蓋としては心許ないため，結合組織を移植するべきだったかもしれない．

❸ メンブレンを使用しなかった
　骨欠損はやや水平性に近かったため，やはりこのような場合はメンブレンを使用すべきだったのかもしれない．

❹ 縫合の起始点が通常とは逆になっている
　これが原因で裂開した可能性もゼロではない．

❺ MTM を行っていない（歯の位置異常が歯周靱帯へ及ぼす影響）
　$\overline{5\,4}$ をアップライトして $\overline{3}$ のローテーションを是正して適正なポジションをとるべきであったのかもしれない．

　とにもかくにも，「慎重さ」が足りなかったのではないか……．「こんなこともあるさ」で終わらせるのか，原因を究明して次に活かすのか，レベルアップへの分岐点である．

■ 初診時

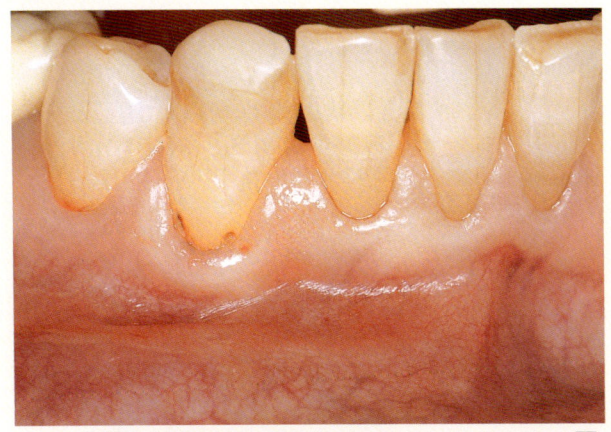

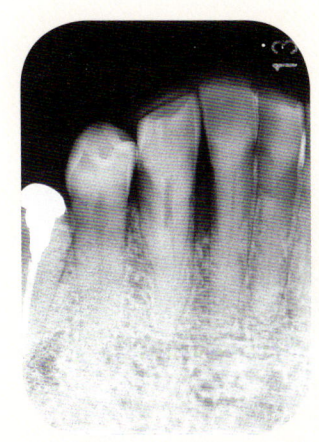

図 A　$\overline{3\,2}$ 間の歯間乳頭部歯肉は若干の幅はあるものの，$\overline{3}$ のローテーションの影響を受けてか，少し窮屈そうな感じが見受けられる．デンタルエックス線写真からは骨欠損は水平性に近いようにみえる．

■ 剥離

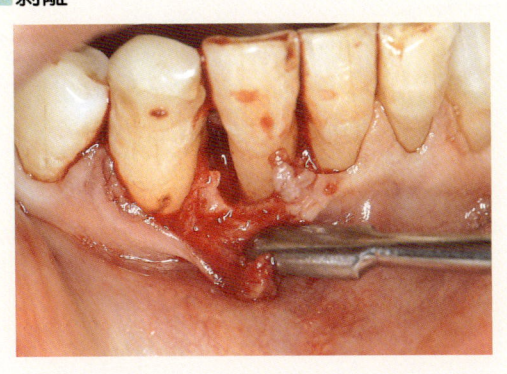

図 B　剥離してみると，$\overline{3}$ の近心・唇側には薄い骨壁が残っていたものの，それ以外は水平性に近い．

Part 1-2 再生療法編：アドバンス

■ デブライドメント・自家骨採取

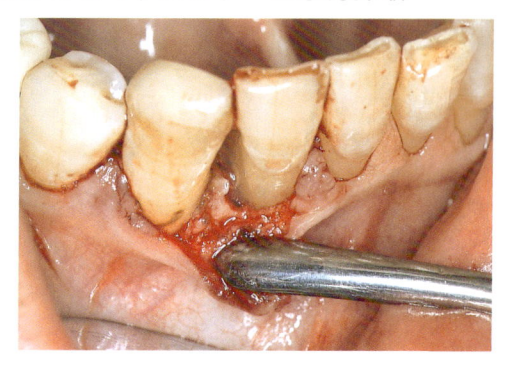

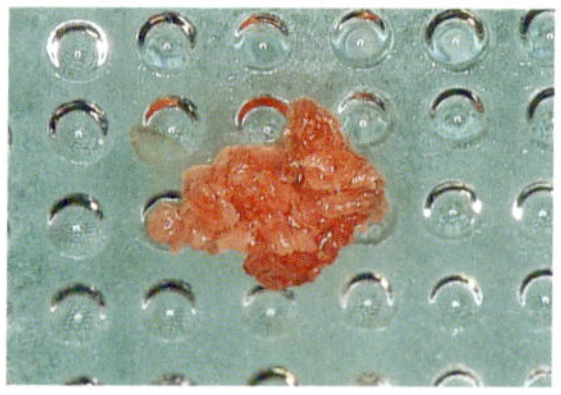

図C 徹底的なデブライドメントを行った後，エムドゲイン® ゲルを塗布している間に $\overline{5}$ 舌側の骨隆起から自家骨を採取した．

■ 自家骨填入

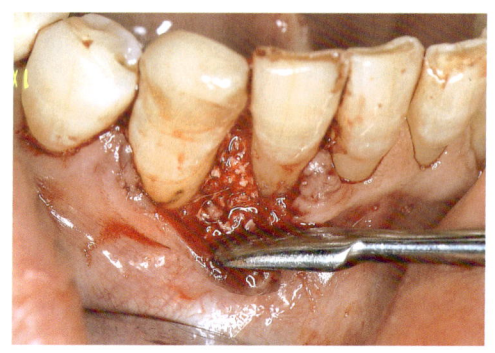

図D 角化歯肉幅が狭いので減張切開を併用しないため，弁が緊張なく閉じるように自家骨は過不足のない適量の填入を行った．

■ 縫合

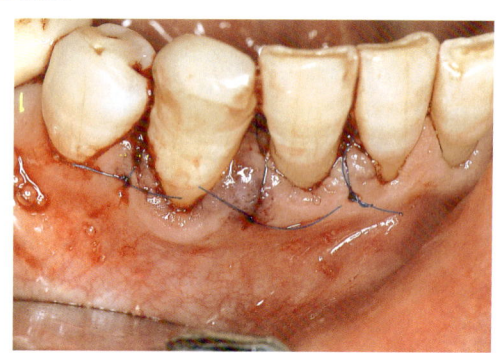

図E 縫合法は垂直懸垂マットレス縫合を選択して，締めすぎないように注意する．この時点で裂開することは考えてもいなかった．

■ 術後

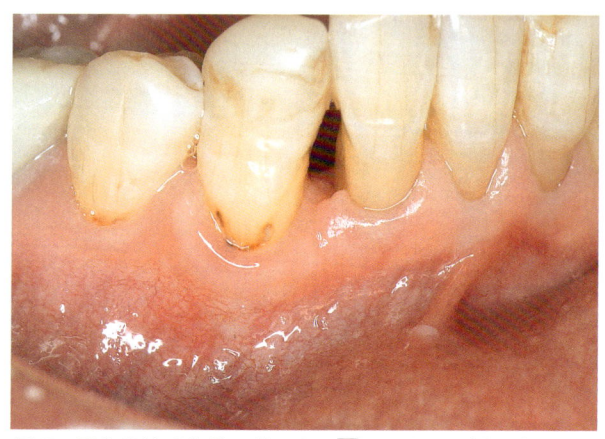

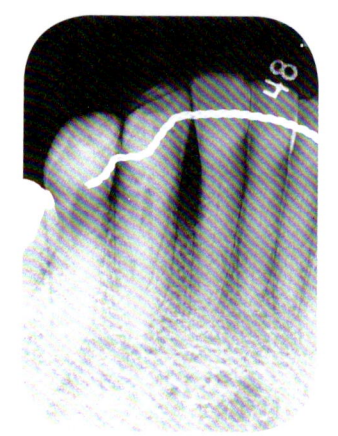

図F 再生療法は失敗に終わり，$\overline{3}$ の近心・唇側に残っていた薄い骨壁まで飛ばしてしまい，歯間乳頭も喪失する結果となってしまった．他のブロックの難易度が高い手術を成功させた直後であったため油断していたことは確かで，原因はいろいろ考えられるが，もう少し思慮深い対応をすべきであったことは間違いない．

Part 1 - ②

5 上顎大臼歯への対応・その1

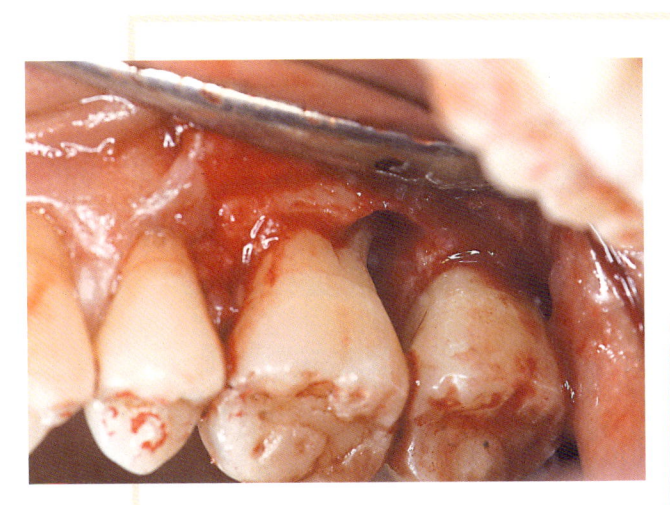

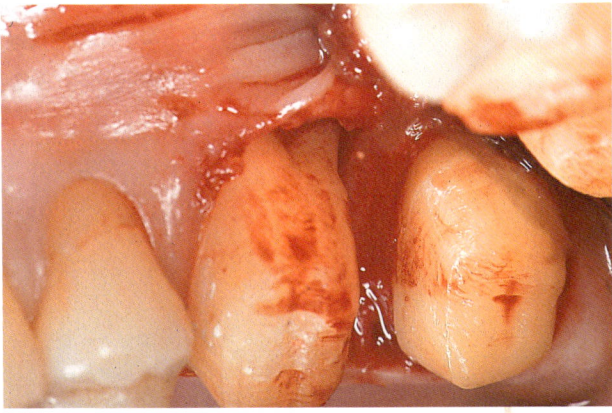

Part 1-② 再生療法編：アドバンス

上顎大臼歯への対応・その1：Case 1

はじめに

上顎大臼歯はその解剖学的形態の複雑さゆえ，根分岐部病変を抱えている場合は，処置の仕方もさまざまである．本書では2回に分けて4つのパターンの処置法を提示して解説を行うが，予知性が低いためにできるだけ術後経過の長い症例を提示する．縫合糸などは現在使用しているものとは異なる症例もあることをご了承願いたい．

初診時

咬合面はウェアーな形態で面接触をしており，嵌り込んだ咬合関係であることがうかがえる．

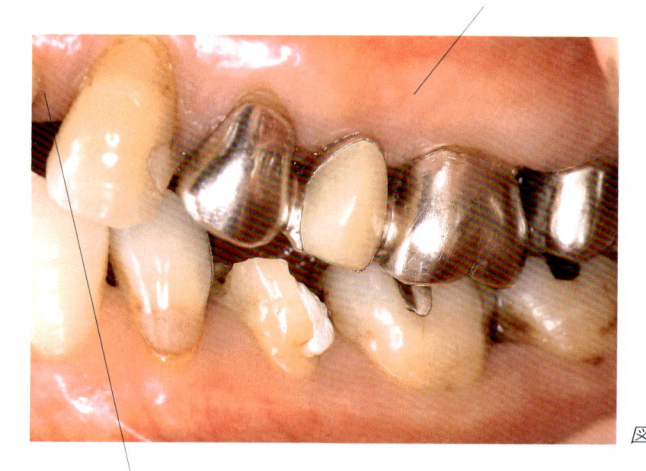

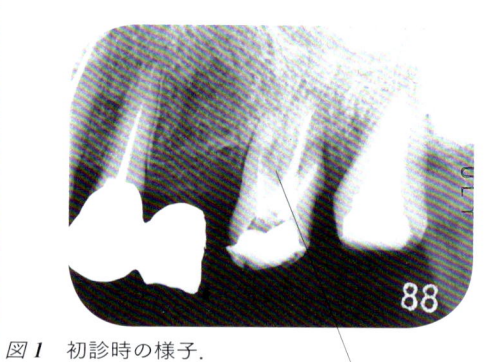

前歯部はフレアアウトをともなっており，重度歯周疾患に罹患している．

図1 初診時の様子．

6┘は3度の根分岐部病変を抱えている．

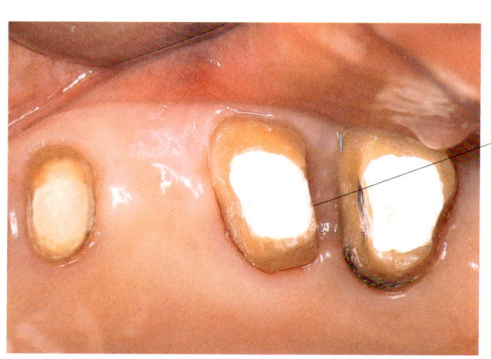

約4か月間徹底的な初期治療を行い，手術に耐えられる歯肉へと改善を図る．

図2 初期治療終了時．

5 上顎大臼歯への対応・その1

⚠ 診査・診断時における注意点

ウェアーな咬合面の不良補綴物が装着されており、「力」の関与が疑われる。6̄は、ほぼ3度の水平性の根分岐部病変を抱えており、7̄は頬側に3壁性の骨縁下欠損が存在する。処置方針はいろいろと考えられるが、上顎大臼歯の場合、3度の根分岐部病変は予知性の低いことを頭に入れておかなければならない。

術式選択のファクターとしては、①患者のセルフコントロールの良否、②根分岐部病変の度合（1〜3度）、③治療に対する理解度（メインテナンスなど）、④ルートトランクの長さ、⑤欠損歯の状態（キートゥースであるかどうか）、⑥咬合関係、などがあげられる。本症例の場合は、キートゥースであるにもかかわらず根分岐部病変3度であったが、患者が協力的で理解度も高かったため、保存的療法と再生療法（歯間部歯槽骨面露出術、自家骨移植）のコンビネーションを選択した。

切開・剥離

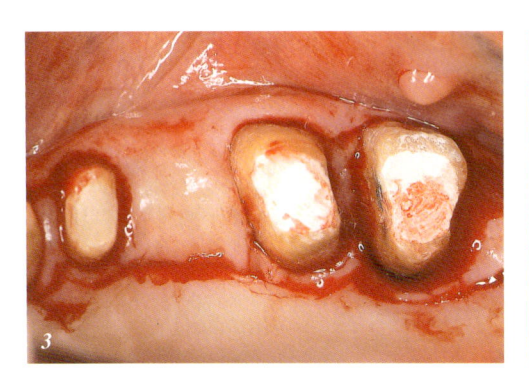

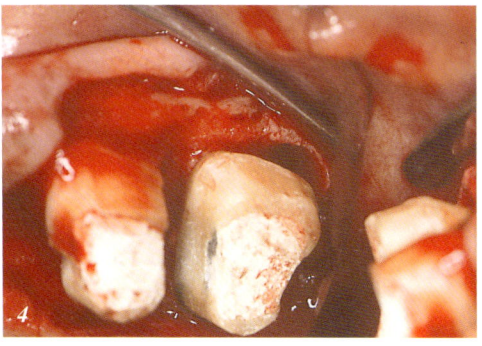

図3,4 7̄にはやや幅が広く深い3壁性の骨欠損が認められるが、歯根は閉じているため自家骨移植による再生療法を選択した。

■切開

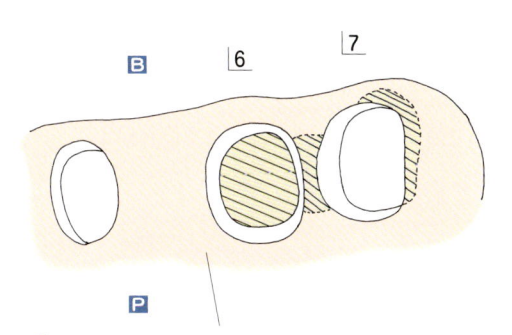

病態が複雑であるため、歯肉剥離掻爬術・パラタルアプローチ・歯間部歯槽骨面露出術・自家骨移植といった複数のコンビネーション手術を行う。

複数の手術を併せて行う場合は、切開線も複雑になるので十分注意する。

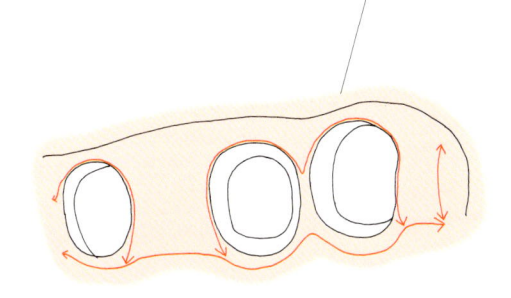

⚠ 手技的な注意点

頬側は歯肉溝内切開とし、口蓋側はパラタルアプローチのために歯頸部から2mm程度離した位置に切開線を設定し、7̄は頬側から遠心にかけて骨欠損が存在するため、遠心部は蓋をイメージしたうえで骨欠損上を避けて口蓋側に横切開を入れた。6̄7̄間の歯間乳頭は歯間部歯槽骨面露出術を行うために切除する。すべて全層弁による剥離とする。

Part 1-② 再生療法編：アドバンス

デブライドメント・自家骨填入

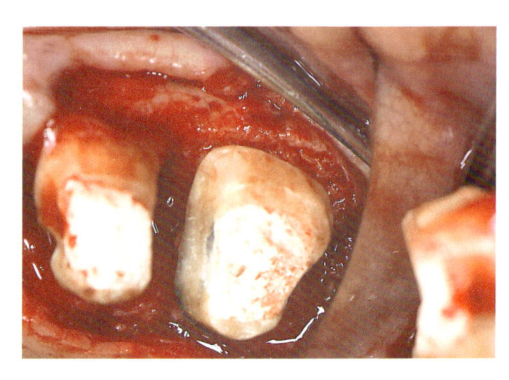

> ⚠ **手技的な注意点**
>
> 7̲の深い垂直性骨欠損内部と6̲の根分岐部内部および6̲7̲間はスケーラーとハーシュフェルトを用いて徹底的に根面・骨面のルートプレーニングと肉芽組織の除去を行い，7̲の骨欠損内部には上顎結節より採取した自家骨を填入した．

図5　6̲の根分岐部内および7̲の骨欠損内部は，十分時間をかけてデブライドメントを行う．7̲の自家骨はやや緊密に填入する．

縫合

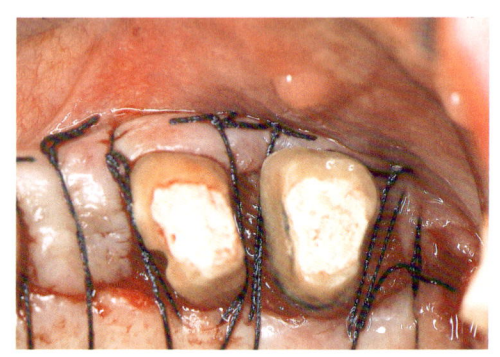

> ⚠ **手技的な注意点**
>
> 6̲の近心と7̲の遠心は5-0の絹糸を用いて垂直マットレス変法を行い（Ⓐ），6̲7̲間は歯間部歯槽骨面露出術のために距離をとった頬・口蓋の弁を骨面にしっかりと密着させるために垂直マットレス変法を2本行い（Ⓑ），7̲の最遠心部は単純縫合を追加した（Ⓒ）．

図6　緊密な縫合を心がけ，6̲7̲間以外は一次性創傷治癒の獲得を目指す．現在では，ナイロン縫合糸を使用している．

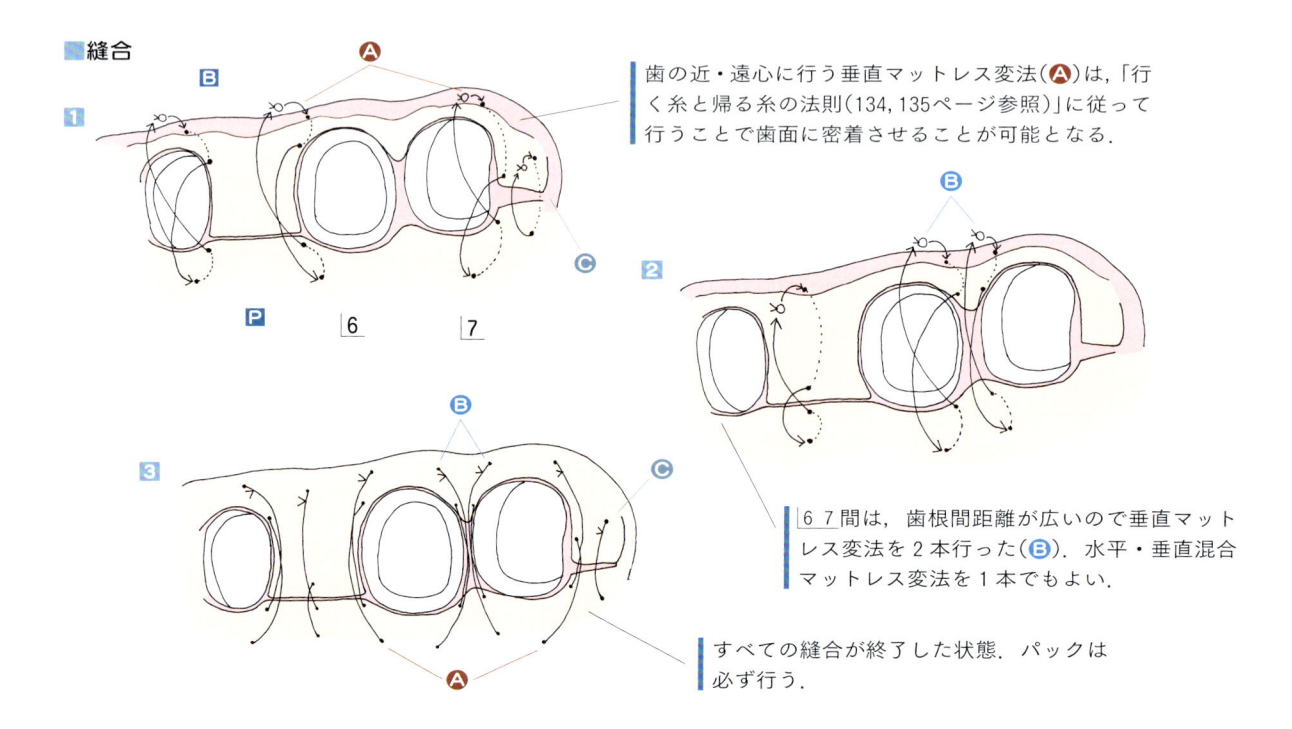

■縫合

歯の近・遠心に行う垂直マットレス変法（Ⓐ）は，「行く糸と帰る糸の法則（134，135ページ参照）」に従って行うことで歯面に密着させることが可能となる．

6̲7̲間は，歯根間距離が広いので垂直マットレス変法を2本行った（Ⓑ）．水平・垂直混合マットレス変法を1本でもよい．

すべての縫合が終了した状態．パックは必ず行う．

5 上顎大臼歯への対応・その1

補綴物

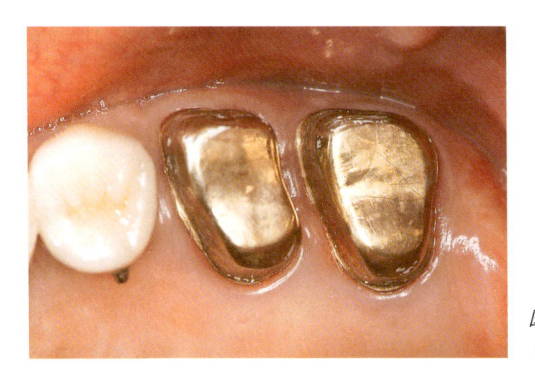

> **! 手技的な注意点**
>
> 術後のメインテナンスとリカバリーのしやすさを考慮して，内冠を装着して術者可撤式の補綴物とした．メインテナンス時には，3〜4か月ごとに補綴物を外してポケット内のクリーニングを行っている．

図7　歯周外科後6年，メインテナンス中．良好に推移している．

予後

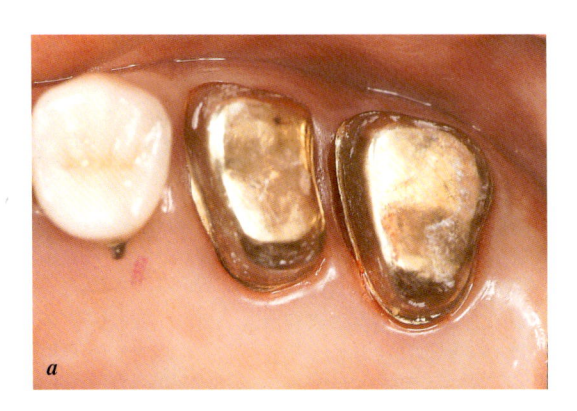

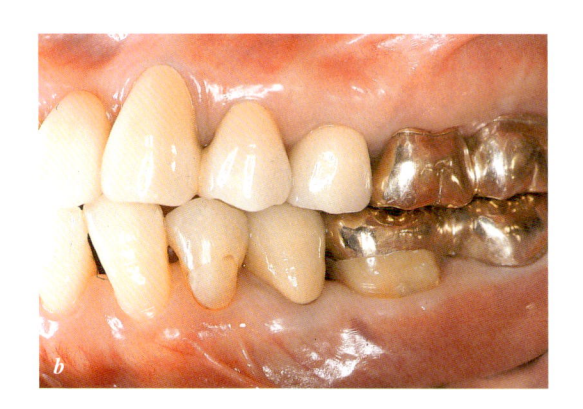

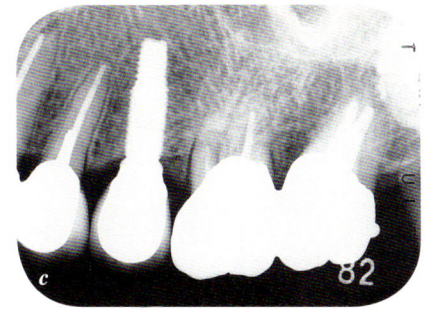

図8a〜c　歯周外科後9年，メインテナンス中．若干の骨吸収と歯肉の退縮が認められるが臨床症状はなく，十分機能している．しかし，この手法は患者の理解度・協力度が高くなければ通用しない．

まとめ

本症例では6 4|4 6がキートゥースとなる．5|5にインプラントを植立しなかった場合クロスアーチのフルブリッジとなるため，3度の根分岐部病変を抱えたままではトリセクションを行っていても予後に不安は残る．5|にインプラントを植立することによってユニットを5つに分散することができ，|6の予知性は低くても術者可撤式の補綴物とすることでリカバリーのしやすい環境を構築することができた．|6は，いずれインプラントへの置換が必要となる可能性があることも患者は了承済みである．しかし，現時点ですでに術後9年を経過していることに注目していただきたい．

Part 1-② 再生療法編：アドバンス

上顎大臼歯への対応・その1：Case 2

初診時

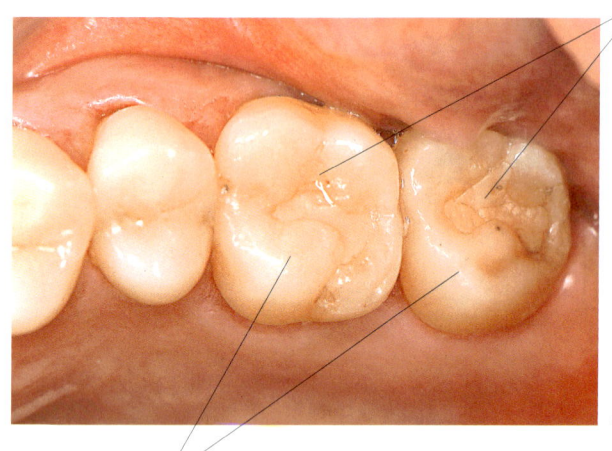

クレンチングによる摩耗が進行し，面接触による過負荷が疑われる．

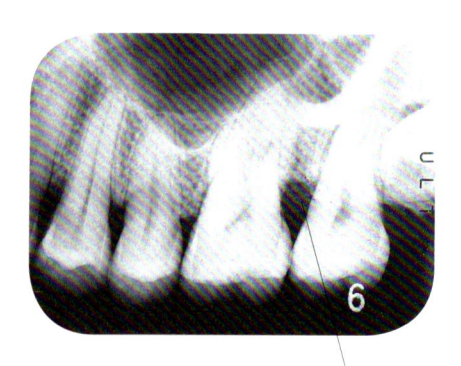

図9 初診時の様子．

|5 6 間と比較すると，水平性に近い骨吸収であることがわかる．

術前処置としてリシェイピングは必須である．

! 診査・診断時における注意点①

|6 には頬側に1度，遠心側に2度と思われる根分岐部病変が存在し，エックス線所見では|6 7 間は水平性に近い骨吸収に見受けられた．咬合面はウェアーな形態をしており，「力」の関与が疑われる．歯根が比較的長かったため，咬合面のリシェイピング後に再生療法で対応することにした．

切開①

■切開

浸潤麻酔下のボーンサウンディングから，斜線のような骨欠損が推察された．よって弁の翻転は頬側に決定される．

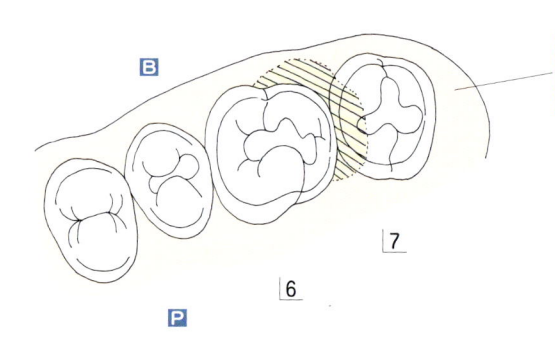

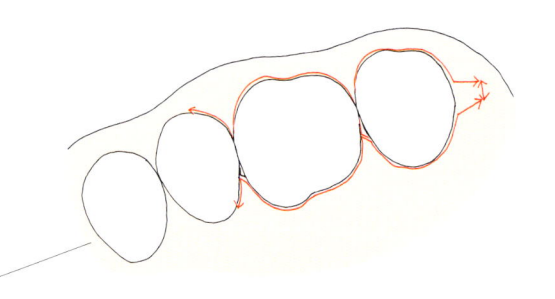

可能性は低いが，口蓋側から simplified papilla preservation technique を試みる．

5 上顎大臼歯への対応・その1

> ⚠ **手技的な注意点**
>
> 6 7 間には隣接接触面が存在することと，頬側に根分岐部病変を抱えているため，口蓋側からsimplified papilla preservation techniqueを用いた．隣接面下にある歯肉を極力ちぎらないよう翻転させるために，MTラスパのType Iにて慎重に剥離を行う．7 の遠心は，ディスタルウェッジを形成してポケットリダクションを行う．6 遠心側は幅の広くて深い1〜3壁性の複合型骨欠損であった．

デブライドメント・骨補填材の填入①

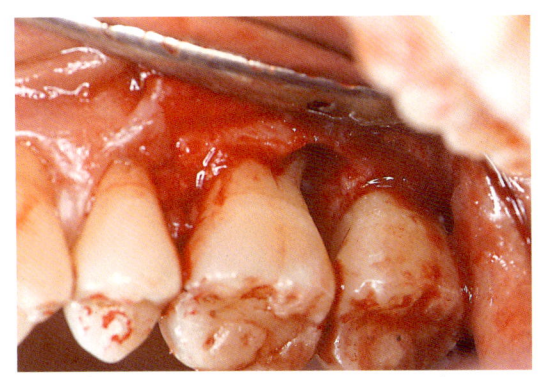

図10 6 7 間が水平性に近いことに加え，6 の遠心頬側には幅の広い垂直性骨欠損が認められる．

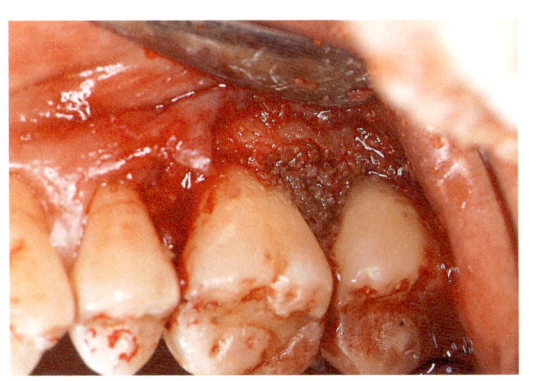

図11 骨補填材の填入はやや緊密に行う．

> ⚠ **手技的な注意点**
>
> 隣接接触面が存在する場合は，剥離と同様に難易度は格段に上がる．スケーラー・ハーシュフェルトを用いて，根面のルートプレーニングと骨面から根分岐部内部まで肉芽組織を徹底的に除去する．骨補填材はやや緊密な填入を行う．

縫合①

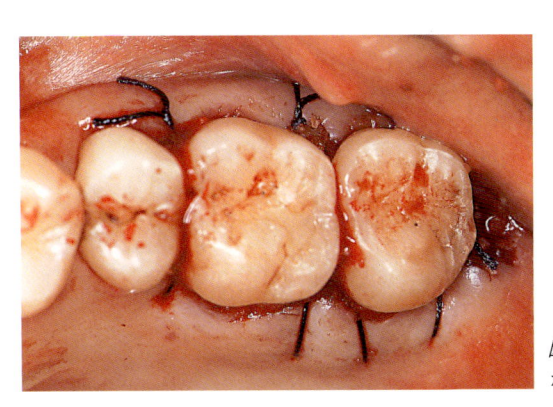

> ⚠ **手技的な注意点**
>
> 5-0絹糸を用いて 6 の近心は単純縫合を行い(Ⓐ)，7 の遠心に垂直マットレス変法を(Ⓑ)，6 7 間には水平・垂直マットレス変法を行った(Ⓒ)．

図12 一次閉鎖創となるように緊密な縫合を試みたが，隣接面部はおそらく閉じきれていない．

Part 1-② 再生療法編：アドバンス

■縫合

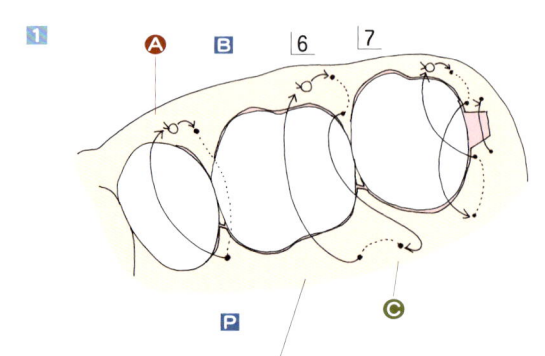

|6の近心は剥離しただけなので単純縫合(Ⓐ)を、|6|7間は厚い口蓋の弁を歯面に寄り添わせるために水平・垂直混合マットレス縫合を行った(Ⓒ).

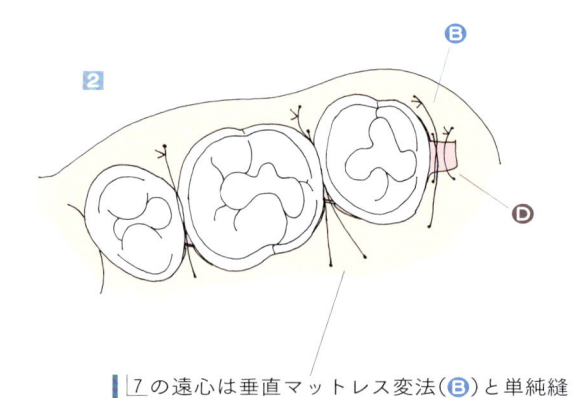

7|の遠心は垂直マットレス変法(Ⓑ)と単純縫合(Ⓓ)にて対処した．

予後①

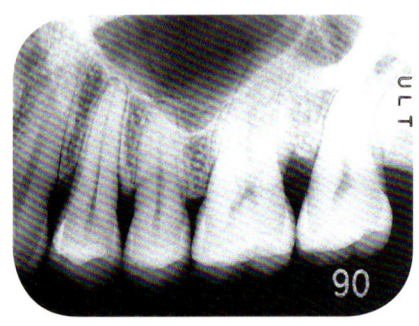

手技的な注意点

術後1年．エックス線写真とプロービングデプスから3壁性部分の改善はなされたものの，水平性に近い部分はあまり改善されていないと思われる．この状況下での自分のスキルの限界を感じた．この後，来院が途絶える．

図 13　上顎大臼歯部は，エックス線写真による診断・評価が難しい．

再・初診時（6年後）

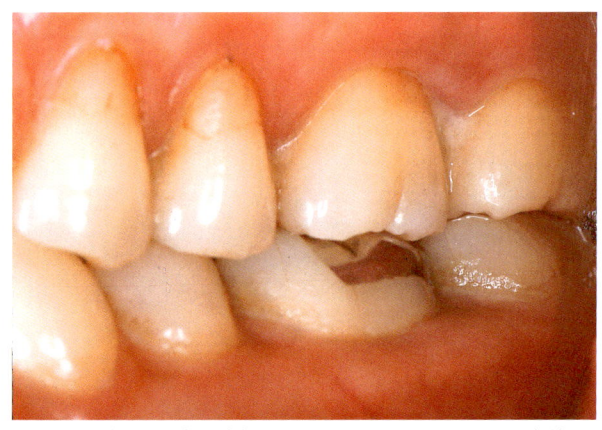

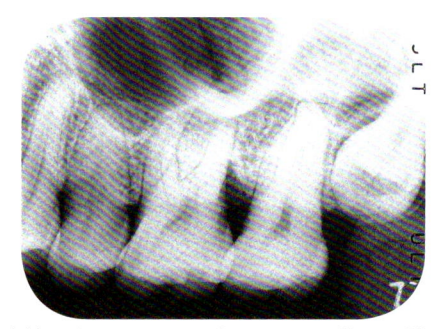

図 14　6年間来院が途絶えた後，メインテナンスで来院した．臨床症状はないとのことだったが，以前にも増して嵌り込んだ咬合になっているように思える．|6の遠心には垂直性骨欠損が認められる．

5 上顎大臼歯への対応・その1

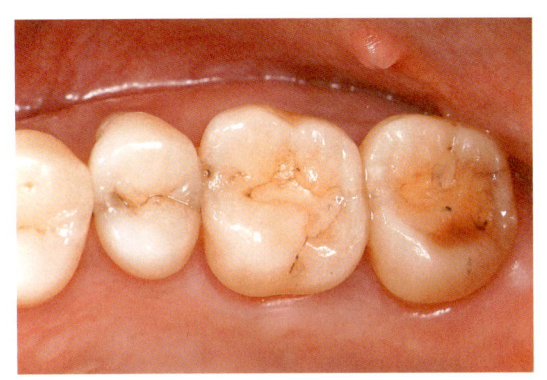

図15 6年間でかなり摩耗が進行している．

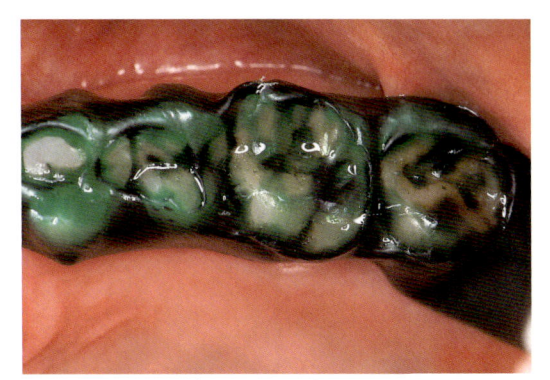

図16 面接触で嵌り込んだ咬合であることがわかる．

> **!　診査・診断時における注意点②**
>
> 来院が途絶えた6年間の間にある程度の改善はされていたものの，⌊6の近心には再び垂直性の骨欠損が生じたと推察される．咬合面はクレンチングによる摩耗が進み，以前よりもウェアーな形態を呈していた．Kerr社のインディケーターワックスを噛ませてみると，面接触で嵌り込んだ咬合であることがわかる．

術前処置

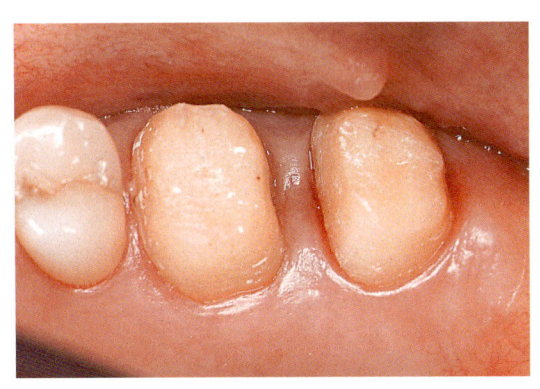

図17 自分のスキルではこれが限界と判断し，治療介入に踏み切ることにした．

> **!　手技的な注意点**
>
> 摩耗が進行したことによって，リシェイピングのみでの形態修正では咬合関係の改善は無理と判断したことと，隣接接触面をなくすことで切開，剥離，器具の到達性などを向上させ一次性創傷治癒の獲得をより確実にすることを目的に，あえて治療介入に踏み切ることにした．

Part 1-② 再生療法編：アドバンス

切開・剥離②

■切開

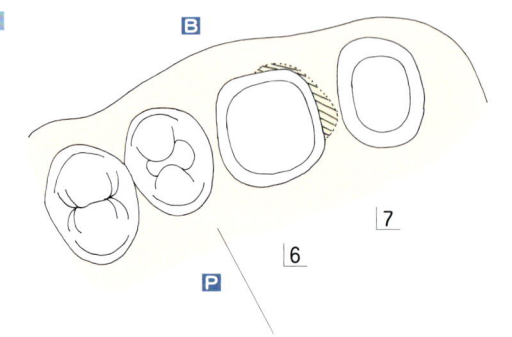

|⑦

浸潤麻酔下のボーンサウンディングから，斜線のような骨欠損が推察された．よって弁の翻転は頬側に決定される．

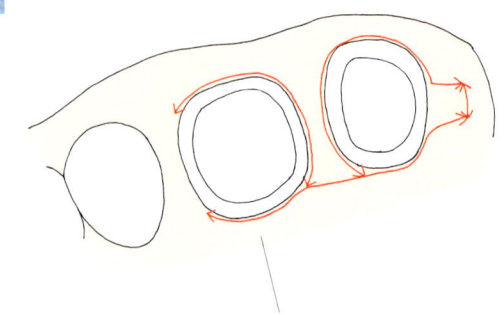

⑥⑦間は口蓋側に横切開を設定し，その他は歯肉溝内切開とする．剥離の仕方は6, 9ページを参照されたい．

> **! 手技的な注意点**
>
> 頬側に向かったスロープ状に近い骨欠損であると判断し，口蓋側から papilla preservation technique を用いることにした．歯間部の切開は #12D を使用して慎重に行う．MT ラスパの Type I にて細い歯間部歯肉をちぎらないように剥離すると，7年前と比較して骨欠損はある程度改善されていたものの，幅の狭い垂直性の骨欠損が認められた．

デブライドメント・骨補填材の填入②

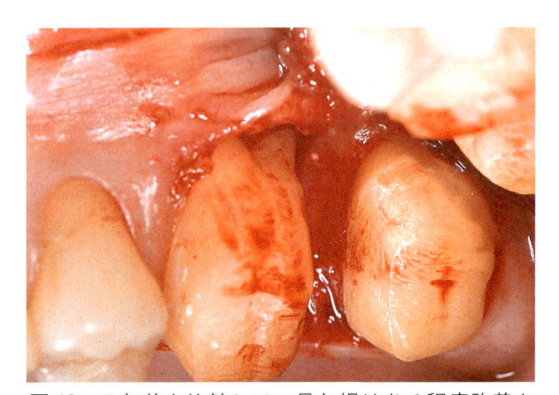

図18 7年前と比較して，骨欠損はある程度改善されていることがわかる．

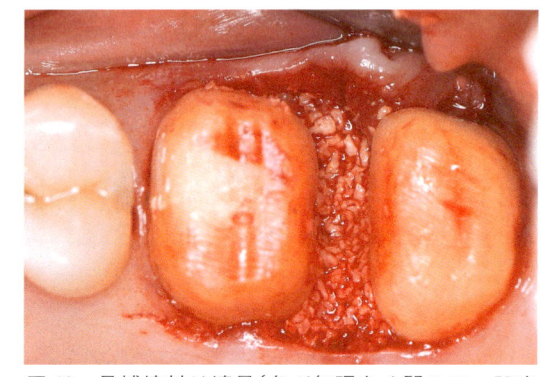

図19 骨補填材は適量（弁が無理なく閉じて，凹まない量）を緊密に填入する．

> **! 手技的な注意点**
>
> 骨幅の狭い深部は，ハーシュフェルトを用いて根面のルートプレーニングと肉芽組織の除去を行う．歯間部歯肉は若干の中削ぎをして骨補填材のスペースを確保し，骨補填材は中削ぎをした分，やや増量して緊密な填入を行う．

5 上顎大臼歯への対応・その1

縫合②

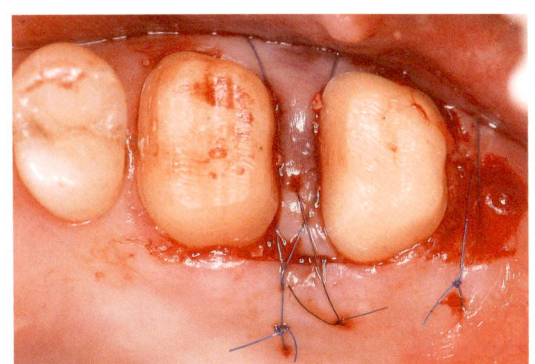

図20 縫合終了時.

■縫合

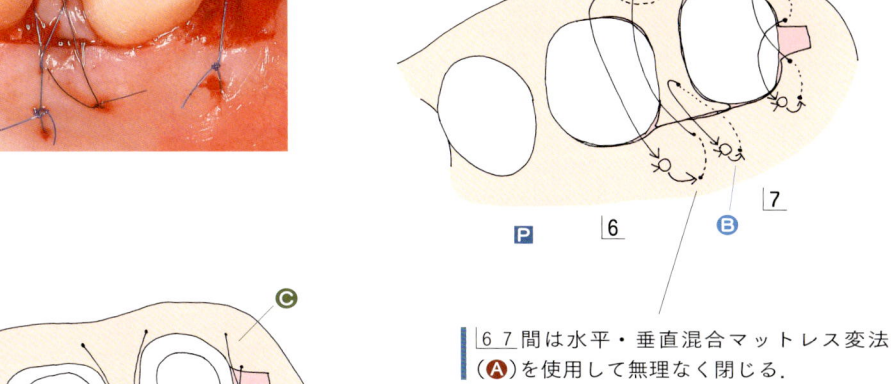

6 7 間は水平・垂直混合マットレス変法（Ⓐ）を使用して無理なく閉じる.

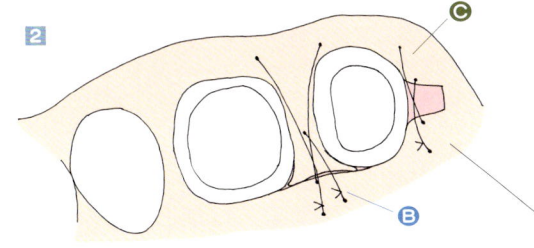

開きそうな部分は単純縫合を追加し（Ⓑ），7 の遠心は垂直マットレス変法にて仕付ける（Ⓒ）.

⚠ 手技的な注意点

6 7 間は歯肉弁を復位した歯間部歯肉に離開がないことを確認して，横切開が入っている口蓋側を起始点とし，6-0ナイロンにて水平・垂直混合マットレス変法を行う（Ⓐ）．やや開きの認められるところは，7-0ナイロンにて単純縫合を1本追加している（Ⓑ）．ディスタルウェッジを形成した 7 の遠心は，弁を骨面に密着させるために垂直マットレス変法にて仕付ける（Ⓒ）．

治癒への経過

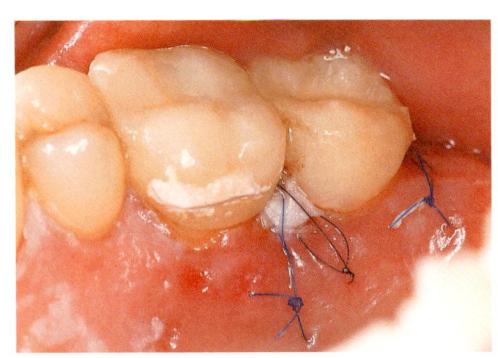

図21 術後1週間.

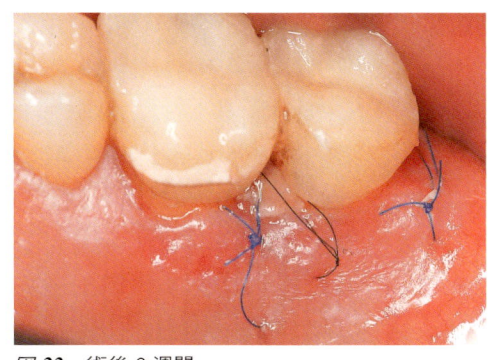

図22 術後2週間.

91

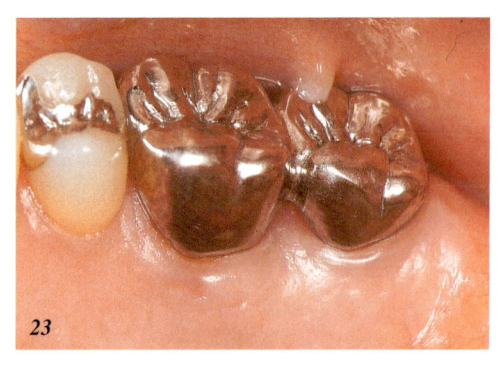

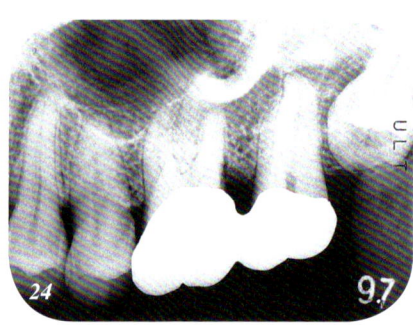

Part 1-② 再生療法編：アドバンス

図23 補綴物装着後1年6か月．セルフコントロールは良好のようである．
図24 術後1年6か月．歯周組織は安定傾向にある．

予後②

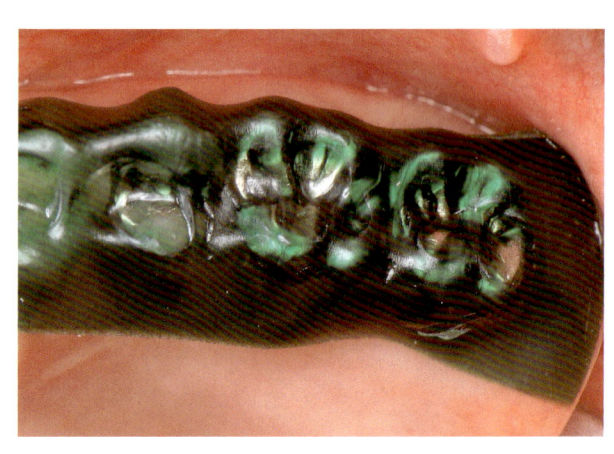

まとめ

6̲7̲間は完全な骨の平坦化まではいかなかったが，術後1年半を経過して安定傾向にあると思われる．8年前の初診時と比較すると垂直的にも改善されたようだ．再初診時に確認された垂直性の骨欠損が残ったものなのか，再発したものなのかは6年間の空白のため決定する要素が見つからなかった．しかし，「力」のコントロールを含めて，改めてメインテナンスの重要性を患者本人に訴える資料とはなりえたため，今後はきちんとメインテナンスに応じていただけるに違いない．

図25 嵌り込んだ咬合接触は，ある程度改善された．

参考文献

1．筒井昌秀，筒井照子．包括歯科臨床．東京：クインテッセンス出版，2003．
2．筒井昌秀．イラストで見る 筒井昌秀の臨床テクニック．東京：クインテッセンス出版，2004．
3．白石和仁．歯周疾患患者に対する審美修復を含めた包括的アプローチ．the Quintessence 2005；24(7)：137-146．
4．白石和仁．エンド・ペリオ病変に対する再生療法．the Quintessence 2005；24(12)：3-6．
5．白石和仁．歯周組織再生療法の実際／歯間部歯槽骨面露出術．In：補綴臨床別冊 歯科臨床における再生療法．100-102，2006．
6．Prichard JF. Regeneration of bone following periodontal therapy. J Oral Surg 1957；10(3)：247-252.
7．Prichard JF. The infrabony technique as a predictable procedure. J Periodontol 1957；28：202-216.
8．Prichard JF. Present state of the interdental denudation procedure. J Periodontol 1977；48(9)：566-569.

Recommend Instruments

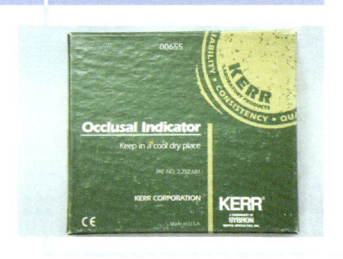

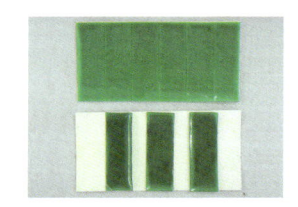

［オクルーザルインディケーターワックス（咬合面接触検査用ワックス）］
サイブロン・デンタル（株）

失敗症例から学ぶ 5　メインテナンスの重要性

解剖学的形態の複雑さ

　上顎大臼歯部における最大の難問は，その**解剖学的形態の複雑さ**である．もちろん，「力」のベクトルの方向や骨質の問題もあるが，逆説的に考えてみると，そのように複雑な形態をしていないと存在できない「場所」なのだ．このことからも，「場所」そのものからして「危険地帯」であることがうかがえる．

　では，なぜ難問であるのか？　歯の形態自体が複雑ならば，当然それを取り巻く骨欠損の形態も複雑となり，2倍どころか2乗の効果によって立ちはだかってくるのである．そして，術後に一定の期間安定傾向を示したとしても，患者がメインテナンスに来院しなくなり，ひとたび術者の手を離れてしまえば劇的に悪化してしまうことが多々ある．このため，しっかりとした**メインテナンスプログラムを院内に根付かせることは非常に重要である**．

■術前

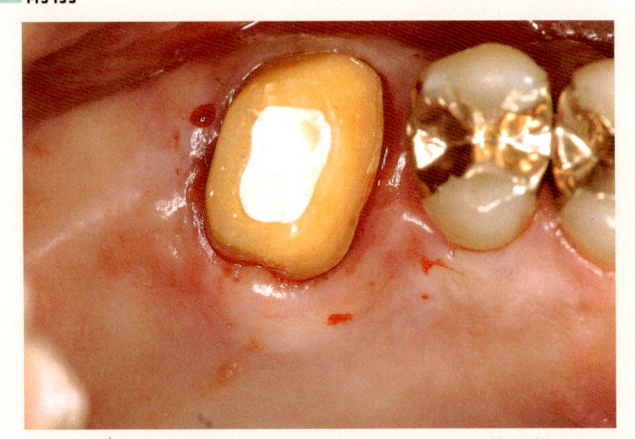

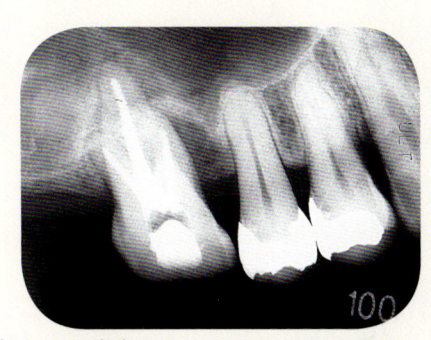

図A　6̲は3度の根分岐部病変を抱えており，最深部で12mmのポケットが存在する．

■剥離・デブライドメント

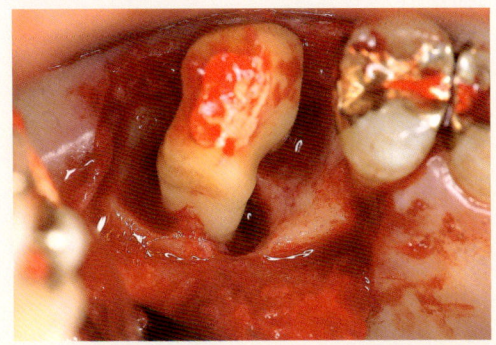

図B　3根を取り巻くように3つの囲繞性骨欠損が存在し，形態は複雑を極める．1本のデブライドメントに90分を要した．

■骨補填材填入

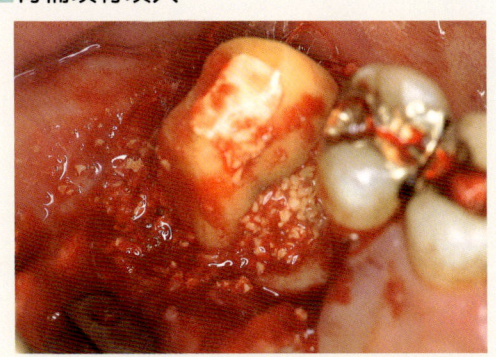

図C　ややオーバーコレクション気味に骨補填材の填入を行った．

Part 1-② 再生療法編：アドバンス

■ 縫合

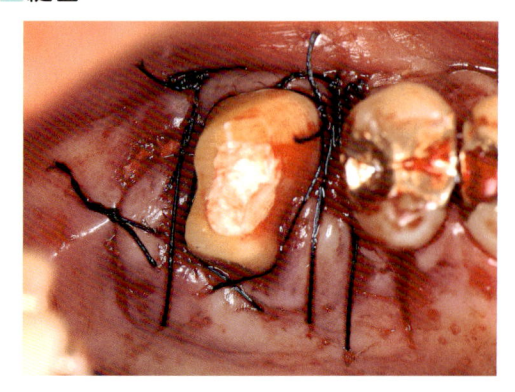

図D　ややオーバーコレクション気味の填入を行ったため，弁は完全には閉じきってはいない．

■ 術後経過

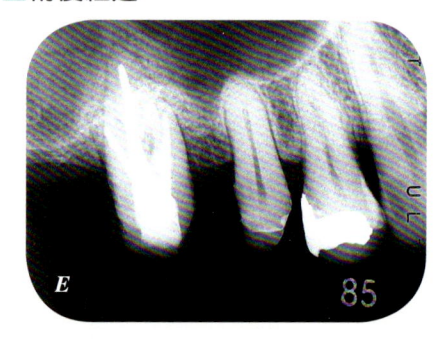

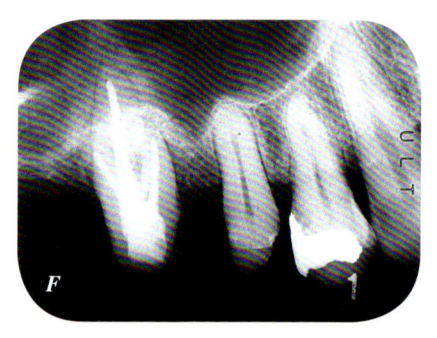

図E　術後4か月経過時．補填材の若干の漏出は認められるが，歯周組織は比較的安定しているように思える．
図F　術後1年4か月経過時．大きな変化は認められず，安定している．

■ メインテナンス中断後

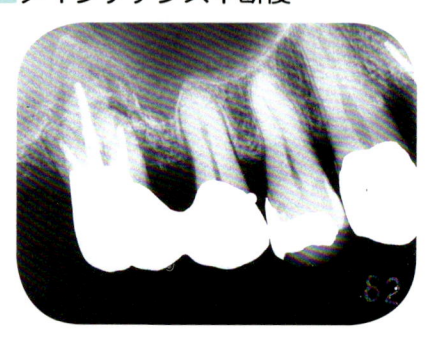

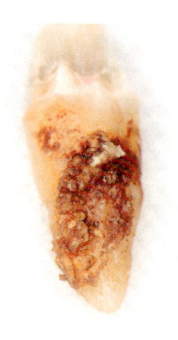

図G　術後6年経過時．2年間メインテナンスが中断しており，違和感にて来院された．無残な結果となってしまったが，患者にメインテナンスの重要性を訴えるにはいい動機付けとなった．写真は口蓋根．

Part 1-②

6 上顎大臼歯への対応・その2

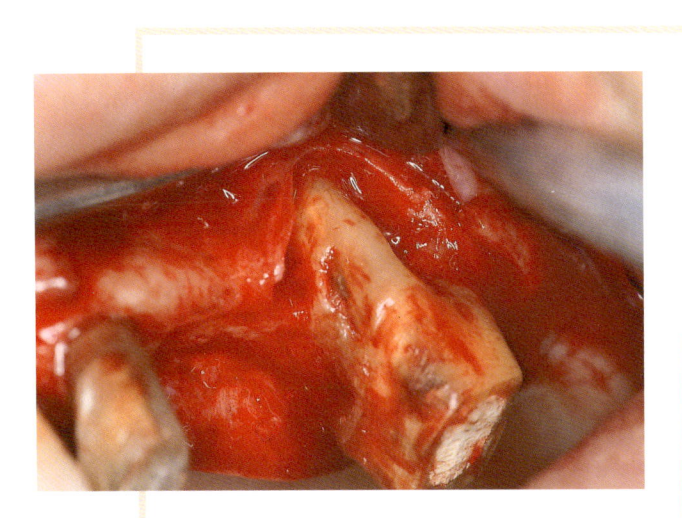

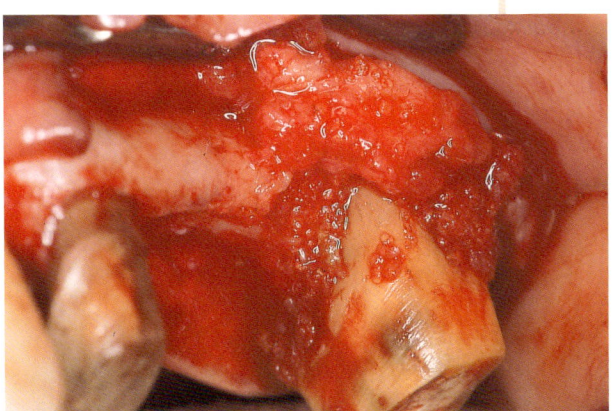

Part 1-② 再生療法編：アドバンス

上顎大臼歯への対応・その2：Case 1

初診時

7 6|は重度歯周疾患に罹患していることがわかる．他院で抜歯との診断を受けた．

デンタルエックス線写真では，もっともダメージを受けているのは頬側近心根であるかのようにみえる．

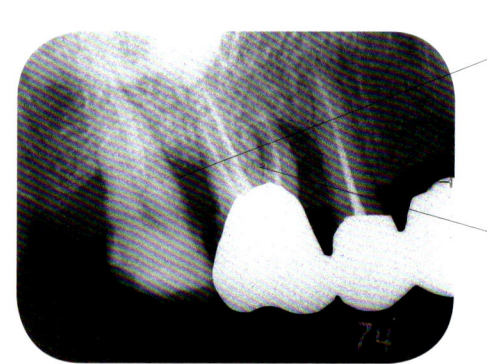

図1　初診時の様子．

> **診査・診断時における注意点**
>
> 6|は根分岐部病変3度の重度歯周疾患に罹患していることがわかる．エックス線所見では頬側近心根がもっともダメージを受けているように見受けられるが，浸潤麻酔下でのボーンサウンディングから，骨欠損は近心から口蓋側に回り込んで遠心に到達しており，頬側には骨壁が残っている．つまり，口蓋根には根尖近くにまで及ぶ骨欠損が存在する．

術前処置

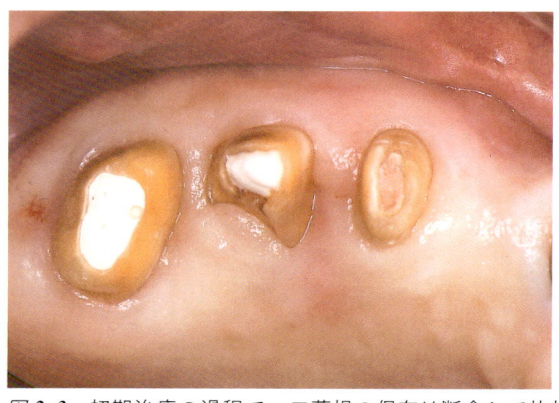

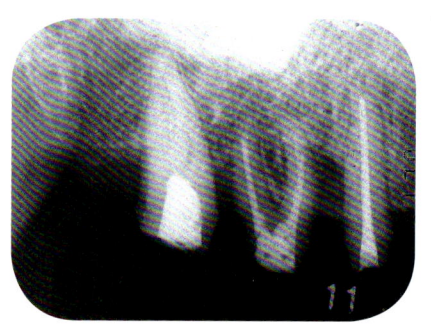

図2　図3

図2,3　初期治療の過程で，口蓋根の保存は断念して抜根を行った．手術時の抜根も考えたが，重度であるためエムドゲイン®ゲルの使用を予定した結果，歯の周囲に1次閉鎖のための歯肉弁が必要と判断したからである．

6 上顎大臼歯への対応・その2

> **! 手技的な注意点**
>
> 精査の結果，口蓋根の保存は困難と判断し，トリセクションを行うことを選択した．このような場合は比較的早期に抜根を行い，徹底的な初期治療を行いながら口蓋側の上皮化を待って手術に備える．

切開

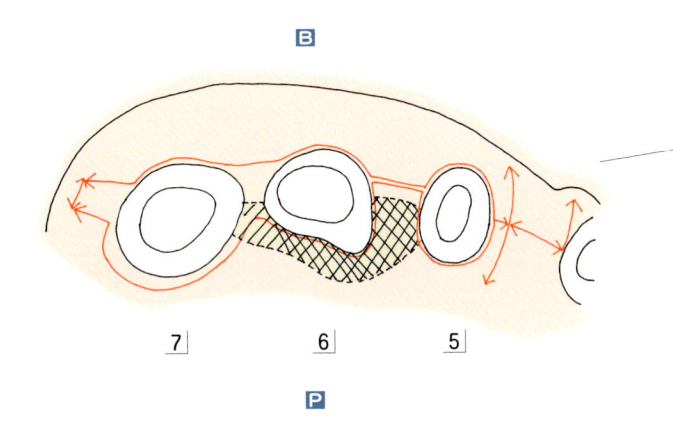

骨欠損の深い（網掛け部）$\underline{6\,5}$ 間と $\underline{6}$ の口蓋側はエムドゲイン®併用療法を，比較的浅い（斜線部）$\underline{7\,6}$ 間は歯間部歯槽骨面露出術と複合して行うため，切開線の設定が異なるので注意する．

> **! 手技的な注意点**
>
> 頰側は歯肉溝内切開とし，$\underline{6\,5}$ 間は再生療法を行うために骨欠損上を避けた位置に横切開を設定するが，$\underline{7\,6}$ 間の歯間乳頭は歯間部歯槽骨面露出術を行うために切除する．$\underline{7}$ の遠心は，骨欠損後方より自家骨を採取することによって骨の平坦化を図るために，スクエアのディスタルウェッジを形成してポケットリダクションを行う．

剥離・デブライドメント

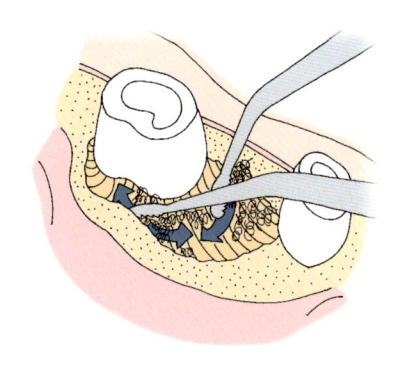

> **! 手技的な注意点**
>
> $\underline{6\,5}$ 間には大量の肉芽組織が存在するため，剥離は容易ではない．MT ラスパの Type I にて弁をちぎらないよう慎重に行う．ディスタルウェッジ部分は，破骨鉗子にて中央部分を取り除いておけば時間を短縮できる．エムドゲイン® ゲルを併用するため，出血は完全に止めなければならないので徹底的な肉芽組織の除去が必要となる．ハーシュフェルトなどを用いて，十分時間をかけて除去する．

Part 1-② 再生療法編：アドバンス

自家骨填入・エムドゲイン®ゲル塗布・縫合

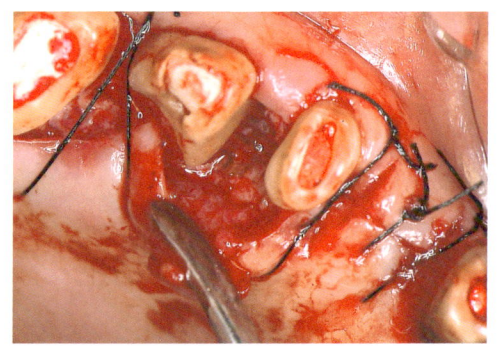

図4 エムドゲイン®ゲルの漏出を極力少なくするために，その他の部位はエムドゲイン®ゲル塗布前にすべての縫合を終えておく．

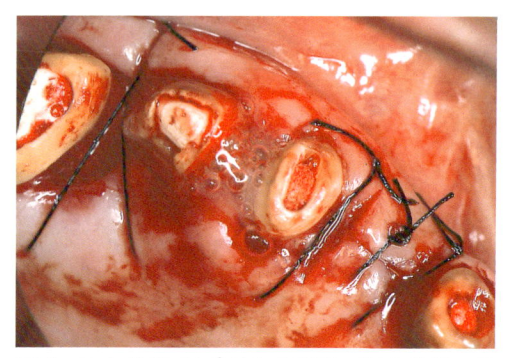

図5 エムドゲイン®ゲルの塗布．約5分待って自家骨の填入を行う．

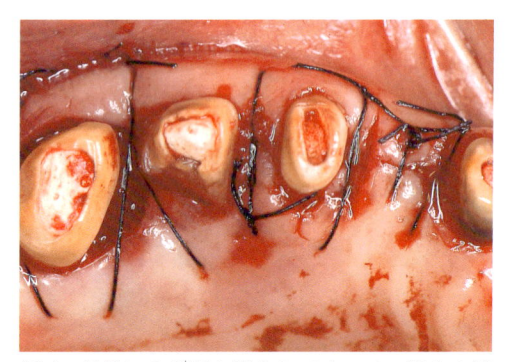

図6 最後に$\boxed{6\ 5}$間を縫合してすべての縫合を終える．

■自家骨填入・エムドゲイン®塗布

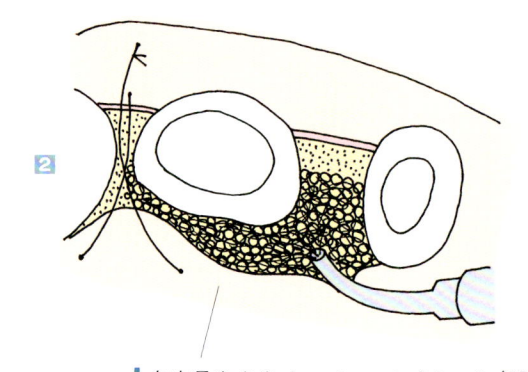

自家骨をややオーバーコレクション気味に填入した後，再度エムドゲイン®ゲルの塗布を行った．現在では，弁が閉じるよう過不足なく填入している．

■縫合①

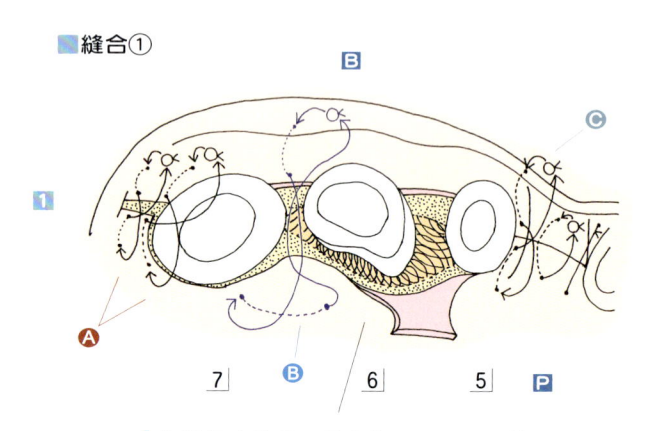

歯間部歯槽骨面露出術のために距離をもった$\boxed{7\ 6}$間は頬・口蓋の弁を骨面にしっかりと密着させるために垂直・水平マットレス変法を行う（青色の糸）．

■縫合②

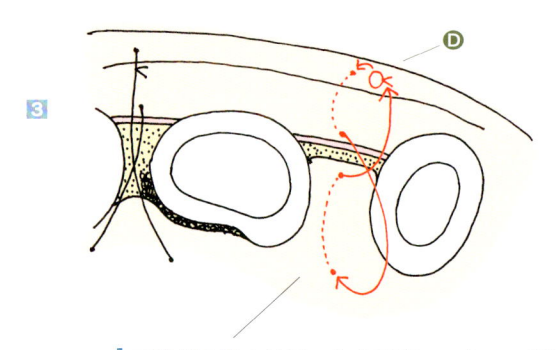

口蓋側の歯肉は厚いため垂直マットレス変法を用いて弁の断端同士がずれないように仕付ける（赤い糸）．

6　上顎大臼歯への対応・その2

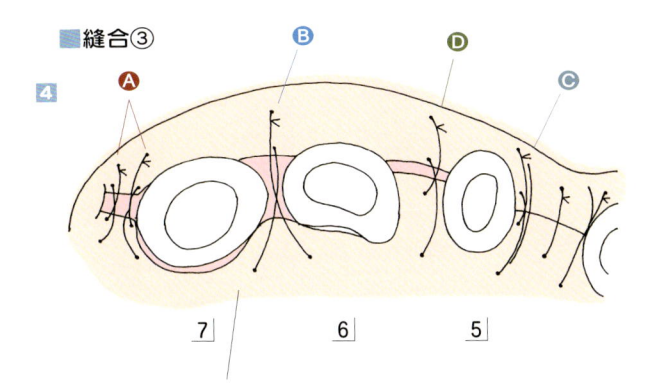

■縫合③

数種類の複合した手術に対して，数種類の縫合方法を使用した．

> **! 手技的な注意点**
>
> 本症例では，先に再生療法を行う6 5|間以外の部位を縫合する（1）．ディスタルウェッジを形成した7|の遠心は5-0の絹糸を用いて垂直マットレス変法を2本（Ⓐ），歯間部歯槽骨面露出術のために距離をとった7 6|間は頬・口蓋の弁を骨面にしっかりと密着させるために垂直・水平マットレス変法（Ⓑ）を，5|の近心にも垂直マットレス変法（Ⓒ）を行う．これは，少しでもエムドゲイン®ゲルの漏出を防ぐための措置である．エムドゲイン®ゲル塗布後，7|遠心の骨欠損後方より採取した自家骨を填入し，再度エムドゲイン®ゲルを塗布して（2）垂直マットレス変法にて最後の縫合を行う（3，Ⓓ）．

治癒への経過

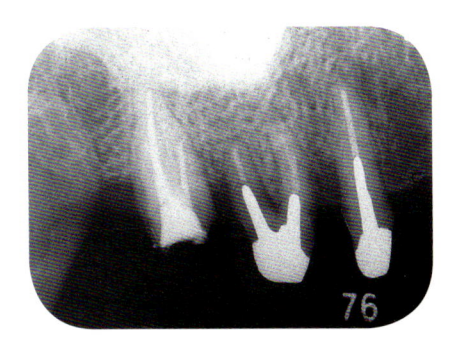

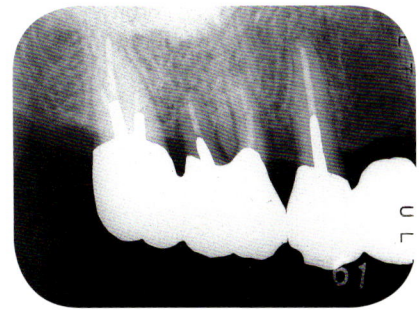

図7｜図8

図7　術後6か月経過時．徐々に再生療法の効果は出始めているようである．
図8　術後1年6か月経過時．頬側近心根周囲にも再生が確認でき，骨の平坦化もなされている．

予後

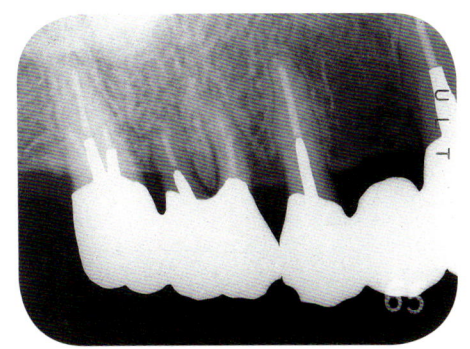

図9　術後6年経過時．若干の外傷像は認められるものの歯周組織は安定傾向にあるようだ．

> **■ まとめ**
>
> 結果としてメインテナンスにきちんと応じてくれていた術後6年間は良好な経過を辿ってはいたが，ここ2年はメインテナンスにお見えになっていない．このような重度歯周疾患では，ひとたび術者の手を離れてしまえば劇的に悪化することが多いのだが……．無事を祈るしかない．
> エムドゲイン®ゲルに関しては，今までは「おまじない」程度にしか考えていなかった．しかし，術後経過の長いもので使用していないケースと比較してみると，ある程度の差異がでてきているように感じる．現在では，シビアなケースでは極力使用することにしている．

Part 1-② 再生療法編：アドバンス

上顎大臼歯への対応・その2：Case 2

初診時

根分岐部病変を抱えていることは確認できるが，骨欠損の状態は皆目見当もつかない．

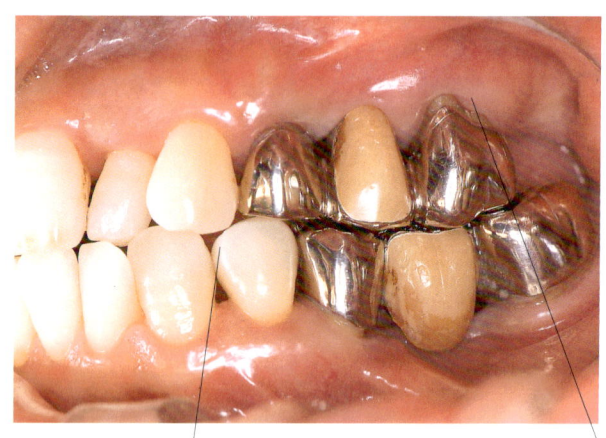

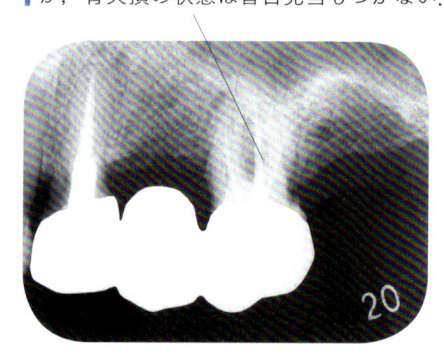

図10 初診時の様子．

プラークコントロールは比較的良好なことから，咬合が関与している可能性は大きい．

角化歯肉の幅は狭く，厚みは薄い．

> ⚠️ **診査・診断時における注意点①**
>
> 上顎大臼歯の根分岐部病変は，エックス線写真での診断が非常に困難である．一見軽度のように思えても，実際に剥離してみるとかなりのダメージを受けている症例に数多く遭遇する．ゆえに，骨欠損の状態を正確に把握するためには初期治療終了時点での浸潤麻酔下でのボーンサウンディングは必須となる．将来的にはCT撮影による診断がスタンダードになる可能性もあるが，現時点では万人に手の届く機器ではないので従来の手法をとらざるをえない．

ボーンサウンディング

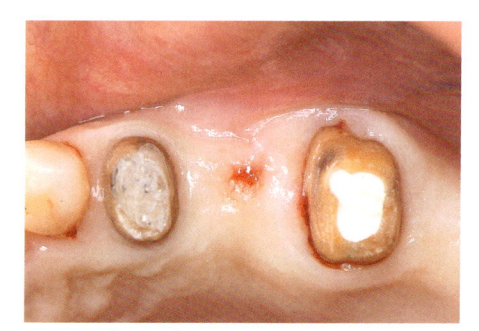

図11 プローブを用いて浸潤麻酔下にてボーンサウンディングを行う．

> ⚠️ **診査・診断時における注意点②**
>
> 浸潤麻酔下でのボーンサウンディングから，⌊6には近心側に1度，頬側に2度の根分岐部病変が存在し，近心頬側根はかなり進行した骨欠損を抱えていることが判明した．再生療法を施術するにあたって，頬側には角化歯肉がほとんど存在しないため，裂開の危険性が高くメンブレンの使用は避けたい．しかし，骨欠損は複合型で大きく，閉じるための蓋が心許ないため，「再生の場」の確保と「足場」として使用する骨補填材の漏出防止のためには何らかの「手」を打つ必要がある．

6 上顎大臼歯への対応・その2

切開

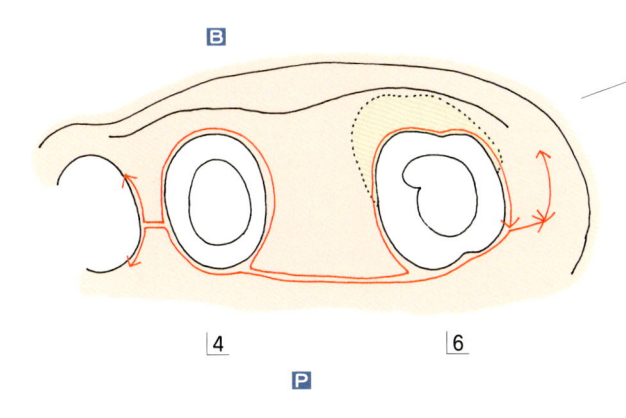

通常であれば欠損部顎堤の横切開は骨欠損上を避けた中央やや口蓋寄りの設定で構わないが，今回はグラフト片採取のために口蓋側に設定する．

> **! 手技的な注意点**
>
> 歯の周囲は歯肉溝内切開とするが，欠損部顎堤は骨欠損のある頬側を避けて口蓋側に横切開を設定し，1枚の大きな弁とする．これは，弁の壊死を防止するためにはできるだけ大きな歯肉弁のほうがよいことと，剥離した弁から骨膜・結合組織を採取して骨膜グラフトを行うための措置である．

剥離

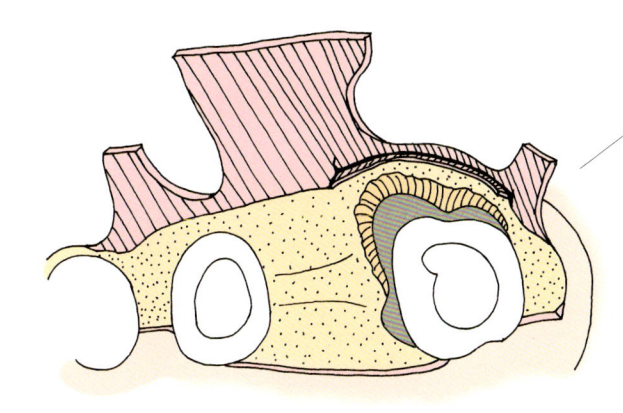

キーポイントは欠損部顎堤の剥離である．使用する骨膜を挫滅しない（骨面に残さない）ように慎重に行わなければならない．

> **! 手技的な注意点**
>
> 欠損部顎堤は，メンブレンの代用として使用する骨膜を挫滅しないように，MTラスパのTypeIIを用いて慎重に剥離する．また，頬側には角化歯肉がほとんど存在しないので，MTラスパのTypeIにて薄い部分を破らないように行う．骨欠損部が完全に露出するまでの剥離を終えたら，若干の減張切開を加える．この減張切開は歯冠側移動術のためではなく，骨膜グラフト片を固定する固定源に利用するためのものである．

デブライドメント

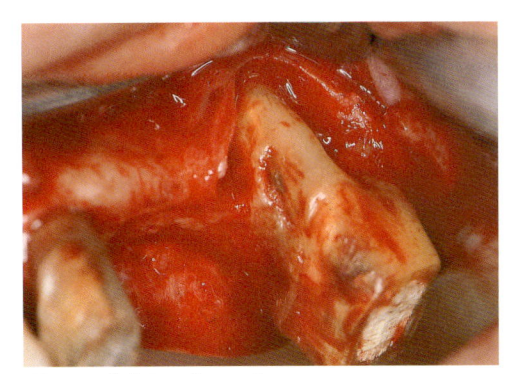

図12 デブライドメント．

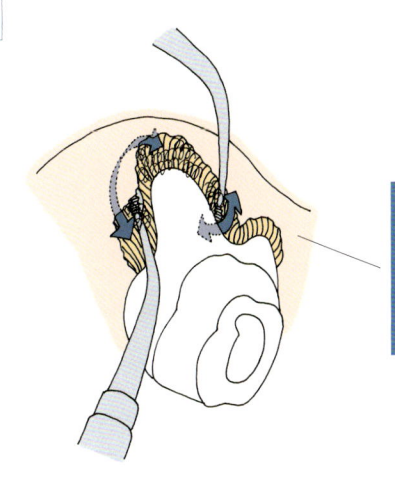

このような複雑な形態の場合，基本器具だけでのデブライドメントでは確実性に劣る．特殊な器具を用いて十分時間を使うことが成功の秘訣である．

Part 1-2 再生療法編：アドバンス

> ⚠ **手技的な注意点**
>
> 近心頬側根周囲には，1～3壁性の複合型骨欠損が存在した．垂直性骨欠損内部と根分岐部内部はスケーラーとハーシュフェルトを用いて徹底的に根面のルートプレーニングと肉芽組織の除去を行う．頬側の骨壁は薄いので壊さないように注意する．

骨膜グラフト片の採取

グラフト片は骨欠損上を除いた範囲からのみ採取可能である．

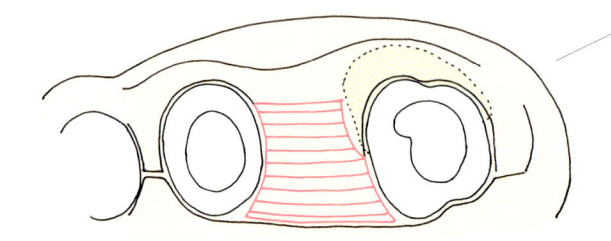

2層に分断するコツは，まず弁の断端に切れ目を入れていく．このとき，#15のメスの刃は必ず新品を使用する．次に少し切った時点で一方の弁をスタッフにピンセットで把持させ，もう一方の弁を自分で把持する．つまり，双方にテンションをかけた状態で行うことである．

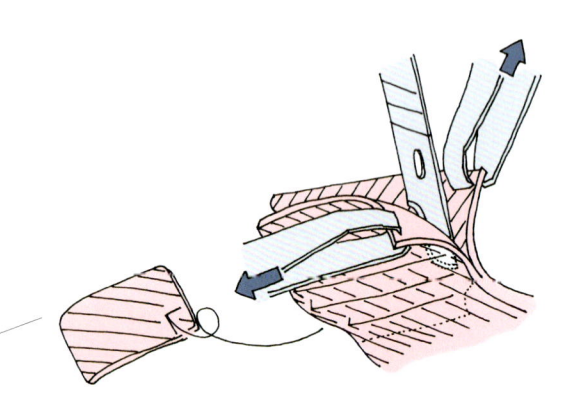

> ⚠ **手技的な注意点**
>
> 骨膜グラフト片の採取は，頬側に翻転した欠損部顎堤全層弁を歯肉弁と骨膜弁の2層に分断して行う．一度剥離された粘膜弁はテンションがかからないため切りにくいので，必ず切れのよい新品のメスと交換しなければならず，テンションがかかるような工夫もしなければならない．

骨補填材の填入と骨膜グラフト片の設置

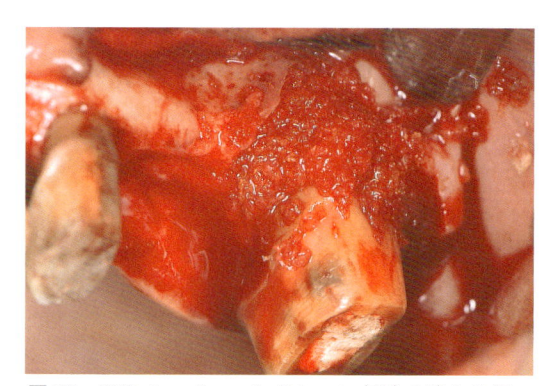

図13 ややオーバーコレクション気味の填入を行った．

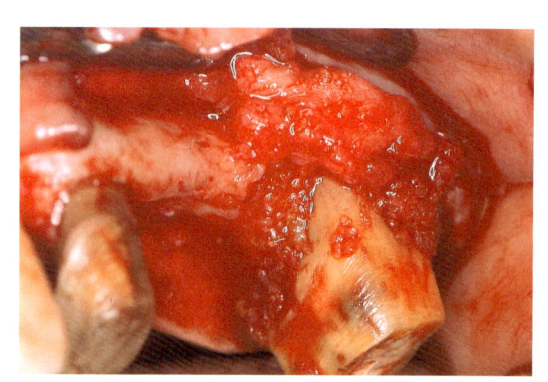

図14 グラフト片の大きさには限界があるので，もっともダメージを受けて1壁性に近い頬側骨欠損上に設置した．

6 上顎大臼歯への対応・その2

■骨補填材の填入

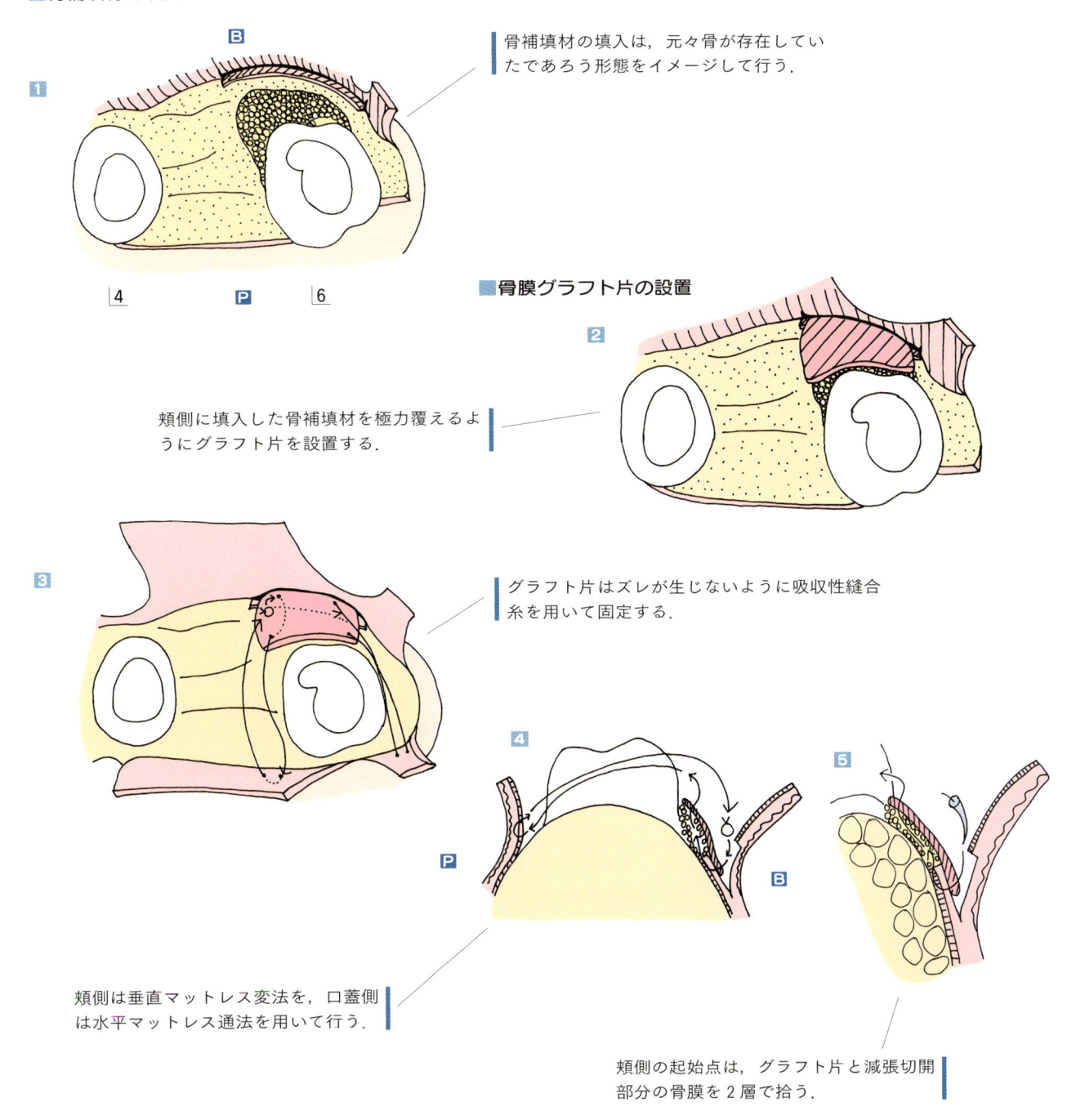

1

骨補填材の填入は，元々骨が存在していたであろう形態をイメージして行う．

■骨膜グラフト片の設置

2

頬側に填入した骨補填材を極力覆えるようにグラフト片を設置する．

3

グラフト片はズレが生じないように吸収性縫合糸を用いて固定する．

4

頬側は垂直マットレス変法を，口蓋側は水平マットレス通法を用いて行う．

5

頬側の起始点は，グラフト片と減張切開部分の骨膜を2層で拾う．

! 手技的な注意点

骨補填材をやや緊密でオーバーコレクション気味に填入した後(1)，近心頬側根周囲の骨補填材が漏出しないように上部に骨膜グラフト片を設置する(2)．固定は6-0吸収性縫合糸を用いて頬側の減張切開部分の骨膜と口蓋側の歯肉弁を利用して行う(3～5)．

Part 1-② 再生療法編：アドバンス

縫合

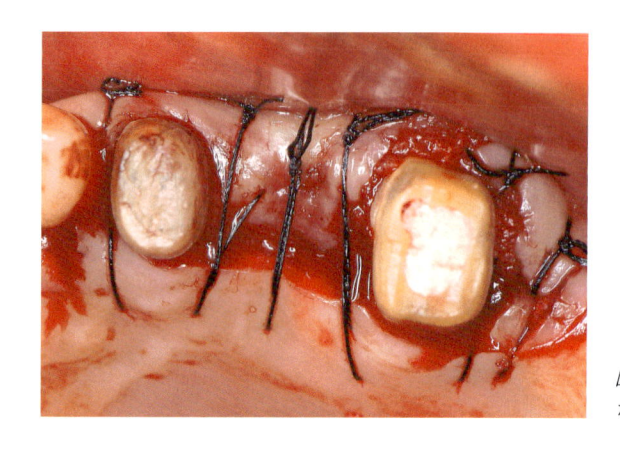

図15 粘膜弁を縫合固定した状態．グラフト片の若干の露出が認められるが，この術式においては問題ない．

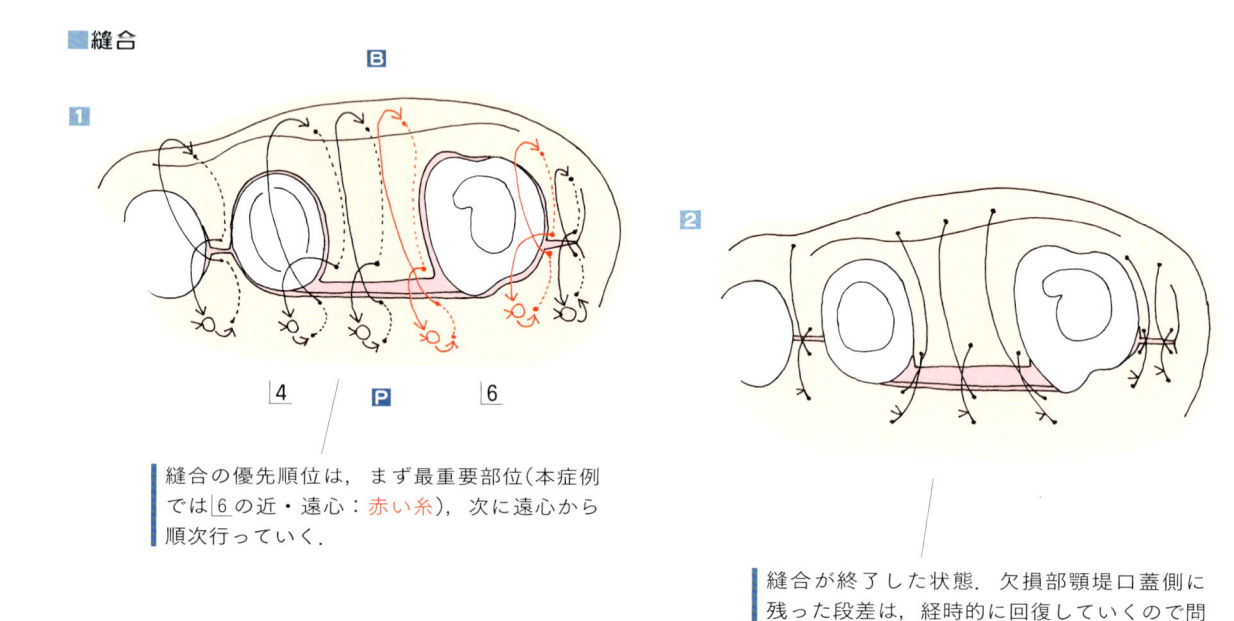

■縫合

縫合の優先順位は，まず最重要部位（本症例では6の近・遠心：赤い糸），次に遠心から順次行っていく．

縫合が終了した状態．欠損部顎堤口蓋側に残った段差は，経時的に回復していくので問題ない．

! 手技的な注意点

5-0絹糸を使用して，垂直マットレス変法にて粘膜弁の固定を行った．再生療法を行った部位の一次性創傷治癒の獲得には欠損部顎堤粘膜の壊死を防止する必要があったため，骨面に弁を密着させることを優先したので口蓋側の横切開部分にグラフト片の厚み分の段差が残ったが，一定の期間待てば口蓋側の高さまで回復するため問題はない．

6 上顎大臼歯への対応・その2

外部環境の改善

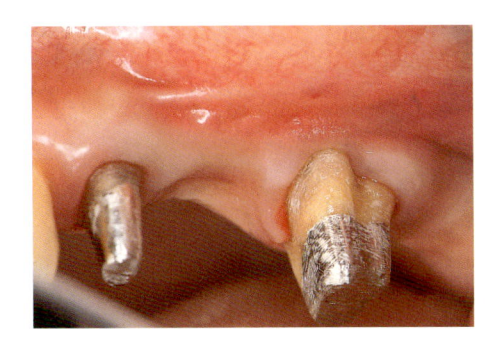

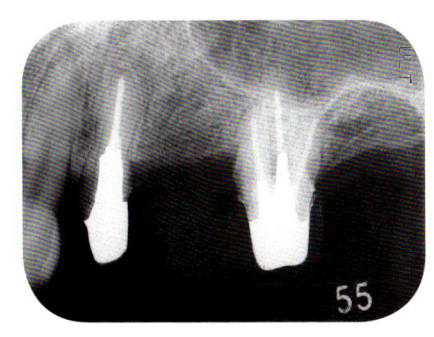

図16｜図17

図16 術後7か月では，頬側の角化歯肉が不足しているのが認められる．
図17 根分岐部病変は，ある程度改善されてきているようである．

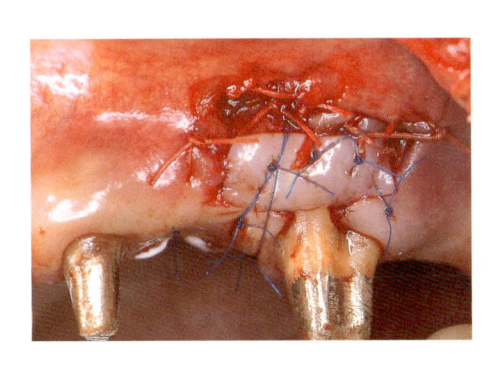

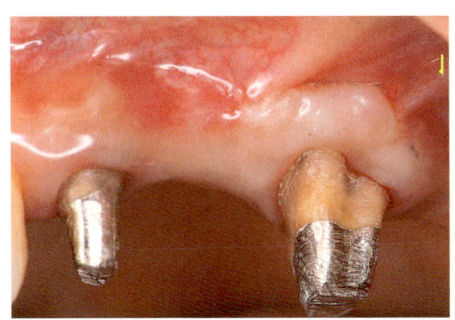

図18｜図19

図18 外部環境改善のために遊離歯肉移植術を行った．
図19 術後4か月，内部環境の改善から1年経過時．欠損部顎堤の段差もほぼ回復したため，最終補綴物の製作に移る．

❗ 手技的な注意点

術後7か月では角化歯肉の幅が不足しているため，この状態で長期的な維持・安定は困難であると判断し，遊離歯肉移植術を行った．術後1年では，くぼんでいた欠損部顎堤も口蓋側の高さまで回復していることがわかる．

治癒への経過

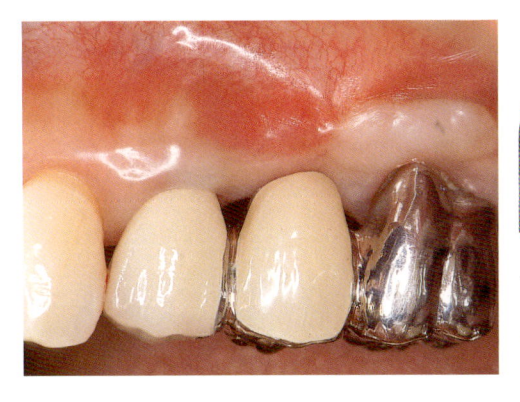

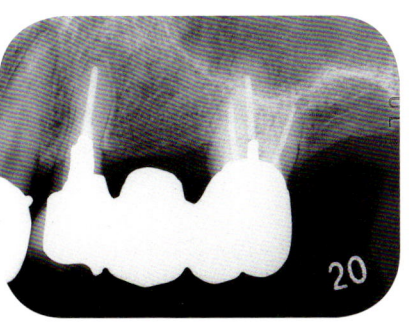

図20｜図21

図20 最終補綴物装着時．
図21 術後1年6か月経過時．歯周組織は安定傾向にある．

Part 1-2 再生療法編：アドバンス

予後

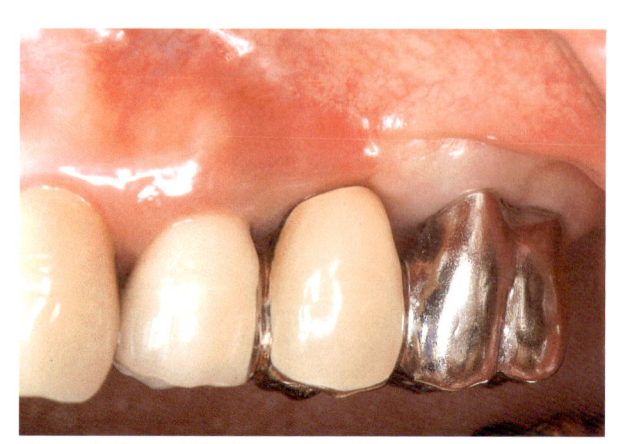

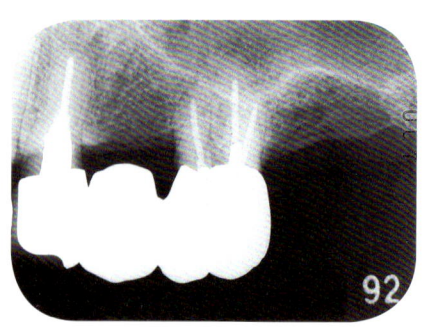

図22 術後6年経過時．セルフコントロールも良好で状態は安定している．しかし，少しでも気が緩むと再発する可能性が大きいことが歯周疾患の怖いところである．

まとめ

骨膜グラフトは，筒井の教えを受けてから10数年前より行ってきた手法である．有茎弁骨膜移植と遊離骨膜移植に多少の差異は認められるものの，どの症例も結果は良好である．以前ある先生から「骨膜は切り離してしまえば，ただの結合組織と同じ」という指摘を受けたことがある．しかし，現在では骨膜培養シートを臨床に応用した術式も登場しており，ある程度の成果はでているようだ．もし培養したシートで効果があるとするなら，切除したばかりの新鮮な骨膜に効果がないとは言い切れない．「人からの意見は真摯に受けとめるが鵜呑みにせず，自分の技術と目で確かめる」それが私の臨床スタイルなのだ．

参考文献

1. 筒井昌秀，筒井照子．包括歯科臨床．東京：クインテッセンス出版，2003.
2. 筒井昌秀．イラストで見る 筒井昌秀の臨床テクニック．東京：クインテッセンス出版，2004.
3. 白石和仁．歯周疾患患者に対する審美修復を含めた包括的アプローチ．the Quintessence 2005；24(7)：137-146.
4. 白石和仁．歯周組織再生療法の実際／骨膜グラフト．In：補綴臨床別冊 歯科臨床における再生療法．103-105，2006.
5. 白石和仁．切開・縫合のテクニックを学ぶ．2最後方臼歯遠心側への対応．the Quintessence 2007；26(2)：63-71.
6. 奥田一博，吉江弘正．培養歯肉線維芽細胞シート．the Quintessence 2007；26(4)：87-94.

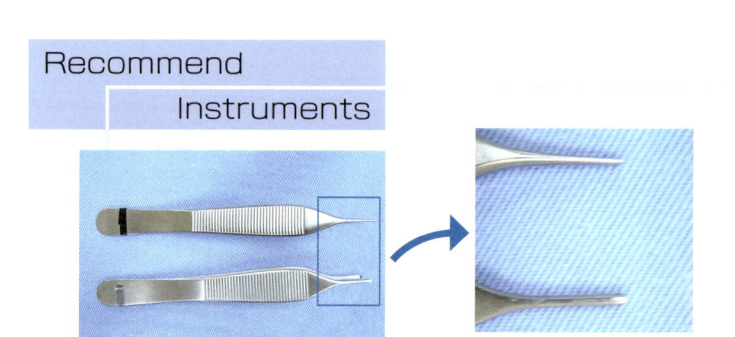

Recommend Instruments

［アドソン，マイクロ・アドソン 有鈎（ティッシュプライヤー）］
（株）マイクロテック

失敗しないためのポイント④　補綴的対応

💡 リカバリー

　いくら最新の技術と最新のマテリアルを駆使して治療を行ったとしても，当然失敗することもあるし，反応の悪い歯周組織に遭遇することもある．そういった場合の対処法としては，やはり抜歯してインプラントが最善なのだろうか？　決してインプラント治療を否定するわけではないが，すべての患者がインプラントを選択できるわけではない．当然，経済的な理由が大半を占めるであろうが，なかには恐怖心が強い人もいるだろうし，信頼関係がそこまで構築できていない場合もあるだろう．そして，患者の全身状態から選択できないことも十分考えられる．

　この患者は歯周組織の反応が非常に悪く，2回の再生療法を行ったにもかかわらず成果が得られなかった．しかも，リカバリーは恐怖心と全身状態の両方が理由で，インプラント以外の方法を模索するしかなかった．最重要課題は**清掃性の向上と，いかにメインテナンスをしやすい環境を構築するか**である．

■ 術前（再生療法①）

■ 切開（再生療法①）　　■ 剥離（再生療法①）

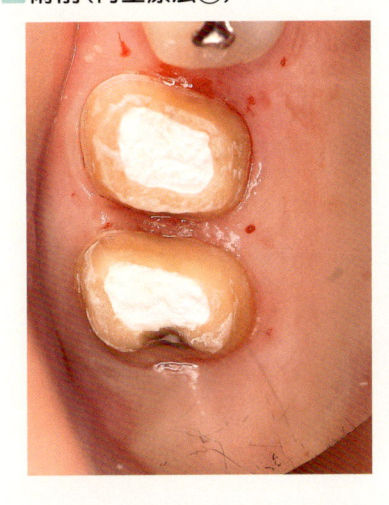

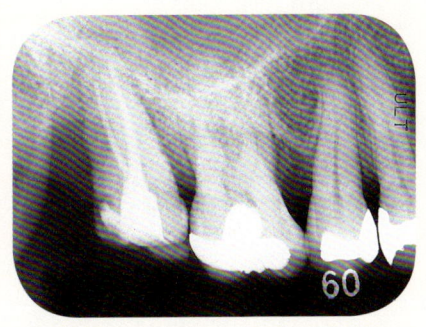

図A 7̲|の遠心には，根尖付近にまで到達する骨欠損が存在する．この患者は，組織の応答反応が悪いのが不安材料である．

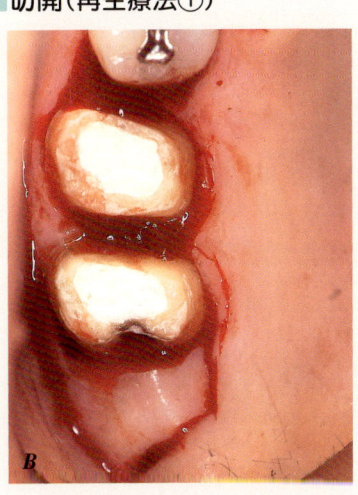

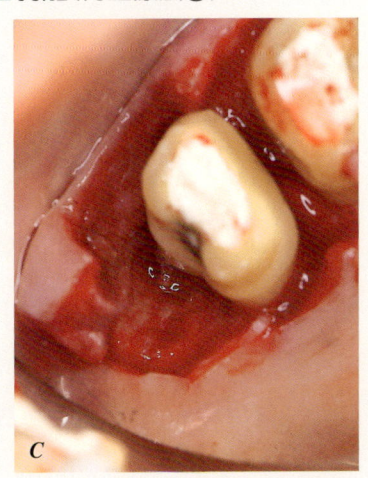

図B 骨欠損上の角化歯肉は幅・厚みともに比較的存在するので再生療法を行うには十分である．
図C 骨欠損は幅が広く，かなり深いが，根分岐部は閉じているため保存を試みることにした．

107

Part 1-② 再生療法編：アドバンス

■骨補填材填入（再生療法①）　■縫合（再生療法①）

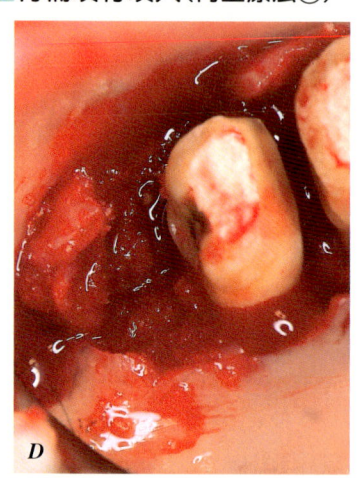

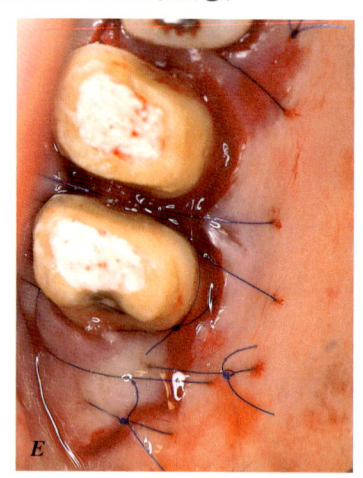

図D デブライドメント後に適量の骨補填材を填入をする．
図E 6-0ナイロンを用いて，いつも通りの縫合を行う．7 6̄間は歯間部歯槽骨面露出術を行っている．

■術前（再生療法②）

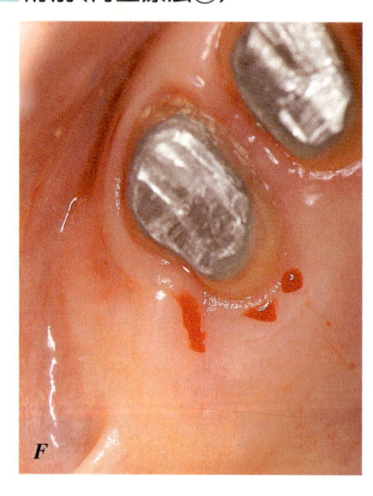

■剥離（再生療法②）

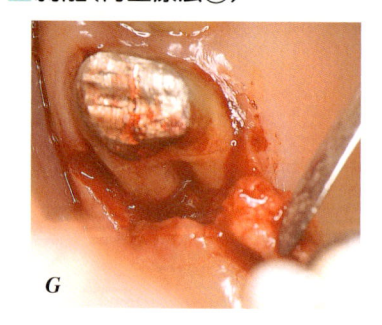

図F 術後1年半を経過しても遠心部には深いポケットが残った状態となってしまったので，再度再生療法を試みることにした．
図G 少しは改善しているものの，やはり深い骨欠損が残っている．

■縫合（再生療法②）

■骨補填材填入（再生療法②）

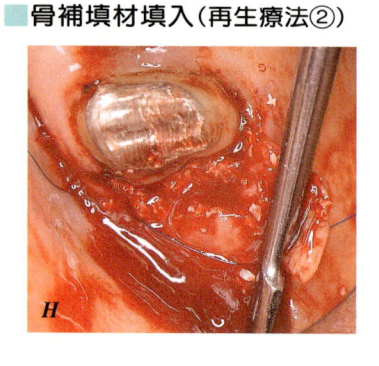

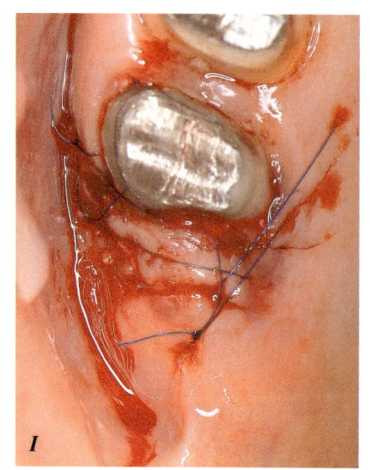

図H 再度骨補填材の填入を行うが，今度は違う種類のものを使用した．
図I 縫合も慎重に行ったつもりだったのだが……．

失敗しないためのポイント 4

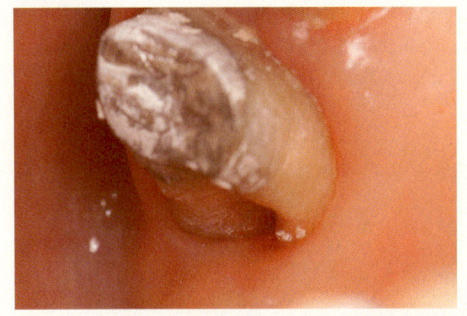

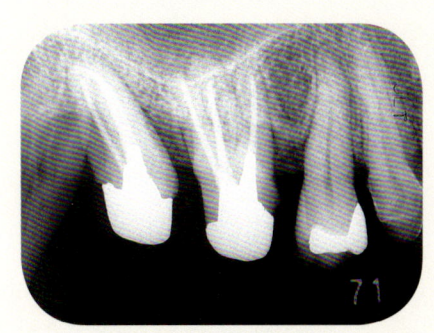

■術後

図J 切開線の設定を厚みの薄い頬側にしてしまったことも影響してか、裂開を起こしてしまい骨補填材もほとんど漏出してしまう結果となった。やはり、かなり組織の応答反応が悪いが歯の動揺はないため、このまま保存することにした。

■内冠装着

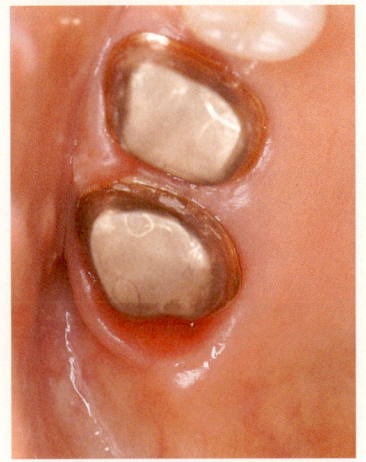

図K 内冠を装着した後、プロビジョナルレストレーションのカントゥアを調整して内縁上皮の状態をしばらく観察する。

> **Point**
> まず、内冠を装着して術者可撤式の補綴物にすることによって、メインテナンスとリカバリーを行いやすいようにした。次に、外冠の遠心側歯肉縁下の部分をハイブリッドレジンに換装することによって、サブジンジバルカントゥアにコンベックスな形態を与えて歯肉をサポートするようにした。

■外冠装着

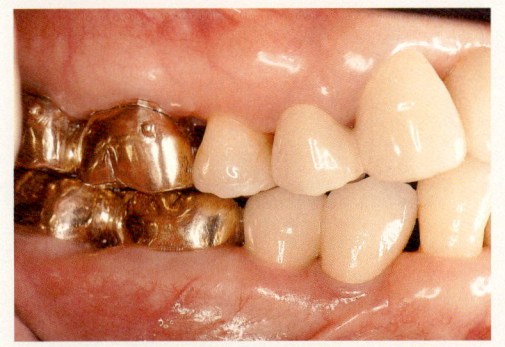

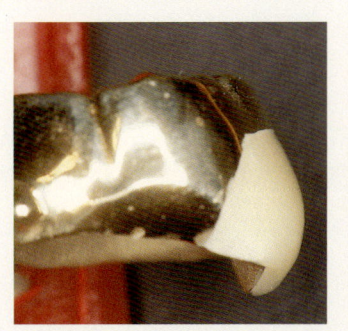

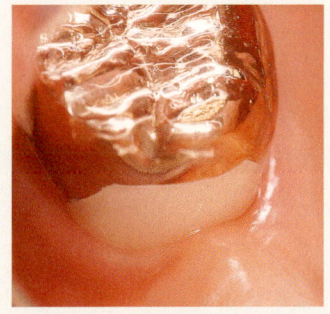

図L 数か月間の観察後に内縁上皮に異常のないことを確認し、プロビジョナルレストレーションのカントゥアを最終補綴物に移して外冠を装着した。

Part 1-2 再生療法編：アドバンス

■ メインテナンス

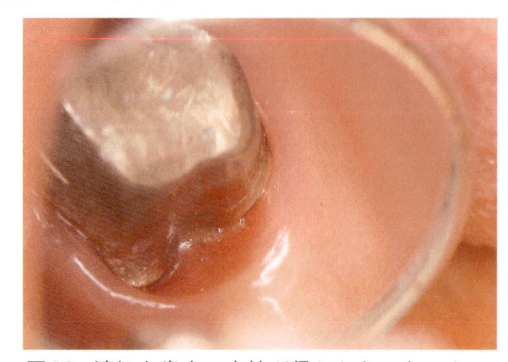

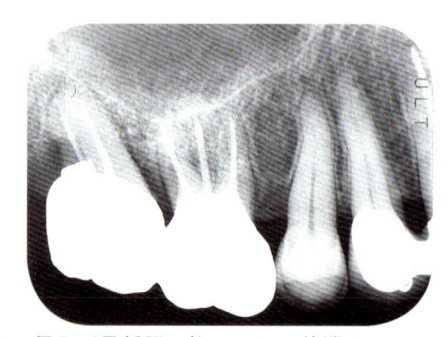

図M 適切な歯肉の支持が得られたことによって，プラークの侵入が最低限に抑えられて停滞もほとんどない．内縁上皮には大きな炎症も認められずに4年間良好に推移している．

Part 2

インプラント編

総論　インプラントにおける切開・縫合の考え方

1 インプラントへの対応：
　一次手術

インプラント一次手術のアプローチ

2 インプラントへの対応：
　二次手術

1　インプラント二次手術・有茎弁移植術
　　インプラント二次手術にあたって
2　インプラント二次手術・遊離歯肉移植術
3　インプラント二次手術・遊離結合組織移植術

Part 2　インプラント編

総論　インプラントにおける切開・縫合の考え方

はじめに

前項でも述べたが，筆者が師匠から，この10数年一貫して教えられてきたことが，できる限り残存天然歯を保存することと歯周外科時の骨膜の取り扱いの重要性である．不幸にも天然歯を喪失した場合，その回復手段としてインプラントという1つのオプションを行使するわけであるが，本章ではインプラント療法時の骨膜の取り扱いを中心に述べていく．

切開と弁形成

歯の貫通部が存在する天然歯の再生療法に比較して単純な2回法のインプラントのほうが一次性創傷の治癒を獲得することは容易である（2ページ「創傷の治癒とは」参照）．とくに，今までとは違った縫合糸の選択をするだけで治癒の速度は格段に速まる（症例1）．そうはいっても，インプラント上の歯肉は直下に異物が存在するため当然維持因子は存在せず，とくにインプラントを浅めに埋入した場合や簡単なGBRを併用した場合は歯肉が足りなくなり裂開する危険性が高くなる．その裂開を防止するために必須となるのが弁の上方移動であり，そのために必要なオプションが減張切開である．通常，弁を移動するためには縦切開と骨膜減張切開の2種類の減張切開を使うが，当該部位が審美ゾーンである場合，縦切開を避けるために1歯分余計に剥離を行うこともある．

症例1：縫合糸による治癒状況の違い

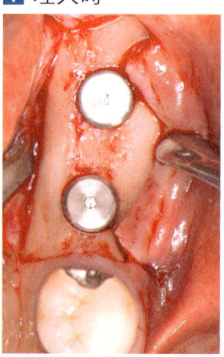

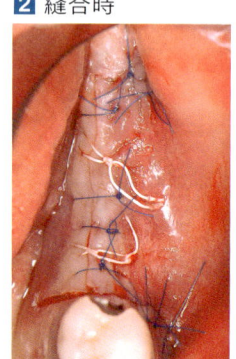

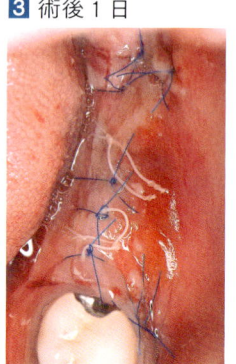

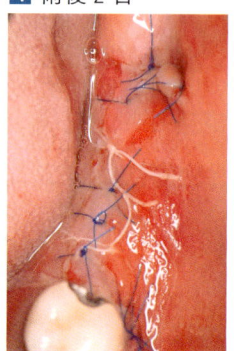

1 埋入時　**2** 縫合時　**3** 術後1日　**4** 術後2日　**5** 術後4日

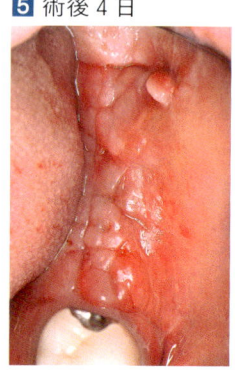

インプラント直上6-0ゴアテックス（白糸）にて垂直懸垂マットレス縫合を行い，中間部と粘膜に開きのある部分はプロリーン6-0ナイロン（青糸）を用いて単純縫合を暫時追加していく（**2**）．プロリーンを使用する理由は生体親和性が非常によいことから創傷治癒を早めるため，ゴアテックスを使用する理由は懸垂マットレスを行うのに，ただ単に操作性がよいからである．術後経過をみると，プロリーンで縫合した部分は2日後ですでに上皮の癒合が終了しているかのように感じる（**4**）．通常1週間で行う抜糸を約半分の4日で行った．プロリーンの部分は結紮の跡が残っているだけなのに対して，ゴアテックスのほうは明らかにウィック・エフェクトを起こしていることが確認できる（**5**）．

骨膜減張切開は人それぞれの手法があるし，どれが正しいということはないが，筆者の場合 MGJ よりもやや上方から切開を加えていく．これは，疎性結合組織内から加えるよりも，強靱結合組織内から加えていったほうが切る量が少量でも同等の減張が得られるという感触があるためである．わかりやすくいえば，MGJ から上を部分層弁，下を減張切開と考え，部分層弁を MGJ を超える位置まで連続して行っていくと理解していただければよい．ただし，手技的には難易度がやや上がりパーフォレーションする危険性が高くなるため，経験の浅い先生方は MGJ 直下からの減張切開をお勧めする．

インプラント埋入に際して，一次手術時には全層弁で剥離を行うことが一般的であるが，最近筆者

症例2：double thickness flap の応用

1 術前　**2** 埋入時 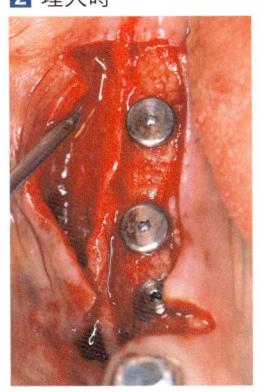　**3** 縫合時 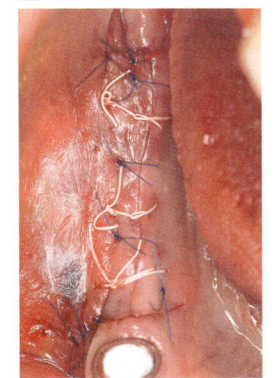　**4** 埋入時

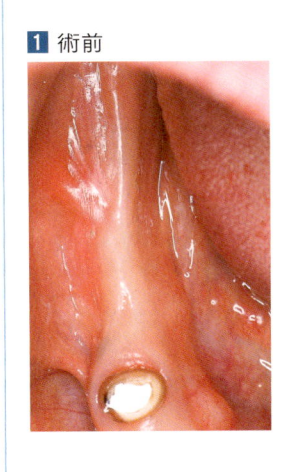

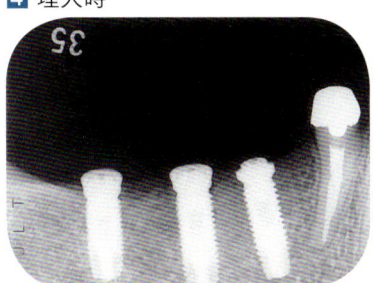

5 術後1日 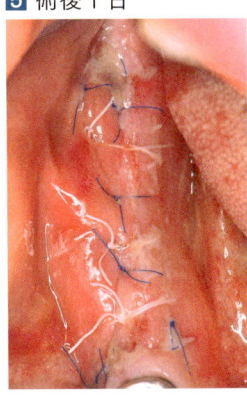　**6** 術後2日 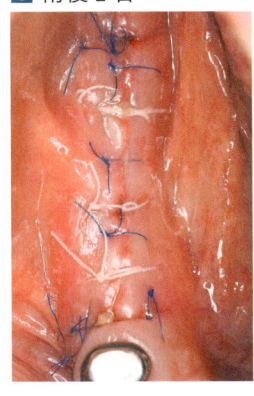　**7** 術後6日 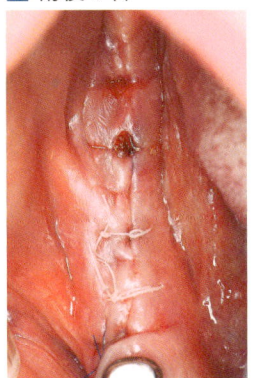　**8** 術後8日

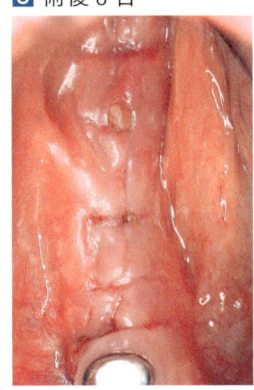

頰側は歯槽頂上から部分層弁を形成して double thickness flap を行った（**2**）．骨膜弁は薄いため剥離を慎重に行う必要がある．舌側弁は通法に従って全層弁にて剥離する．インプラント埋入後に，まず吸収性縫合糸にて骨膜弁を固定した後，症例1と同様の術式にて粘膜弁を縫合固定する（**3**）．治癒経過を観察してみると，2日後には上皮はすでに癒合しているように感じる（**6**）．術後4日で抜糸を予定していたが，患者が来院しなかったため術後6日で行った（**7**）．8日後の所見では，ゴアテックスの部分のみウィック・エフェクトの影響が認められる（**8**）．

は，歯槽頂上から部分層弁を形成していきMGJから連続して減張切開を行い，次に骨面上に残った骨膜を慎重に剥離していく手法を用いている．いわゆるdouble thickness flapを無歯顎顎堤に行うわけである．なぜこのような煩雑な手法を用いるのかというと，縫合終了時に骨面と骨膜をより緊密に密着させることにより創傷の治癒を速め，一次性創傷治癒を獲得しやすくすることと，極力，疼痛・腫脹の軽減を図るためである．また，少量の骨造成であればメンブレンが不要となる，つまり骨膜をメンブレンの代わりに使用することが可能となるという利点がある（症例2）．骨膜がメンブレンと同様の働きをするのかどうかは定かではないが，填入した自家骨もしくは骨補填材を貯留させておくことは可能であることと，うまくいけば骨膜側より未分化間葉系細胞の遊走も期待できる．あくまで再生療法のなかの接触阻止手術にすぎないが，施術した症例はどれも術後経過は良好である．

Part 2-1

インプラント一次手術のアプローチ

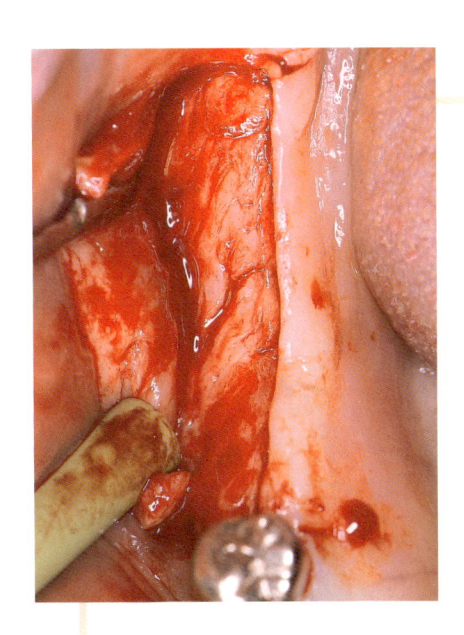

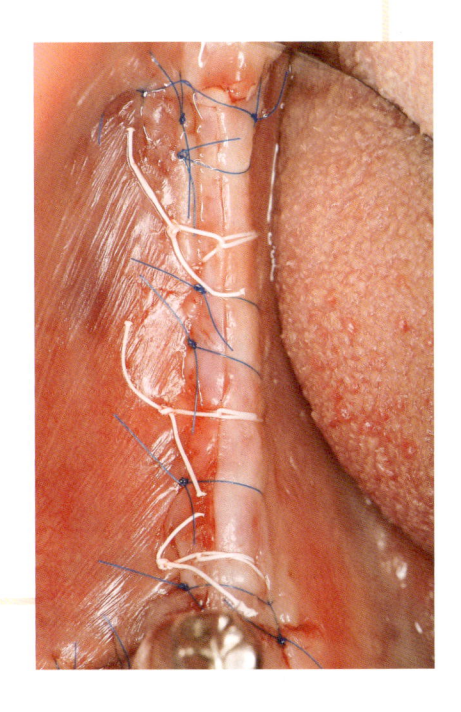

Part 2-1 インプラント編：一次手術

インプラント一次手術のアプローチ

初診時

6⌋相当部の頬側粘膜に陥凹が認められ，歯槽骨にも同様の実質欠損があるものと推察される．

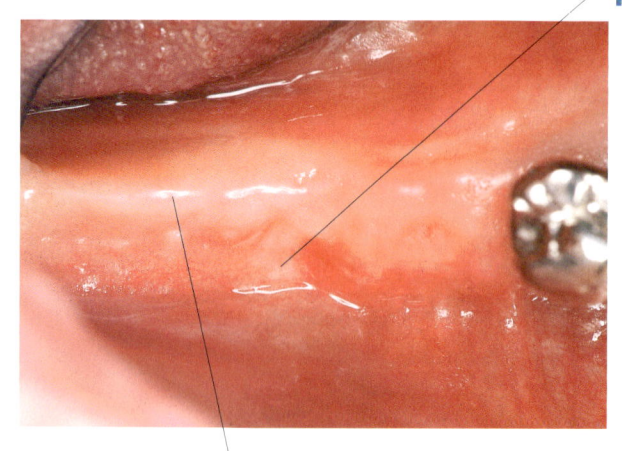

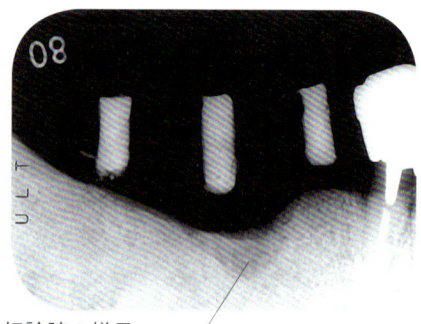

図1 初診時の様子．

角化歯肉は薄く，幅も狭いため部分層弁の形成には細心の注意が必要である．

頬側方向にすり鉢状の骨欠損が認められる．デンタル・パノラマエックス線写真では骨欠損の状態を把握するのに限界があるため，当院では必ずCTによる診査を行っている．

⚠ 診査・診断時における注意点

抜歯後数年を経過してはいるが，デンタルエックス線写真とCT画像より6⌋相当部の歯槽骨に陥凹が認められるため，インプラント埋入に際して骨造成が必要となることが推察できる．しかし，問題は患者に糖尿病の持病があり，HbA1cが7％を超えているため粘膜の治癒状況が非常に悪く，仮に骨造成にメンブレンを使用した場合，粘膜が裂開する危険性が高いことである．

切開

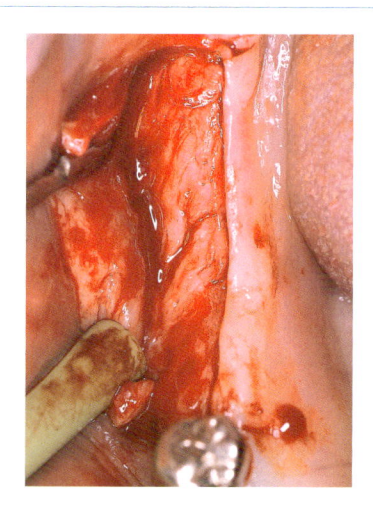

⚠ 手技的な注意点

まず，頬側の角化歯肉をわずかに含んだ位置に横切開を入れ，その位置から部分層弁を形成していく．部分層弁の形成のしかたは，1回のメス捌きをできるだけ一筆書きをイメージして行い，2回目，3回目と回を重ねるごとに骨の豊隆に合わせてつねにメスの角度を変化させていく（2 筒井メソッド）．

図2 部分層弁の形成．頬側には骨膜・結合組織が残っていることがわかる．

インプラント一次手術のアプローチ

■切開

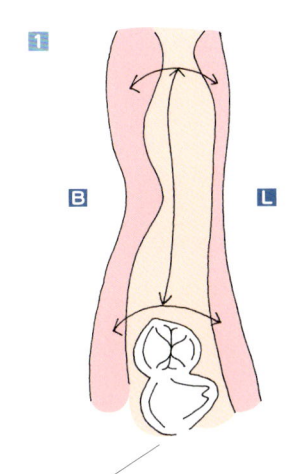

1 横切開は歯槽頂上もしくは角化歯肉を若干含んだ位置に設定する．

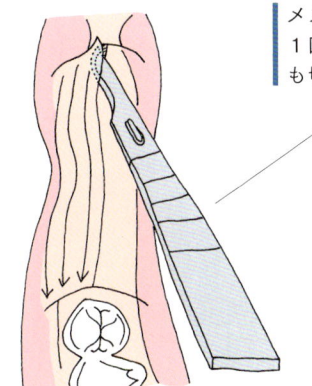

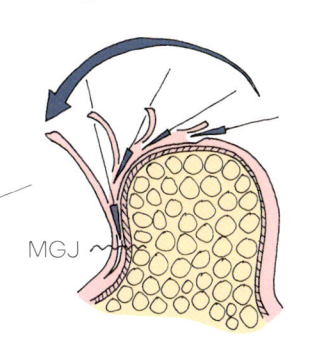

骨の豊隆に合わせてメスの角度をつねに変化させていくことが重要である．

2 メス捌きは縦切開と縦切開の間をできるだけ1回で終わらせる．ためらい傷のように何回も切ると治癒に影響を及ぼす．

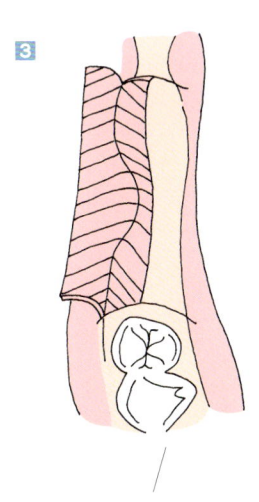

MGJ

3 MGJを越えた位置からは減張切開へと移行することになる．

剥離・埋入

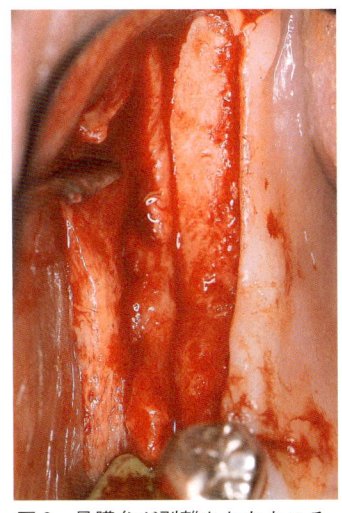

図3　骨膜弁が剥離されたところ．

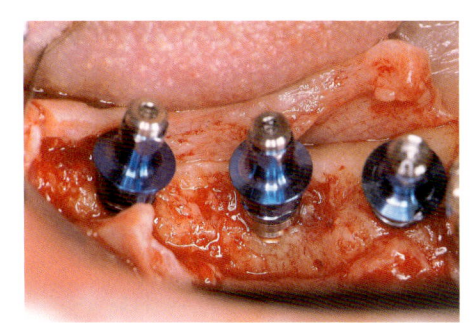

図4a　埋入時．6⏋相当部のインプラント周囲には，すり鉢状の骨欠損が認められる．第3スレッド付近まで骨の厚みがほとんどない．

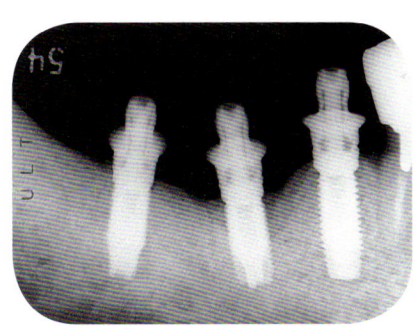

図4b　極力既存骨を利用するために，若干の傾斜埋入を行っている．

❗ 手技的な注意点

つぎに，頬側に残した薄い骨膜弁をMTラスパにてパーフォレーションしないよう慎重に剥離し，舌側歯肉弁を全層弁にて剥離する．埋入は補綴主導型インプラントの時代とはいえ，骨造成の程度を軽くすることと，舌側の根尖側相当部付近にも骨の陥凹があるために若干の傾斜埋入を行い，極力既存骨を利用する．

Part 2-① インプラント編：一次手術

■剥離

いわゆる double thickness flap を行うわけであるが，骨膜弁は MT ラスパの細い部分を使用してちぎれず，挫滅創をつくらないよう慎重に剥離を行う．

MT ラスパの使い方は，骨膜弁をピンセットで把持してテンションをかけて，骨と骨膜の間をメスで切るような感覚で剥離していく．

舌側は通常通り全層弁にて剥離する．これで頰・舌側合わせて3枚の弁が形成されたことになる．

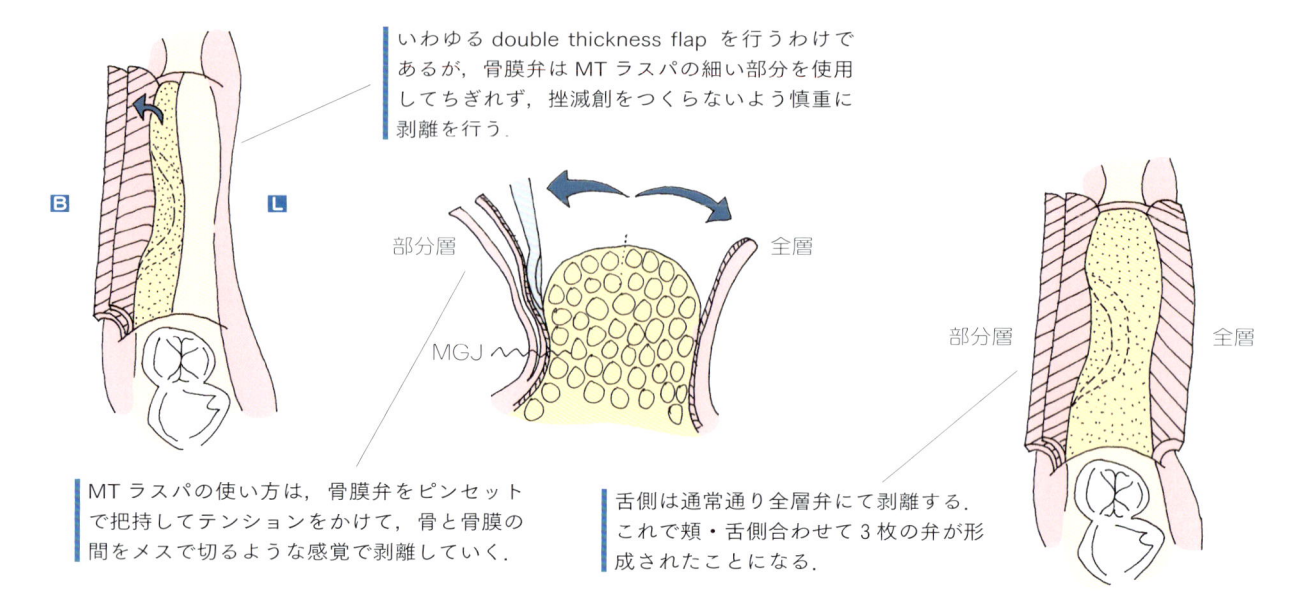

縫合

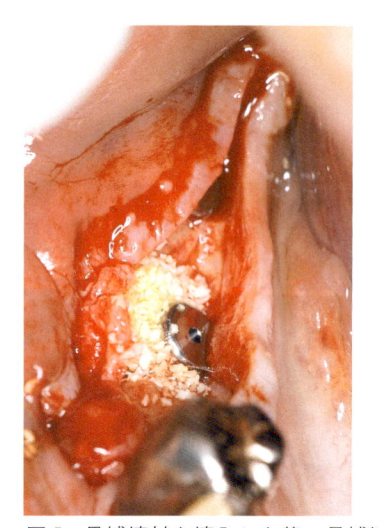

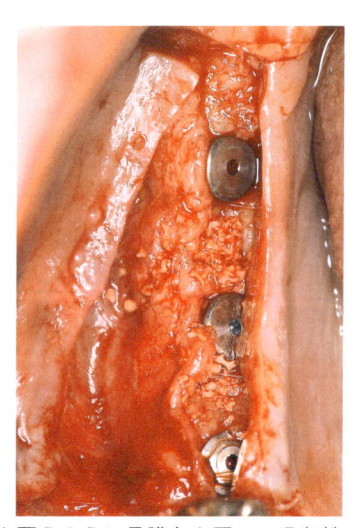

図5　骨補填材を填入した後，骨補填材を覆うように骨膜弁を戻し，吸収性の縫合糸にて固定する．

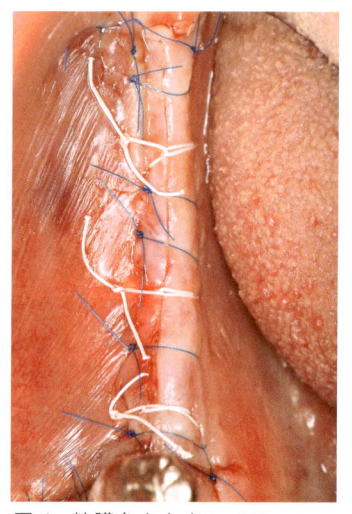

図6　粘膜弁をもどしてテンションフリーの状態で縫合する．

! 手技的な注意点

6相当部のインプラント周囲に骨補填材を填入した後，骨補填材の散らばり・漏出を防ぐ目的で頰側の骨膜弁を6-0吸収性縫合糸でマットレス縫合を用いて舌側歯肉弁と縫合固定を行う（2）．次に，インプラント直上を6-0ゴアテックスにて懸垂マットレス縫合を行い（3），中間部と粘膜に開きのある部分はプローリン6-0ナイロンを用いて単純縫合を暫時追加していく（4）．縦切開部分は歯冠側方向へ弁が上がるテンションがかかるように，逆ハの字型に単純縫合を行う（5）．

インプラント一次手術のアプローチ

■縫合

1

骨補填材の填入は，ややオーバーコレクションぎみに行う．

2

戻した骨膜弁は6-0吸収性縫合糸を用いて，舌側弁と固定する．

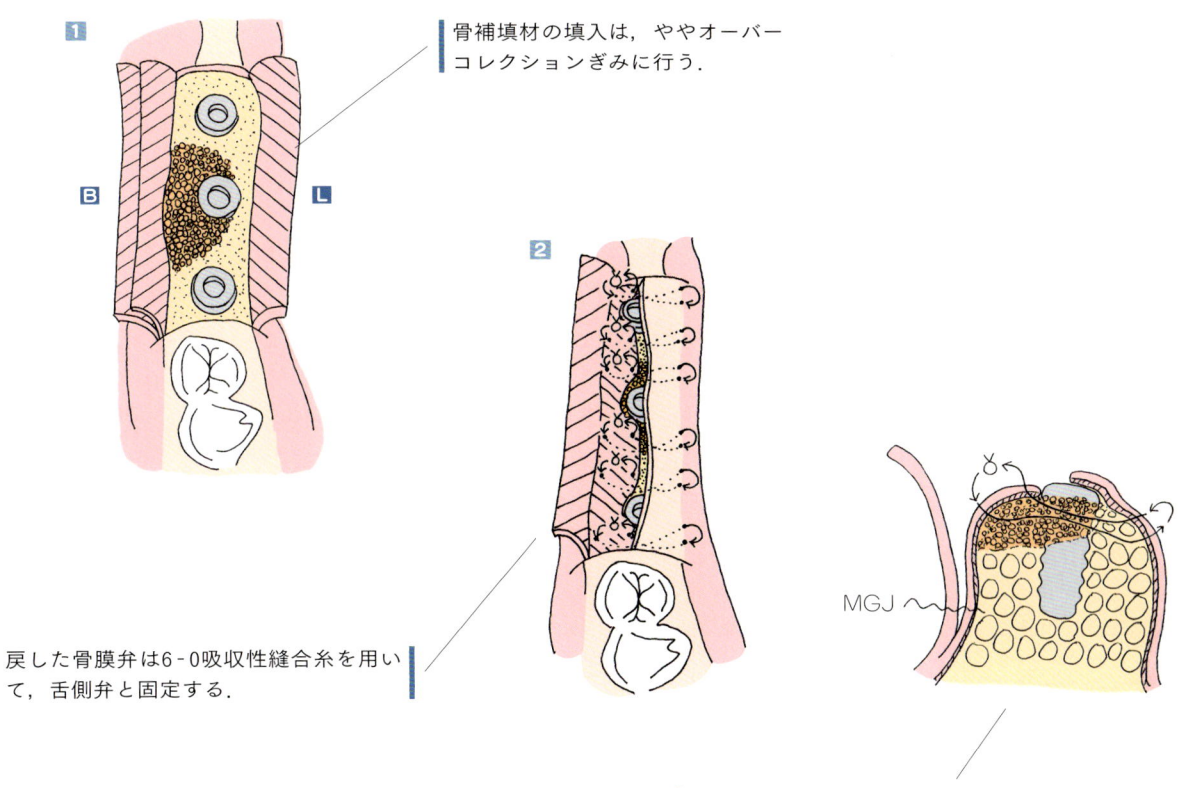

このとき単純縫合だと骨膜弁がちぎれる恐れがあるので，通常のマットレス縫合にて行う．

MGJ

粘膜弁をテンションフリーの状態で戻し，まずインプラント直上を6-0ゴアテックスを用いて懸垂マットレス縫合にて弁の固定を行う．

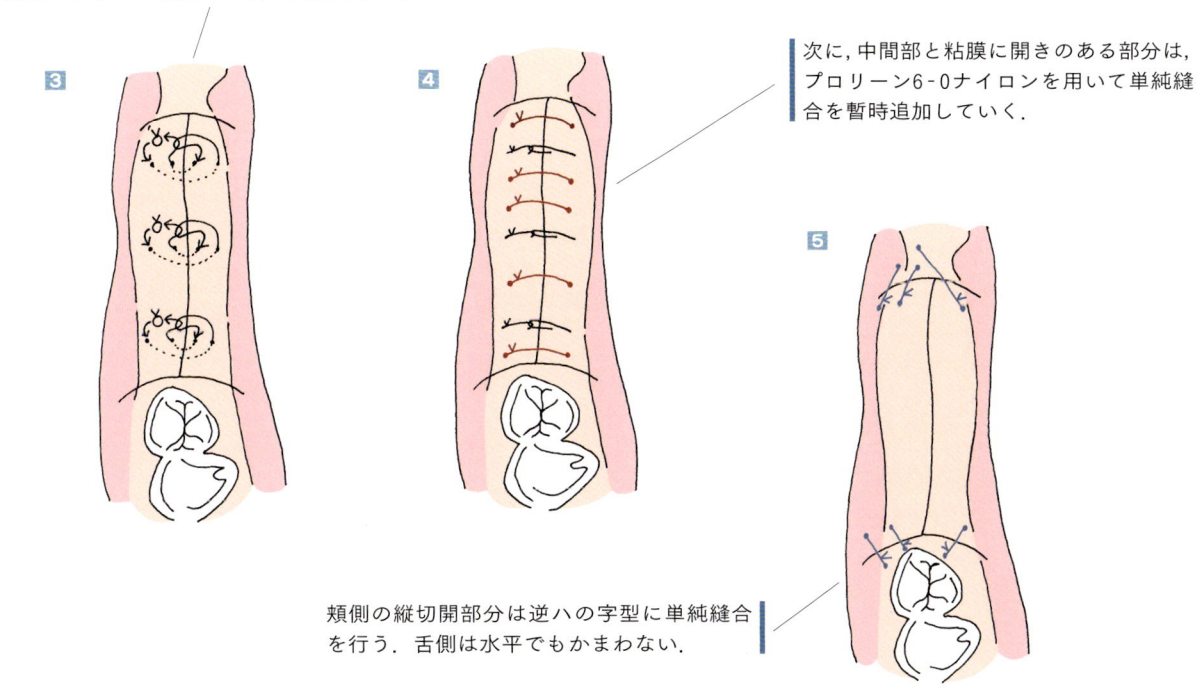

3

4

次に，中間部と粘膜に開きのある部分は，プロリーン6-0ナイロンを用いて単純縫合を暫時追加していく．

5

頬側の縦切開部分は逆ハの字型に単純縫合を行う．舌側は水平でもかまわない．

119

Part 2-1 インプラント編：一次手術

治癒への経過

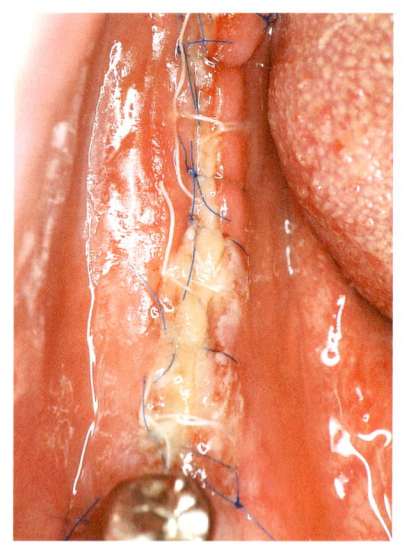

図7 術後2日．健康な患者と比較して，やはり粘膜の治癒状況が不安定である．

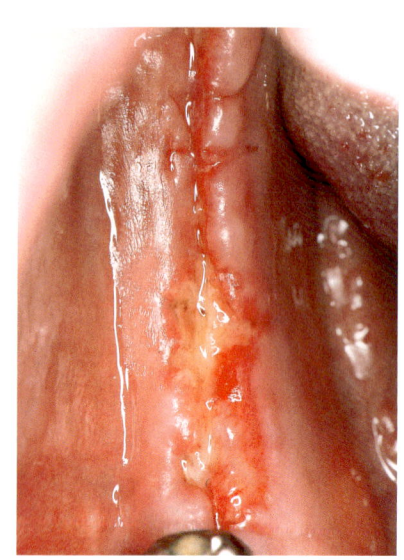

図8 術後6日で抜糸を行った．粘膜の状況はあまり芳しくない．

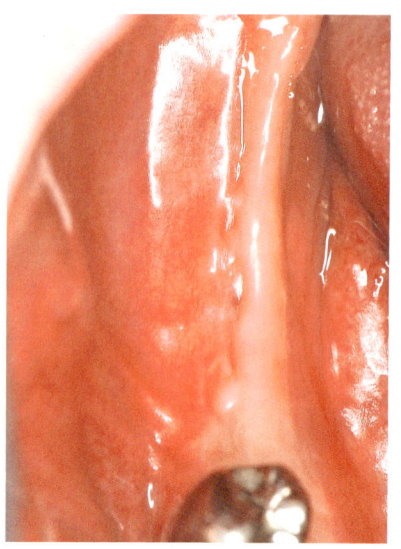

図9 術後1か月．なんとか裂開は免れたが，仮にメンブレンを使用していた場合，はたしてこの結果が得られていただろうか？

参考症例

1 縫合時　　**2** 術後2日 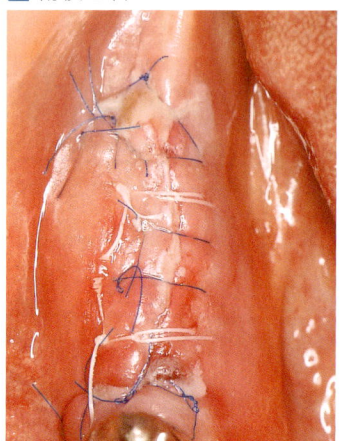　　**3** 術後6日・抜糸時

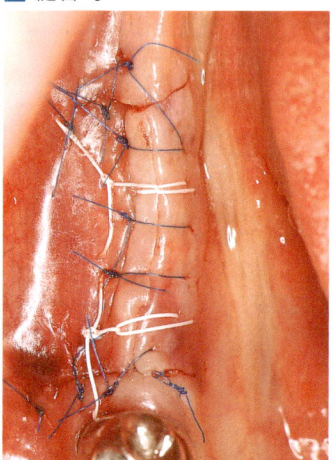

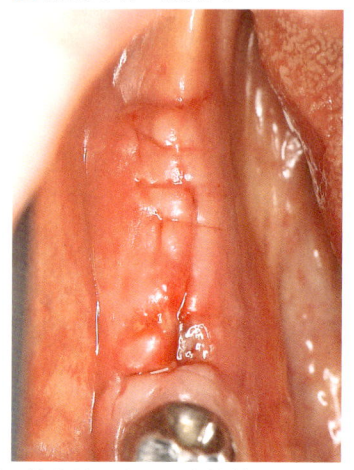

同様の処置を施した別の患者の治癒経過であるが，術後2日，術後6日・抜糸時のどちらを比較しても明らかな違いがおわかりいただけると思う．

インプラント一次手術のアプローチ

術後

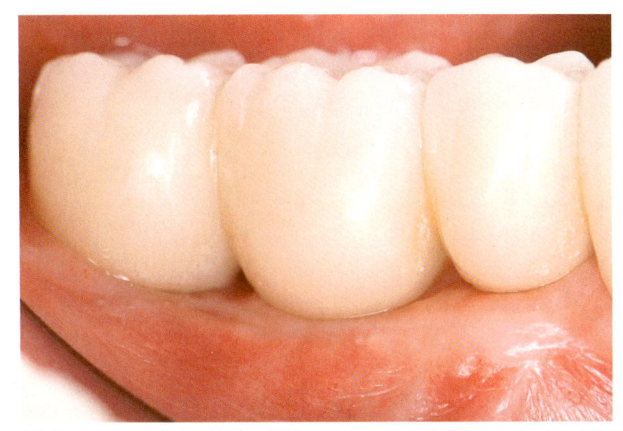

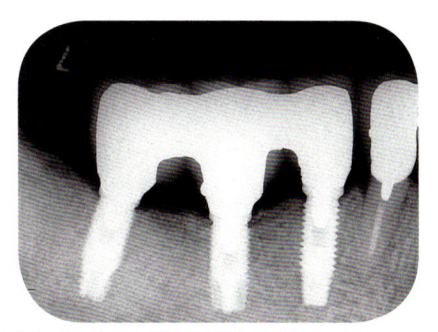

図10 術後3年経過時．骨補填材の大きな漏出もなく，歯周組織はほぼ安定傾向にあると思われる．

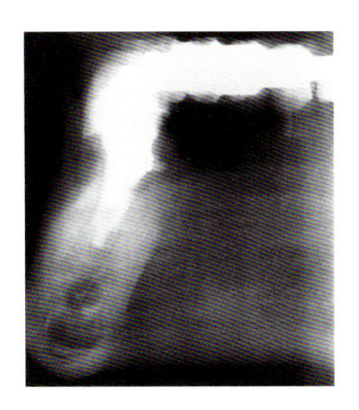

図11 断層写真から，術後4年を経過しても頬側のバルコニーは維持されたままであることがわかる．

まとめ

現代社会においては，生活習慣や食生活の変化と高齢化にともない成人病の有病者の割合が増加の傾向にあり，当然歯科治療を行うにあたってもリスクを背負わなければならないケースに多く出会うこととなる．最新のマテリアルやセオリーどおりの術式が通用しない場面に遭遇することも増えてくるに違いない．

「生体の治癒能力を最大限引き出すことによって，治療効果が同等ならばできうる限り侵襲が小さく，安全でよりリスクの少ない方法を優先し選択する」，筒井らの提唱する「包括歯科臨床」を筆者はこのように理解している．今後はこういった考えをうまく融合させた治療方法が模索される時代となるのではないかと考えられる．

Part 2-1 インプラント編：一次手術

参考文献

1. 筒井昌秀, 筒井照子. 包括歯科臨床. 東京：クインテッセンス出版, 2003.
2. 筒井昌秀. イラストで見る 筒井昌秀の臨床テクニック. 東京：クインテッセンス出版, 2004.
3. 白石和仁. 歯周組織再生療法の実際／再生療法における一次性創傷治癒の概念. In：補綴臨床別冊 歯科臨床における再生療法. 72-74, 2006.
4. Ten Cate AR(編著). 川崎堅三(監訳). Ten Cate 口腔組織学. 東京：医歯薬出版, 1997.
5. 榎本紘昭. 究極のインプラント審美. 長期症例から学ぶ臨床テクニック. 東京：クインテッセンス出版, 2007.
6. 城戸寛史, 榊恭範, 上田秀朗, 白石和仁, 大村祐進. 総合治療から見たインプラントにおける診査・補綴設計の要. 第3回 下顎遊離端欠損における補綴設計のデシジョンメーキング. Quintessence DENT Implantol, 2002；9(2)：71-80.
7. 倉嶋敏明. 減張切開の基本的事項の整理と臨床での適切な用い方. the Quintessence 2006；25(2)：143-151.

Recommend Instruments

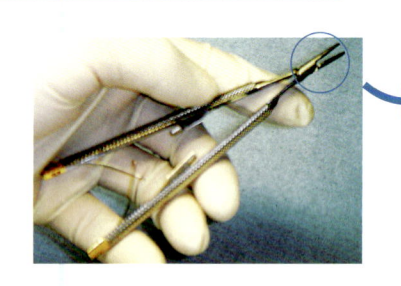

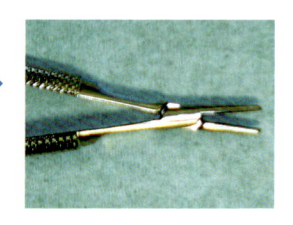

［カストロビェーホ ニードルホルダー ラウンド TC 加工 直(13cm)］
マイクロテック社製，福岡デンタル販売(株)

失敗症例から学ぶ⑥   舌癖

💡 態癖に注意

たとえ手技を完璧にこなしたとしても，静かに待ち受けている見えざる敵が態癖である．外科を成功させる要因の1つに弁の固定と術部の安静があげられるが，大きな影響を及ぼすものに舌や頬，口唇の「力」がある．安静時の舌の位置（突出癖など）や，嚥下時の舌の動きが異常であったり，頬粘膜や口唇を吸うような態癖によって術部に「力」がかかり，予期せぬ結果を招くことがあるので注意が必要である．

上顎左側

■術前

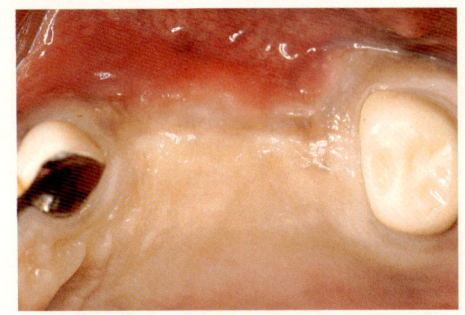

■剥離

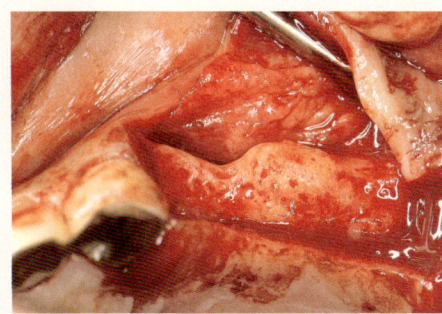

図A｜図B

図A 3本のインプラントを埋入する予定だが，|4相当部は頬側骨壁を喪失していることが予想されたためdouble thickness flap による剥離を行う．
図B 予想どおり骨造成が必要なほどの歯槽堤の陥凹が認められる．

■インプラント埋入

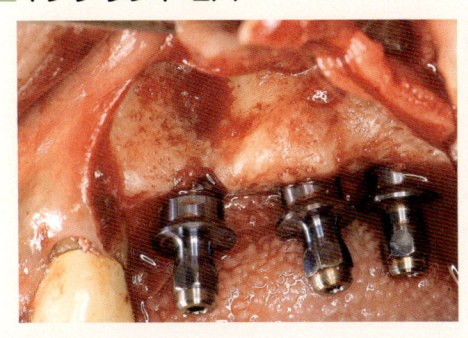

■骨補填材填入

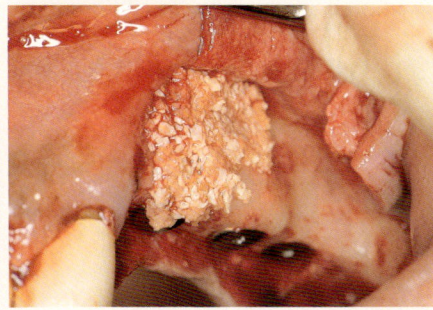

図C｜図D

図C |4インプラントはスレッドの露出とネック部の裂開が認められたためGBRを行う．
図D 自家骨と骨補填材を混和したものを陥凹に填入した．

■骨膜メンブレン設置

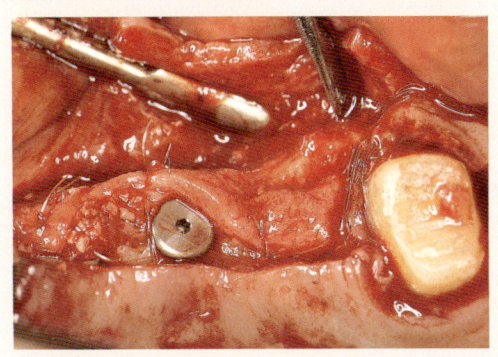

図E まず，吸収性縫合糸を用いて骨膜弁と口蓋歯肉弁を縫合固定する．これによって骨補填材を任意の位置に貯留させ，漏出を防ぐことができる．

Part 2-1 インプラント編：一次手術

■ 縫合

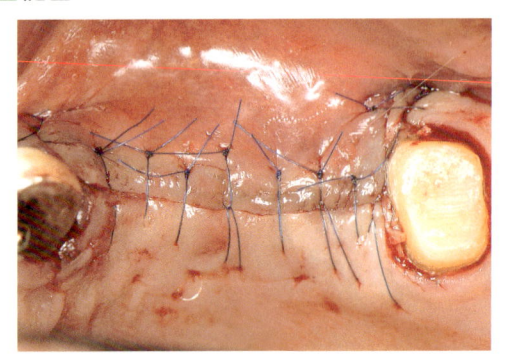

図F 次に，6-0ナイロンを用いて頬側歯肉弁を縫合する．インプラント上は垂直懸垂マットレス縫合を，その他は単純縫合を用いて縫合を行う．減張切開は確実に入れてテンションフリーの状態となっていたはずなのだが……．

■ 術後の経過

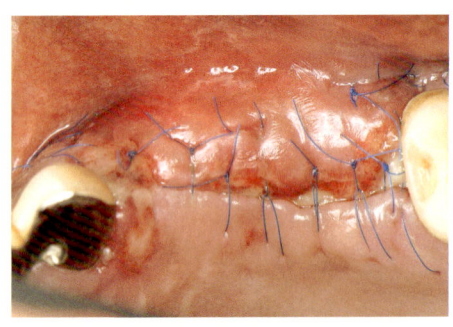

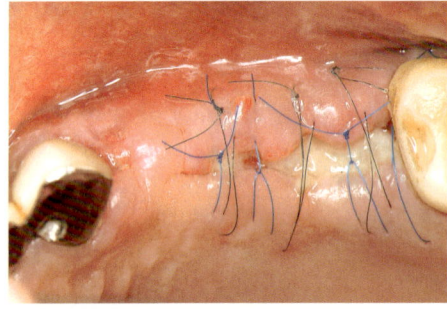

図G 図H

図G 術後1週間経過時．5 6 部に粘膜のまくれ上がりが認められ，裂開しそうな感じがする．

図H 術後2週間経過時．5 6 部が裂開してきたため，無駄とはわかっていながらも7-0ナイロンにて縫合を追加してみる．

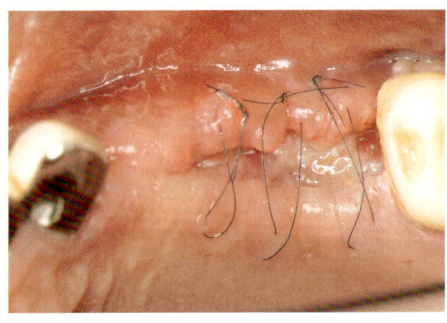

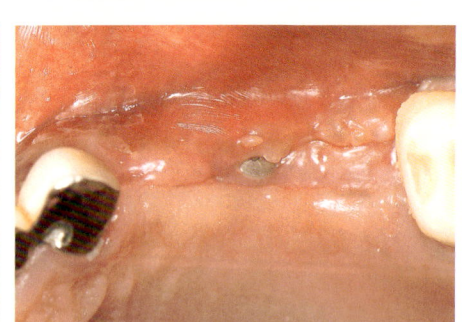

図I 図J

図I 術後3週間経過時．最初に縫合した6-0ナイロンはすべて抜糸している．5 6 部粘膜は完全に開いてしまった．

図J 術後1か月経過時．粘膜は裂開したものの，骨膜で完全に被覆することができなかった 5 インプラントのみ露出する結果となった．しかし，通常であれば，GBRを施した 4 が一番裂開する可能性が高いはずなのだが……．

> **Point**
>
> 5 6 にはソケットリフト，4 には骨膜メンブレンによるGBRを施している．縫合糸は6-0ナイロンのみで行った．この裂開の原因は何なのか？
> ① 患者が喫煙者である
> ② 大きな弁を仕付けるには縫合糸が細すぎる
> ③ 減張切開の不足
> ④ 舌癖
> ⑤ GBR
>
> ①に関しては，術前1週間から抜糸までの間は禁煙をしていただいている．③に関しては，おそらく大丈夫だと思う．⑤に関しては，骨膜を使用しているので血液供給の問題はない．残るは②と④であるが，同じ患者の反対側のGBRで検証してみよう．

失敗症例から学ぶ⑥

上顎右側

■術前

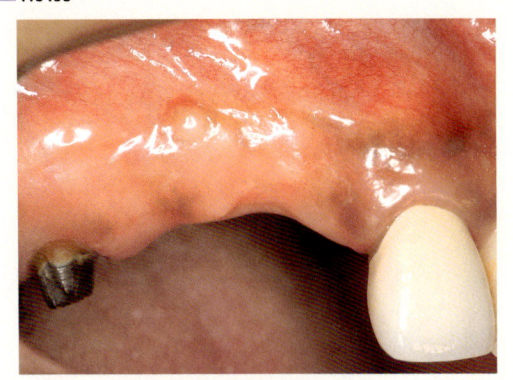

図K ⑤④部は歯槽突起が幅・高さともに不足しており，GBRを行ってステージドアプローチにてインプラントの埋入を計画した．

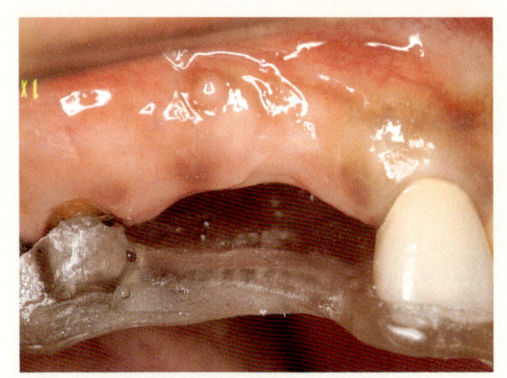

図L 上顎左側の失敗は態癖の可能性を疑って，今度は術前に保護床を製作して手術に臨む．

> **Point**
> 　水平・垂直的なボリューム不足からステージドアプローチを選択し，GBRを行うことにした．まず術前に保護床を製作しておく．あらかじめGBR後の垂直的高径と粘膜の炎症性腫脹を考慮してスペースを空けておく．

■メンブレンの設置・縫合

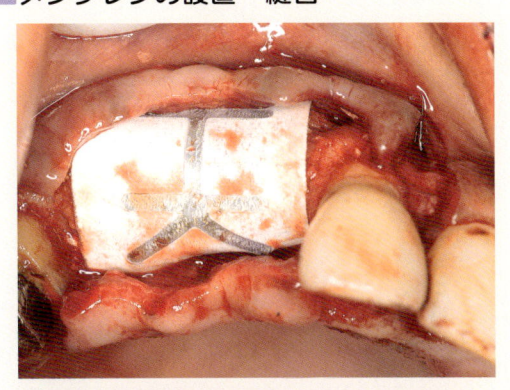

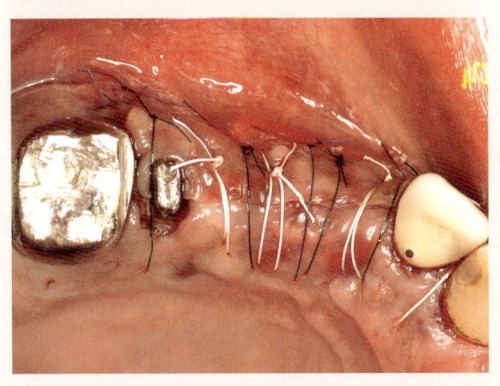

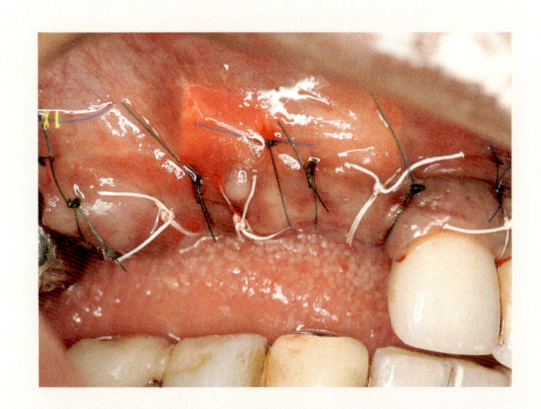

図M	図N
図O	

図M 骨補填材を混和した自家骨を欠損部に填入してメンブレンを設置した．
図N 垂直的な改善．頰側可動粘膜がかなり薄いことがわかる．
図O 水平的な改善．頰側歯肉弁は完全にテンションフリーにしてある．

Part 2-1 インプラント編：一次手術

■ 術後

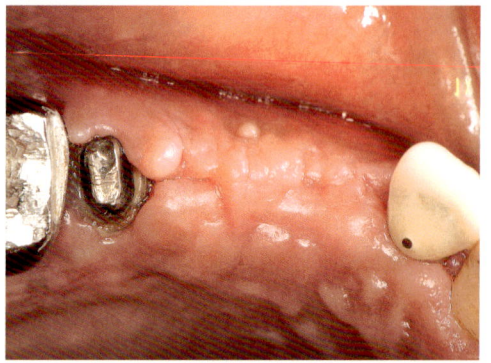

図P メンブレンを使用しているため，維持因子の関係からみても上顎左側と比較して裂開の確率が高いにもかかわらず，一次性創傷治癒は得られた．

> **Point**
> 縫合糸は6-0ゴアテックスと5-0ナイロンを使用した．術後2週間，粘膜は完全閉鎖し裂開は認められない．では，原因は②「大きな弁を仕付けるには縫合糸が細すぎる」と④「舌癖」のどちらなのか？ もしくは両方が影響しているのか？ 参考症例にて検証してみる．

参考症例

■ 縫合

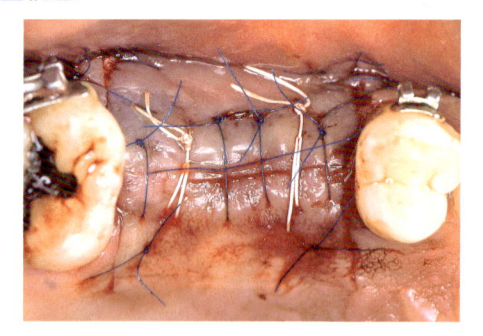

■ 術後

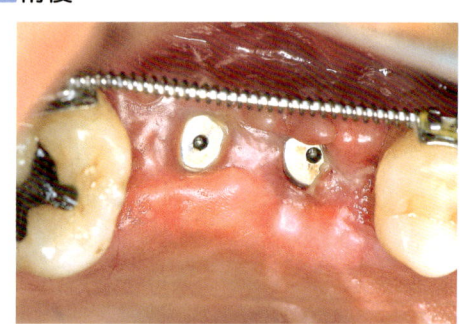

図Q｜図R

図Q 減張切開，縫合ともに問題なく終了していたはずなのだが……．
図R 2週間後にはみごとに裂開していた．

■ 舌癖

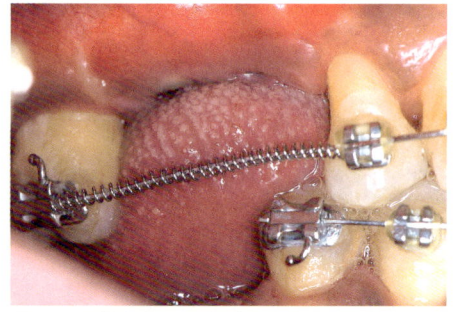

図S 口腔内をよく観察してみると，平常時にも舌の突出癖が認められた．

> **Point**
> 手技的にはおそらく問題ないと思われる．縫合糸は6-0ゴアテックスと6-0ナイロンを使用した．術後2週間で完全に裂開しているのがわかる．このときにはじめて舌の突出癖に気付いた．主要位置にゴアテックスを用いているにもかかわらず，粘膜は裂開を起こしている．おそらく主原因としては舌癖と考えるほうが妥当ではないだろうか．そのためにも<u>術前に舌癖の有無を十分確認する必要がある</u>．
> 遊離端欠損では舌圧は多少緩和されるが，<u>中間歯欠損では強く舌圧がかかってしまう</u>．とくに<u>上顎中間歯欠損は要注意</u>である．術後にパックもしくは保護床の装着が望ましいが，<u>保護床</u>のほうを強くお勧めする．

126

Part 2-②

1 インプラント二次手術・有茎弁移植術

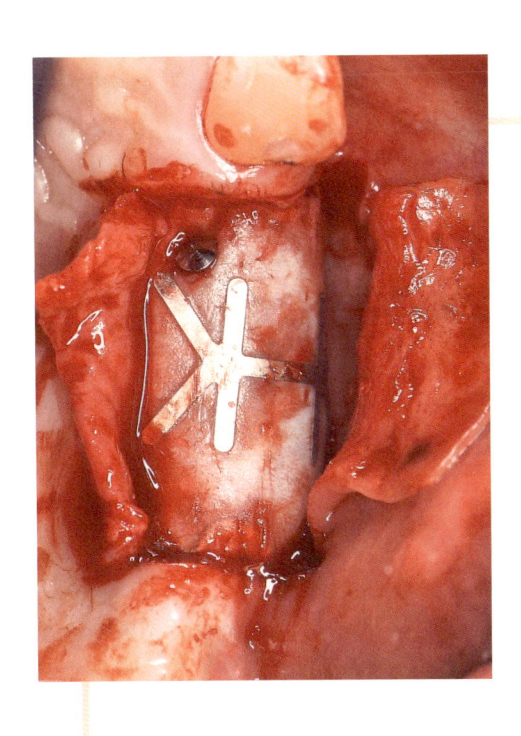

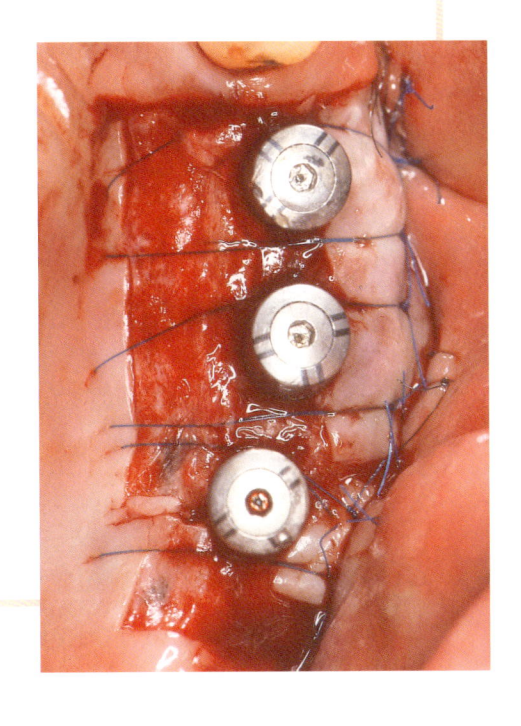

Part 2-② インプラント編：二次手術

インプラント二次手術にあたって

角化歯肉獲得の重要性

インプラントというオプションを行使せざるをえないような状況の口腔内はその条件も厳しい場合が多く，比較的容易に埋入可能なカマボコ板のような顎堤と出会うことは稀である．当然，水平・垂直的に吸収していることが大半で，GBRが必要であることも少なくない．粘膜の状況もしかりで，角化歯肉の減少・喪失をきたしている場合が多い．そのような顎堤に対してインプラントの埋入あるいはGBR等を施術した場合，減張切開を加えられ上方に移動された粘膜弁は，さらなる角化歯肉の減少を強いられることは周知の事実である．そのため，二次手術時にその環境の改善を図ることが必要となる．

インプラント周囲にしっかりとした角化歯肉が必要であることに異論はないと思われる．今までは，付着様式は異なるものの，ただ漠然と天然歯と同じようにインプラントにもあったほうがよいという程度の認識であったが，野澤・榎本ら[3]は，インプラント修復処置において「術後良好な結果を得るためには，最低でも求める高さと同等の，理想的にはおよそ1.5倍の幅をもつインプラント頬側縁上粘膜の増生が望ましい」と述べている．これは，インプラント周囲に厚い角化歯肉を獲得することによって，術後の骨吸収や歯肉退縮を防ぐことが可能であるということを示唆している．

そういった理由で，われわれはインプラントの二次手術時に，遊離歯肉移植術・結合組織移植術・歯肉弁根尖側移動術などの術式を用いて角化歯肉の獲得を試みるわけであるが，苦慮するのは非吸収性メンブレンを使用して，埋入とGBRを同時に行った場合である．なぜ，そしてどこに苦慮するのか？

非吸収性メンブレン使用時の問題点

非吸収性メンブレンを使用した場合，まずメンブレンを除去するために全層弁による剥離を行う．つぎにメンブレンを除去し，フィクスチャーの頭出しを行ってテンポラリーヒーリングアバットメントを装着，そのとき同時に前述した術式に代表される手術を行うが，全層弁で剥離されているため有茎・遊離に限らず移植片を固定するための固定源が存在しない．骨表面上に直接移植片を設置する方法もあるが，難易度が高く一般的には用いられていない．ご存知のとおり，移植片の確実な固定が得られない場合，術後に移植片が動いて生着しにくくなり，ひいては収縮する率が大きくなるといわれている．

もう1つの問題は，GBR後の増生した骨が完全な骨として機能するには数年かかるといわれ，たとえ新しい結合組織もしくは上皮付き結合組織を移植したとしても，その間骨膜がその未熟な骨表面上に早期に再生することは疑わしいといわざるをえない点である．当然，移植片は生着しにくい状況であり，たとえ生着に成功したとしても通常の移植手術と比較して予後は厳しくなるものと推察されるが，もしメンブレン上に戻された骨膜が一次手術後も生存することが可能であるとすればどうだろう．しかし，残念ながらそのことに関連する実験データ・論文を見つけることができなかった．<u>本書では，そのメンブレン上の骨膜が存在し続けるかどうかはわからないが，術中の部分層弁の下層を便宜上，骨膜弁とよび，症例を交えながらその術式を解説していく．</u>

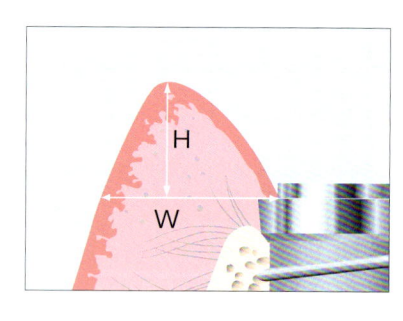

WがHの1.5倍以上になることが望ましい（文献3より引用・改変）．

1 インプラント二次手術・有茎弁移植術

インプラント二次手術・有茎弁移植術

初診時

|4 は口蓋側，|5 は頬・口蓋側ともに歯槽突起を喪失しているものと思われる．CT による診査が必要．

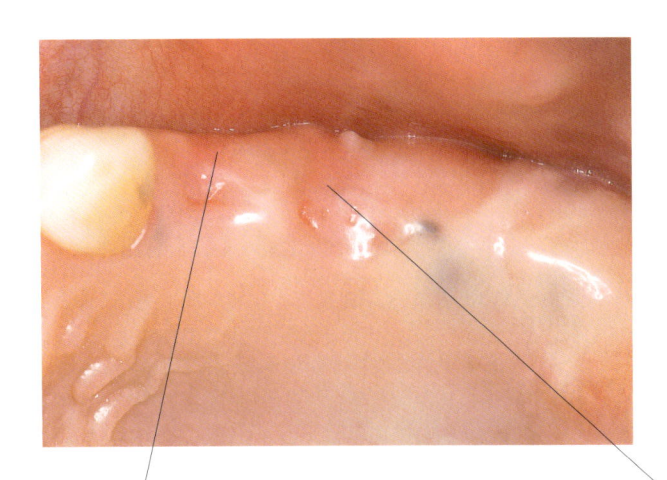

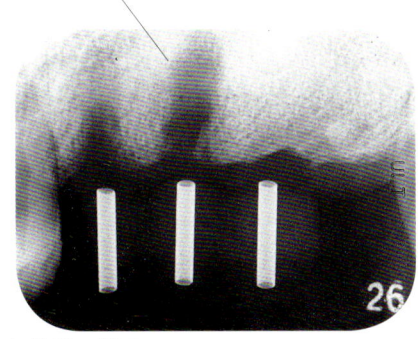

図1　初診時の様子．

歯根破折の場合，そのほとんどが歯槽突起を喪失しているため注意が必要である．

抜歯後間もないため顎堤の幅は維持されているように見えるが，|4 5 相当部粘膜には陥凹が認められる．

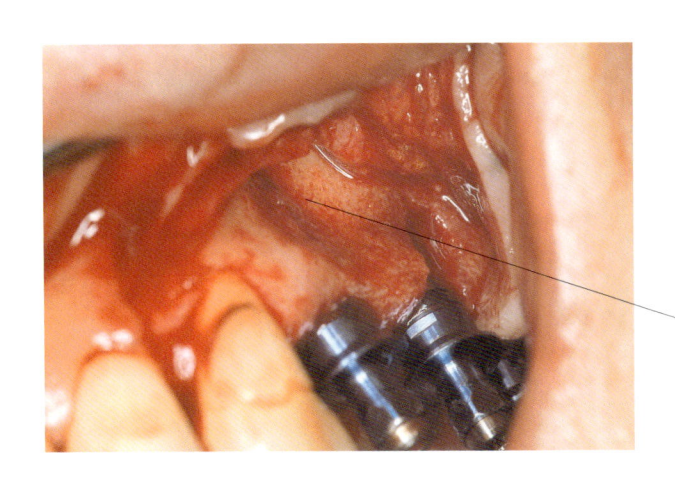

治療期間の制限もあったため，GBR 併用のインプラント埋入を選択した．|4 の頬側骨壁も薄く陥凹しており，スレッドが透けて見える．

図2　インプラントの埋入と同時に GBR を行った．

> **！ 初診時〜一次手術**
>
> |4 5 ともに歯根破折により抜歯されており，|4 は抜歯後3か月，|5 は抜歯後2か月経過している．デンタルエックス線と触診から，おそらく|5 は頬・口蓋側ともに，|4 は口蓋側の歯槽突起を喪失しているものと推察された．埋入と同時に非吸収性のチタン強化膜を用いて GBR を施術した．術後10か月間の免荷期間を経て，二次手術に入る．

Part 2-② インプラント編：二次手術

二次手術前

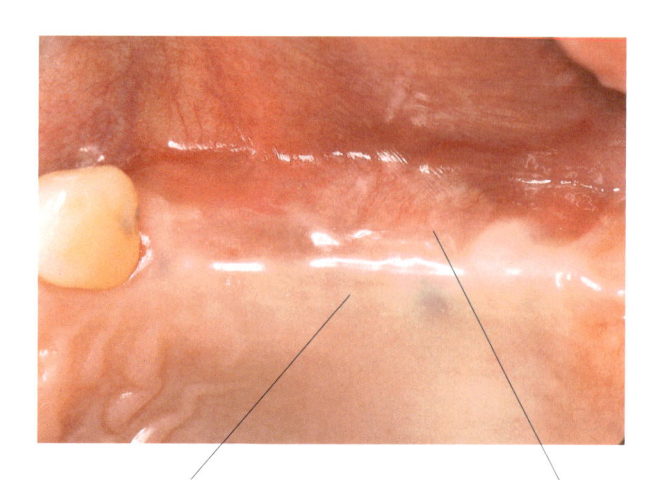

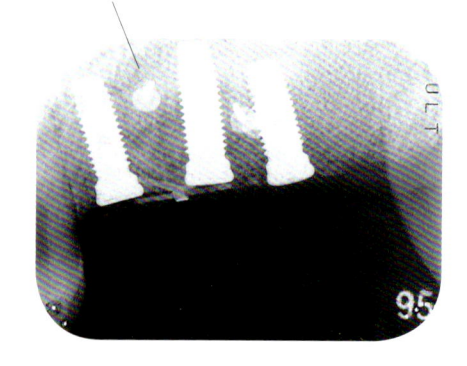

非吸収性のチタン強化膜がチタンピンによって固定されている．

図3 術前．GBR施術から10か月経過している．

口蓋側には十分な厚みの角化歯肉が存在する．

頬側は減張切開によって粘膜が挙上されたため角化歯肉が減少しており，直下にメンブレンが存在するため粘膜も薄い．

❗ 診査・診断時における注意点

GBR後10か月の造成された骨は成熟していないため，吸収を抑えるために骨表面が露出した状態を極力避けたいことと，その上に設置する組織を極力生着させたいこと，そして口蓋側には十分な角化歯肉が存在することから，有茎弁による根尖側移動術を行うことにした．しかし，問題はメンブレンが設置されているため，剥離を全層弁によって行わなければならないことである．通法どおり口蓋側から部分層弁を形成していくには，歯槽頂付近から頬側にかけて粘膜が極端に薄くなっていることと，骨の豊隆に沿ってメスの角度を変えていくといった難易度の高いメス捌きが要求されるため，パーフォレーションする危険性が非常に高くなる．なによりもメンブレンの除去ができないといった問題が浮かび上がってくる．

切開

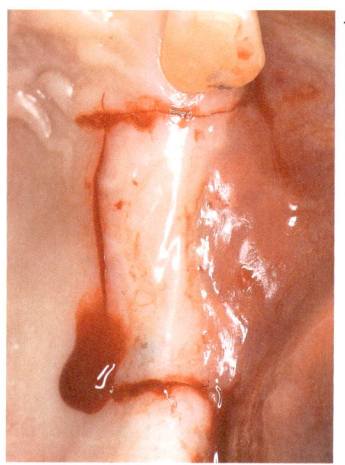

◀図4

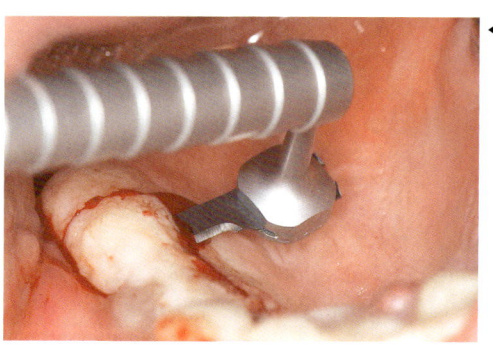

◀図5

図4 口蓋側の切開は，特殊な器具を使用する．
図5 この3Dブレードホルダーは，どのような角度でもメスを装着することが可能な大変すぐれものである．

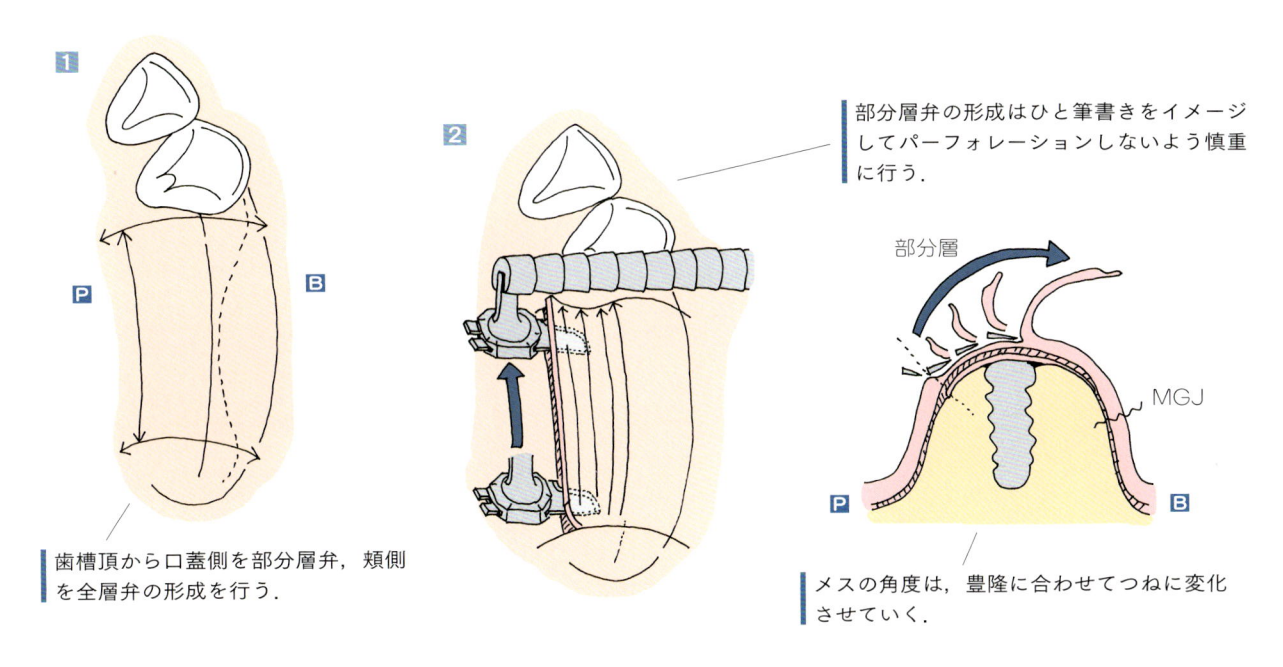

1 インプラント二次手術・有茎弁移植術

■切開

1

歯槽頂から口蓋側を部分層弁，頬側を全層弁の形成を行う．

2

部分層弁の形成はひと筆書きをイメージしてパーフォレーションしないよう慎重に行う．

メスの角度は，豊隆に合わせてつねに変化させていく．

3

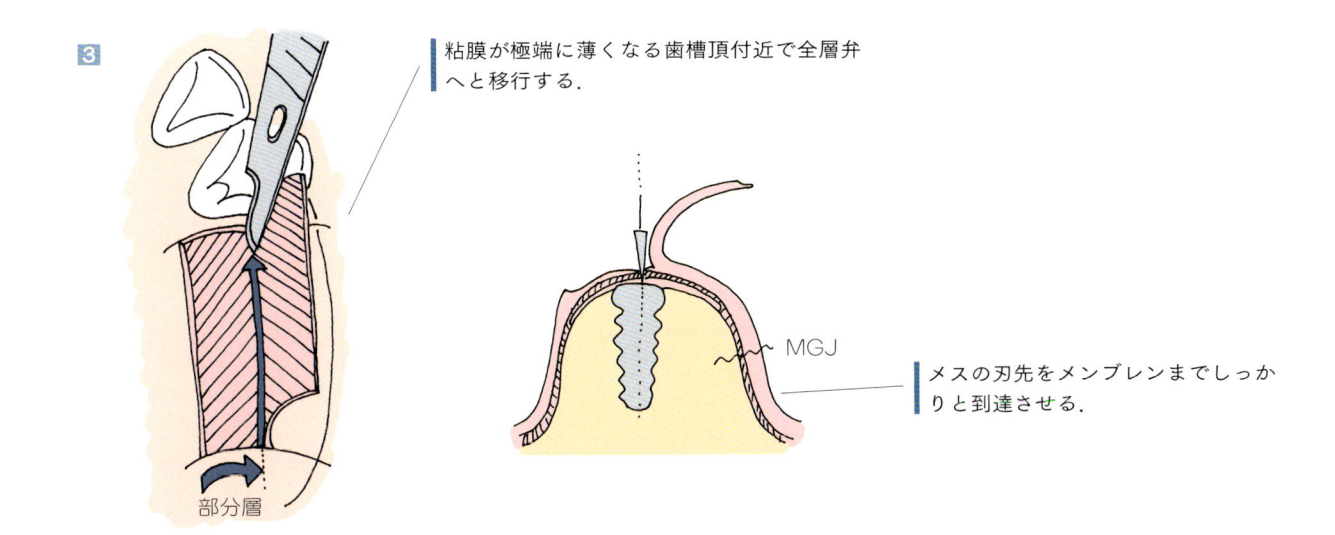

粘膜が極端に薄くなる歯槽頂付近で全層弁へと移行する．

メスの刃先をメンブレンまでしっかりと到達させる．

> **! 手技的な注意点**
>
> まず，ステントとデンタルエックス線にてインプラントの埋入位置を確認し，外形線を入れる．つぎに，口蓋側から歯槽頂にかけて，比較的歯肉の厚い部分は部分層弁を形成していく．このとき，メスの先端は歯槽頂上を向くため通常のメスホルダーでは入らないので，マイクロテック社製３Ｄブレードホルダー ユニバーサルタイプを使用し，パーフォレーションしないよう慎重に行う（**2**）．つぎに歯槽頂付近でメスを立てて，刃先がメンブレンに到達するように横切開を加えて全層弁に移行する（**3**）．

131

Part 2-② インプラント編：二次手術

剥離

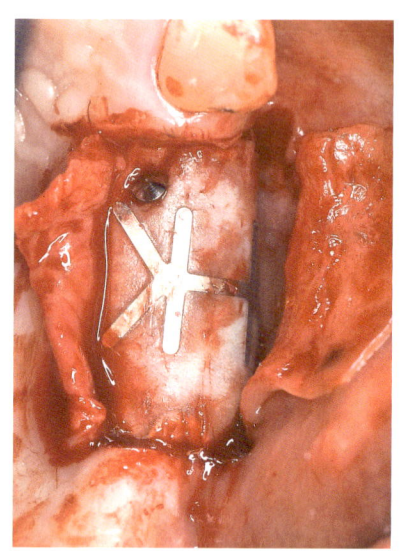

図6 口蓋側は部分層，頬側は全層にて観音開きの要領で剥離する．

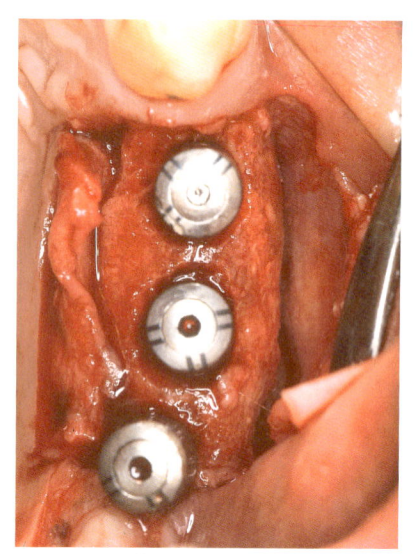

図7 テンポラリーヒーリングアバットメントの装着．メンブレン下は硬い骨様組織で満たされている．

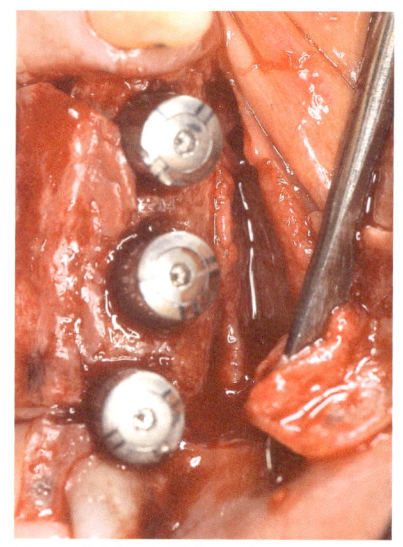

図8 頬側の全層弁を減張切開の要領で2層に分離する．

⚠ 手技的な注意点

歯槽頂付近から頬側にかけて，歯肉の薄い部分は全層弁にて剥離する（❶）．いわゆる部分層－全層のコンビネーション・フラップを形成するわけである．つぎに口蓋側に残った部分層の下層である骨膜弁を観音開きの要領で口蓋側に剥離して，メンブレンを裸出させる（❷）．メンブレンの除去に関しては，下の骨様組織とは意外に強く密着しているため，乱暴に剥離すると骨様組織を破壊しかねないので注意する．メンブレンを除去したらボーンプロファイラー（3i社製）を用いてフィクスチャーの頭出しを行い（❸），テンポラリーヒーリングアバットメントを装着する．

そして，ここからが重要になるが，#15のメスを新品と交換して減張切開を加える要領で頬側に翻転した全層弁を歯肉弁と骨膜弁の2層に分断する（❹）．この骨膜弁をアンカーとして利用することによって，根尖側移動術を成功させようともくろんだわけである．ただし，一度剥離された粘膜弁はテンションがかからないため切りにくいので，必ず切れのよいメスと交換しなければならず，テンションがかかるような工夫もしなければならない（❺）．また，骨膜弁をアバットメント周囲に沿わせるためには，起始点を極力上方に設定することが望ましい．

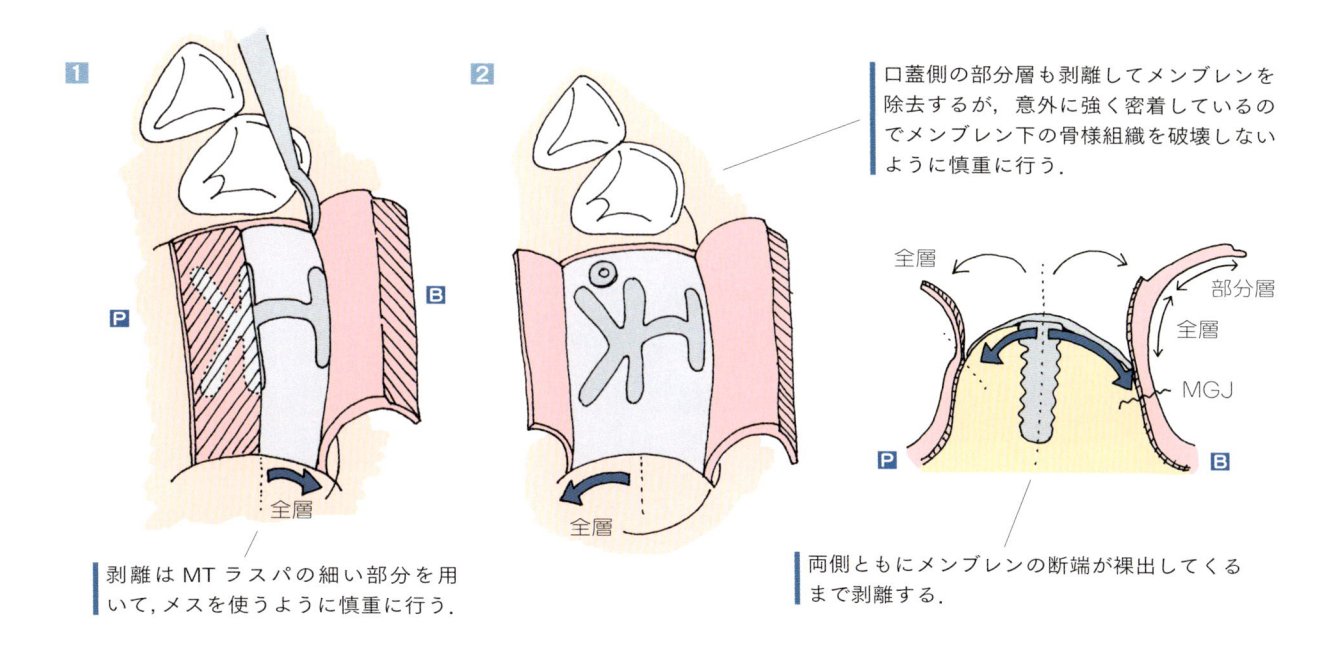

1 インプラント二次手術・有茎弁移植術

■剥離

1
剥離はMTラスパの細い部分を用いて，メスを使うように慎重に行う．

2
口蓋側の部分層も剥離してメンブレンを除去するが，意外に強く密着しているのでメンブレン下の骨様組織を破壊しないように慎重に行う．

両側ともにメンブレンの断端が裸出してくるまで剥離する．

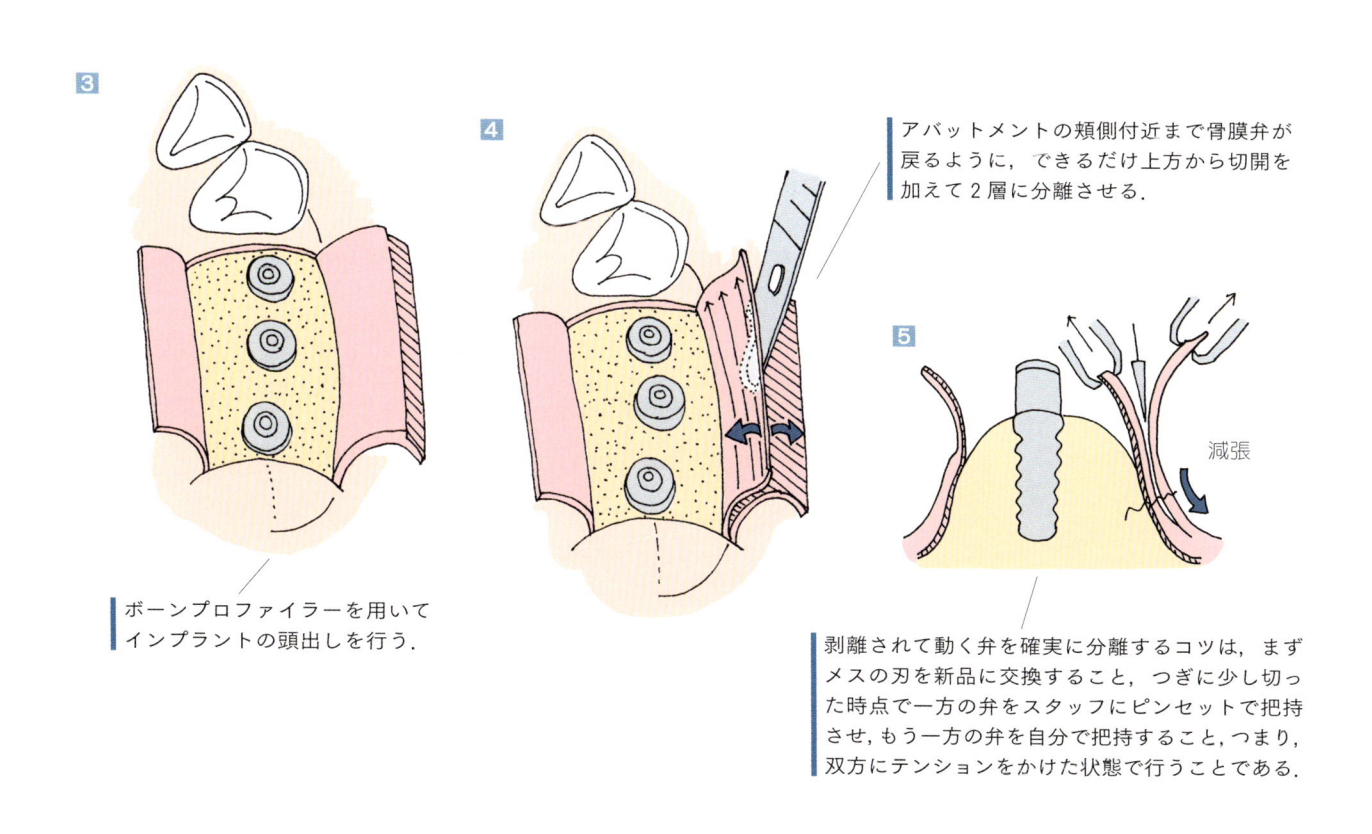

3
ボーンプロファイラーを用いてインプラントの頭出しを行う．

4
アバットメントの頬側付近まで骨膜弁が戻るように，できるだけ上方から切開を加えて2層に分離させる．

5
剥離されて動く弁を確実に分離するコツは，まずメスの刃を新品に交換すること，つぎに少し切った時点で一方の弁をスタッフにピンセットで把持させ，もう一方の弁を自分で把持すること，つまり，双方にテンションをかけた状態で行うことである．

133

Part 2-② インプラント編：二次手術

縫合

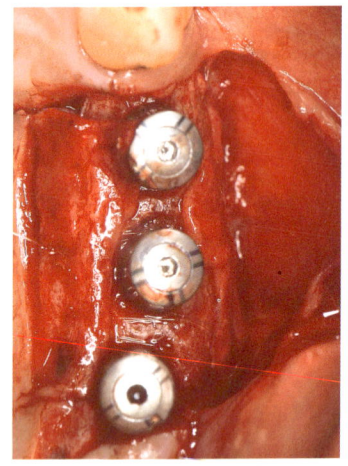

図9 頬側の骨膜弁と口蓋側の骨膜弁を6-0吸収性縫合糸を用いて固定する．骨膜弁の固定は，単純縫合ではなく垂直マットレス変法が望ましい．

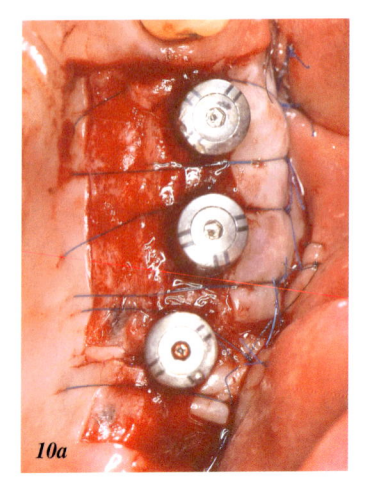

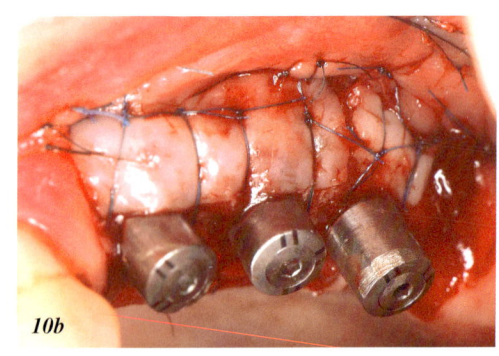

図10 骨膜弁をアンカーとして頬側に固定された口蓋歯肉弁．有茎弁とはいっても移動距離が大きいため移動術というより移植術に近い．

! 手技的な注意点①

まず，口蓋側の骨膜弁をテンポラリーヒーリングアバットメントの外形と一致するようトリミングを行う．そして，口蓋・頬側の両骨膜弁を6-0吸収性縫合糸で垂直マットレス変法を用いて露出する骨表面が極力少なくなるように，しっかりと密着するよう仕付ける(1)．このとき，双方の弁が薄く，また若干収縮していることと，そして縫合糸が細いことから単純縫合で行う場合は弁がちぎれやすいので注意する．

つぎに，口蓋側から移動させてきた角化歯肉弁を先に固定した骨膜弁をアンカーとして頬側に縫合固定する．骨膜弁だけでは覆いきれなかった骨表面を極力覆いながら，アバットメント周囲に寄り添うように仕付ける(3)．縫合糸はプロリーン6-0ナイロンを使用して，縫合法は垂直マットレス変法を選択した．各アバットメントの近・遠心に2本ずつ，計6本の縫合を行っている．移植片をアバットメントに密着させるコツは，まず最初の刺入点はアバットメントよりも内側に，次に移植片から針がでてくる位置をアバットメントよりも外側に設定する．口蓋側も同様に行うが，もっとも注意することは頬側から口蓋側に行く糸よりも口蓋側から頬側に帰ってくる糸のほうが内側（アバットメントにより近い位置）を通ることである(4)．このとき，頬・口蓋側の刺入点の高さは極力揃えるようにする．

■縫合

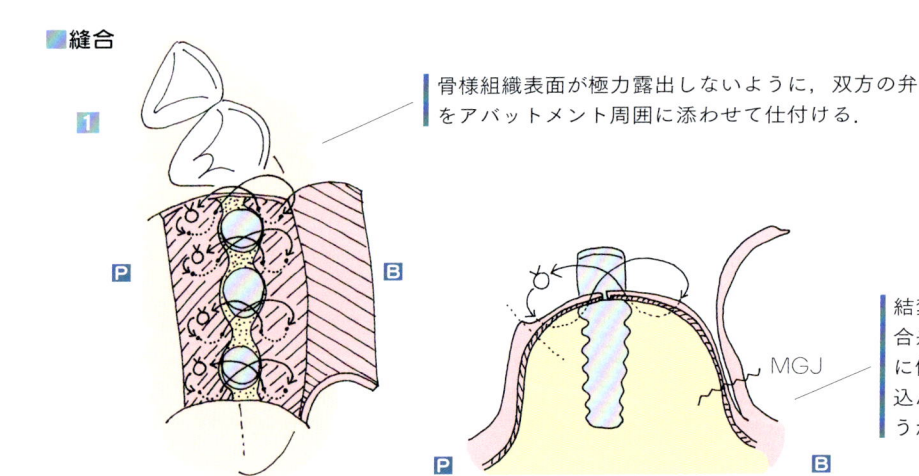

1 骨様組織表面が極力露出しないように，双方の弁をアバットメント周囲に添わせて仕付ける．

結紮部が口蓋側の場合，非吸収性縫合糸でもかまわないが，生体親和性に優れた糸であると抜糸時に埋まり込んでしまうので吸収性縫合糸のほうが望ましい．

1 インプラント二次手術・有茎弁移植術

2

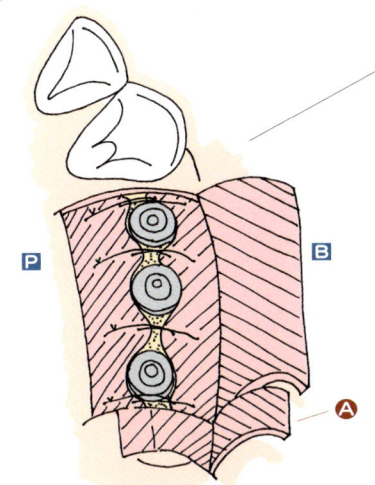

頬側と口蓋側ではアーチの大きさが異なることに注意する．顎堤の幅が広いほどその差は広がる．今回は遠心部よりスライドさせて足りない分を補った(Ⓐ)．

3

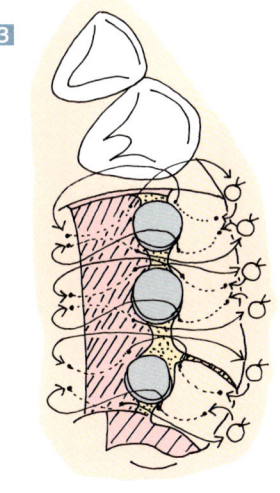

プロリーン6-0ナイロンを用いて，骨膜をアンカーにして垂直マットレス変法にてアバットメントの頬側に仕付ける．

1本のフィクスチャーに対して，近・遠心2本の縫合を行う．詳細は「手技的な注意点①」の本文を参照されたい．

4

■ 頬側から口蓋側に向かう糸を赤，口蓋側から頬側に戻る糸を青で示す．

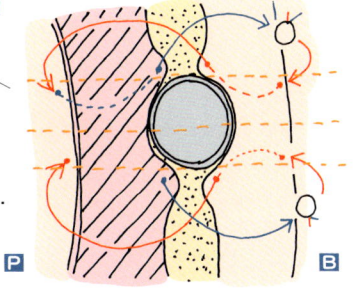

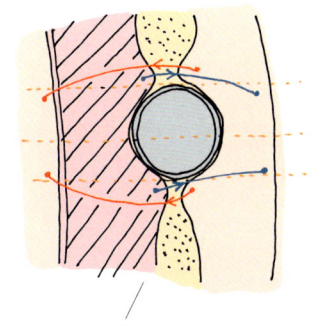

弁のズレ上がりを防ぐために，刺入点の位置は頬・口蓋で極力揃えるよう心掛ける．

5

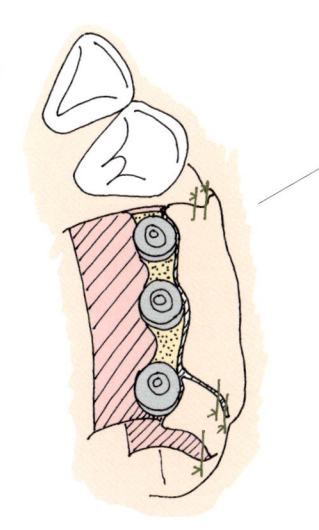

止血効果の意味で縦切開部分は必ず縫合するが，可動粘膜-可動粘膜間，もしくは可動粘膜-角化歯肉間は極力開きがないようにする．

> **! 手技的な注意点②**
>
> 口蓋側から頬側まで弁の移動を行う場合，双方ではアーチの大きさが異なるため，口蓋側で長さを合わせると頬側のほうがアーチが大きいため弁が足りなくなる．車で例えるならカーブを走行する際の内輪差のようなもので，この症例においても筆者の不注意で弁が足りなくなったため，リカバリーとして最後方アバットメントの遠心部から根尖側・側方移動術を行った(Ⓐ)．このような場合では，1～2歯分大きめの弁形成が必要となる．

治癒への経過

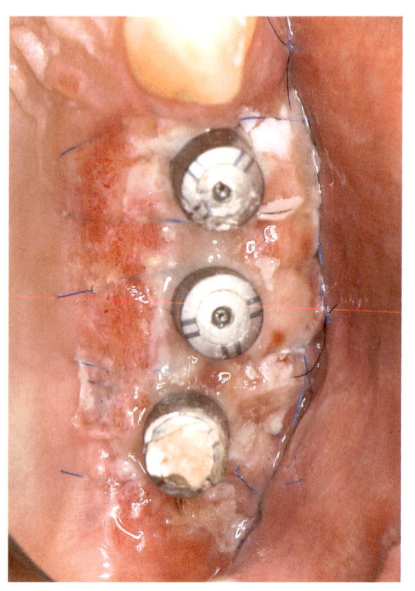

図11 術後1週間. 上皮の滑脱と上皮細胞の遊走が認められる.

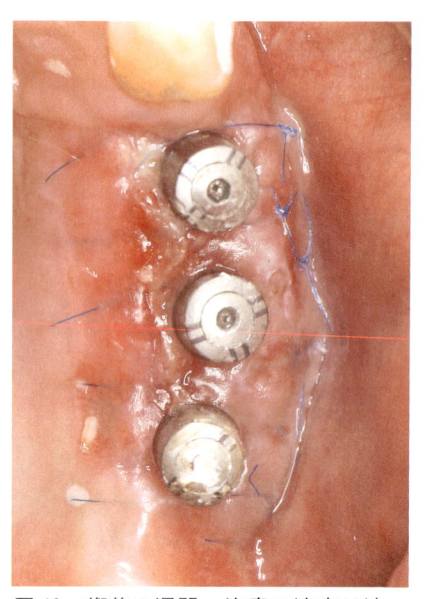

図12 術後2週間. 治癒の速度は速いと思われる.

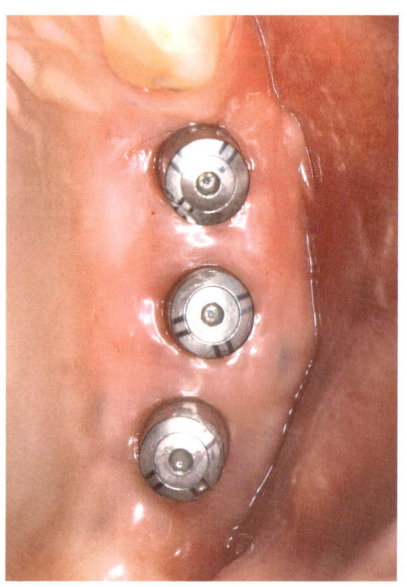

図13 術後3週間. すでに上皮化は終了している.

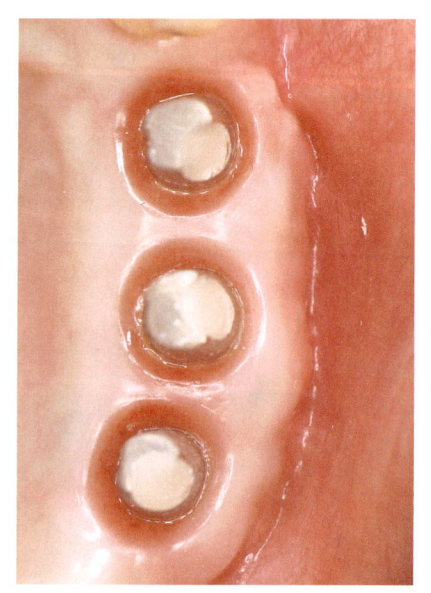

図14 術後9か月. 思ったよりも移植片の収縮は少なく, 目標は達せられた.

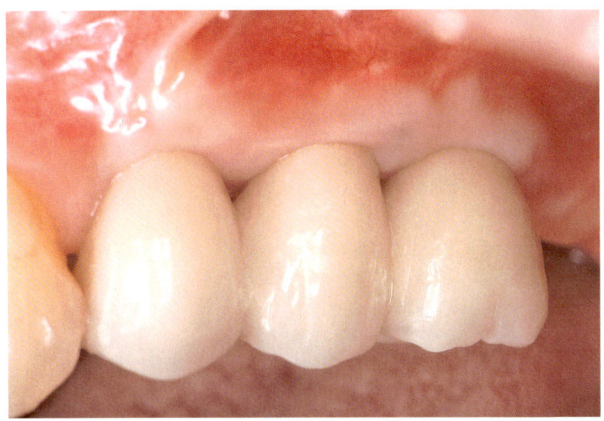

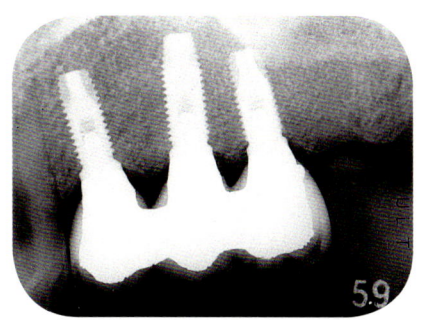

術後

図15 術後9か月．十分な厚みと幅の角化歯肉を獲得できたため，インプラントネック部の骨吸収もほとんどなく，安定傾向にあると思われる．

まとめ

現在，筆者の一番知りたいことが，GBR後（もしくはGBR中）の再生骨上に再生してくるであろう骨膜の再生メカニズムである．しかし自身の勉強不足（活字嫌い）のせいもあってか，それに関する論文を見つけるまでに至っていない．本文中にも便宜的に骨膜弁と書いたが，移植片を固定するための固定源としては十分に役立つものの，実際のところは二次手術前に粘膜弁がきちんと閉鎖されているので，骨様組織の上に骨膜様組織が再生されつつあると期待しているにすぎない．骨とメンブレンと骨膜の相関関係について書かれた論文にお心当たりの方がいらっしゃれば，ご一報いただければ幸いである．

参考文献

1. 筒井昌秀，筒井照子．包括歯科臨床．東京：クインテッセンス出版，2003．
2. 筒井昌秀．イラストで見る 筒井昌秀の臨床テクニック．東京：クインテッセンス出版，2004．
3. 野澤健，榎本紘昭，鶴巻春三，倉嶋敏明，杉山貴彦，渡邉文彦，伊藤公一．生物学的比率の概念に基づくインプラント周囲組織のマネージメント．長期臨床データから導き出した予知性向上への提言．Quintessence DENT Implantol 2006；13(2)：11-28．
4. 榎本紘昭．究極のインプラント審美．長期症例から学ぶ臨床テクニック．東京：クインテッセンス出版，2007．
5. 白石和仁．歯槽堤増大術（Ridge Augmentation）における新たな術式の試み．歯界展望 1998；91(6)：1323-1335．
6. Ten Cate AR（編著）．川崎堅三（監訳）．Ten Cate 口腔組織学．東京：医歯薬出版，1997．
7. 井上孝，下川公一．生体組織の再生能を最大に引き出すために．基礎を学ぶ大切さを井上孝教授に聞く．補綴臨床 2007；40(3)：282-294．
8. 城戸寛史，榊恭範，上田秀朗，白石和仁，大村祐進．総合治療から見たインプラントにおける診査・補綴設計の要．第4回 上顎遊離端欠損における補綴設計のデシジョンメーキング．Quintessence DENT Implantol, 2002；9(3)：71-78．

Recommend Instruments

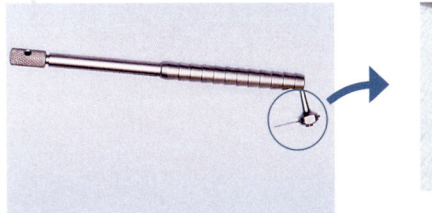

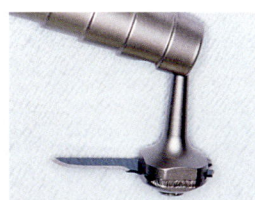

［3Dブレードホルダー ユニバーサルタイプ］
マイクロテック社製，福岡デンタル販売(株)

Part 2-② インプラント編：二次手術

失敗しないためのポイント⑤　どちらが有効？

💡 有茎弁移植 VS 遊離歯肉移植

　インプラント周囲にも角化歯肉が必要であることは前述したとおりであるが，では角化歯肉獲得の手段としてはどの方法がもっとも有効なのか？
　一般的に頻繁に用いられているであろう有茎弁移植と遊離歯肉移植を比較してみると，審美性を抜きにして角化歯肉の生存率（収縮率）だけを考えるならば，血液供給の面からみて有茎弁移植のほうが有利である．

　しかし，双方ともに利点・欠点・適応症があるため，状況をよく見きわめたうえで施術せねばならない．同一患者の7|7に植立したインプラント周囲の角化歯肉獲得術で比較してみる．手技の問題もあるし，左右側ともに条件が悪いので断定はできないが，やはり有茎弁移植のほうが生存率は高いようだ．遊離歯肉移植の手技的な問題については後述する．

有茎弁移植

■ 術前

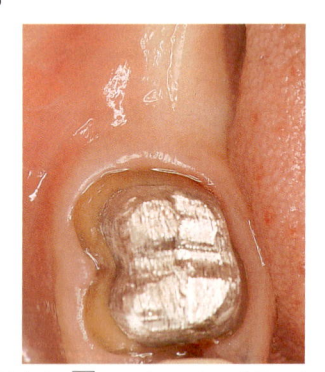

図A-1 7|に1本のインプラントが埋入されている．角化歯肉の幅はある程度存在している．

■ 縫合

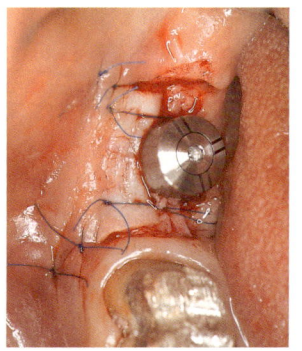

図B-1 歯槽頂上よりやや舌側寄りに切開線を設定して根尖側移動術にて二次手術を行った．

遊離歯肉移植

■ 術前

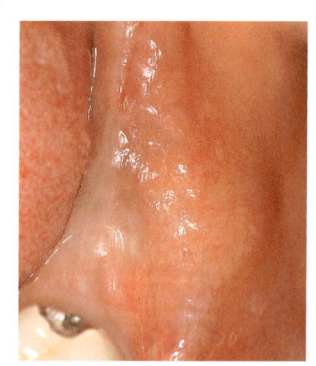

図A-2 |6 7には2本のインプラントが埋入されている．角化歯肉は舌側に僅かに存在しているだけである．

■ 縫合

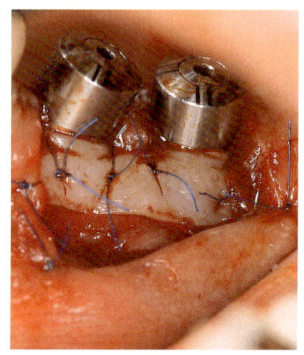

図B-2 舌側の角化歯肉内に切開線を設定して，遊離歯肉移植術にて二次手術を行った．

失敗しないためのポイント⑤

■術後8か月

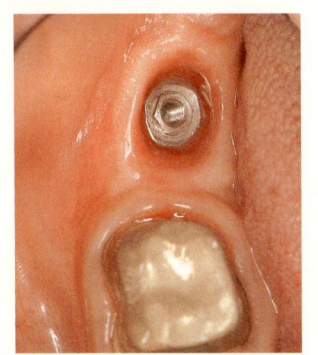

図C-1 インプラント周囲にはある程度の角化歯肉を獲得することができた．

■術後8か月

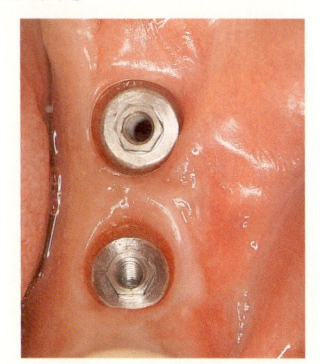

図C-2 ⎾7のインプラントの頬側角化歯肉は，ほとんど喪失してしまった．

■術後2年

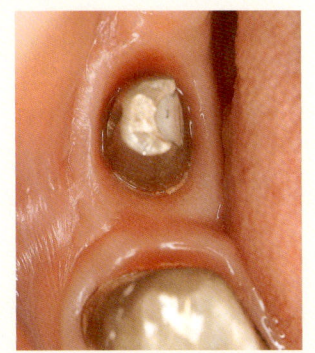

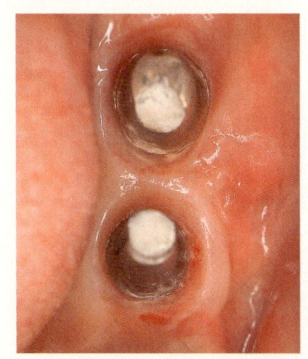

図D-1 インプラント周囲の角化歯肉にはほとんど変化はなく，安定した状態を保っている．

■術後2年

図D-2 ⎾7のインプラント頬側は，サブジンジバルカントゥアの調整によって辛うじて炎症のない状態を保っている．

■術後2年

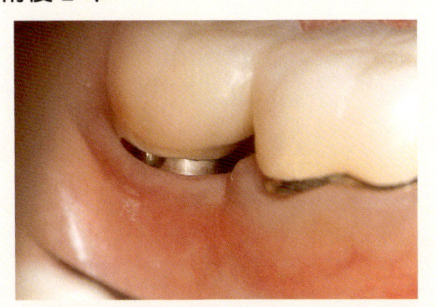

図E-1 サブジンジバルカントゥアの形態は通常通り与えてある．

■術後2年

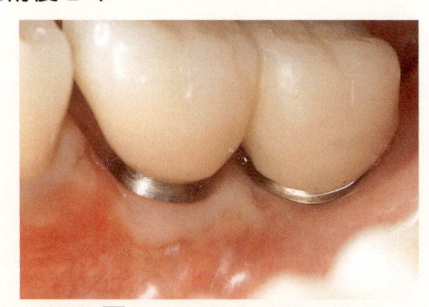

図E-2 ⎾7のインプラントのサブジンジバルカントゥアはやや強めのコンベックスな形態を与えてある．

Part 2-②

2 インプラント二次手術・遊離歯肉移植術

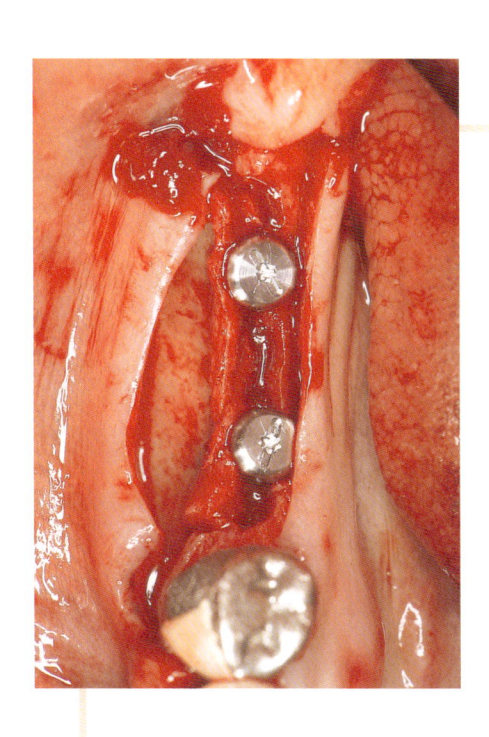

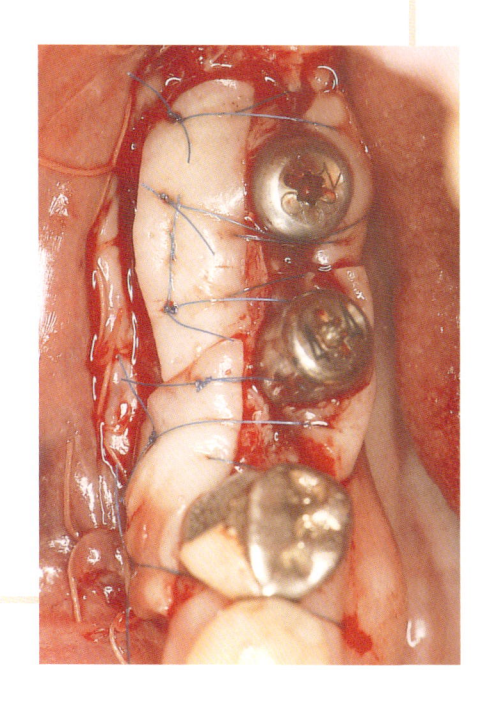

Part 2-② インプラント編：二次手術

インプラント二次手術・遊離歯肉移植術

初診時

角化歯肉の幅は狭く，一次手術時の喪失量を考慮した場合，二次手術としての根尖側移動術は適応外となる．

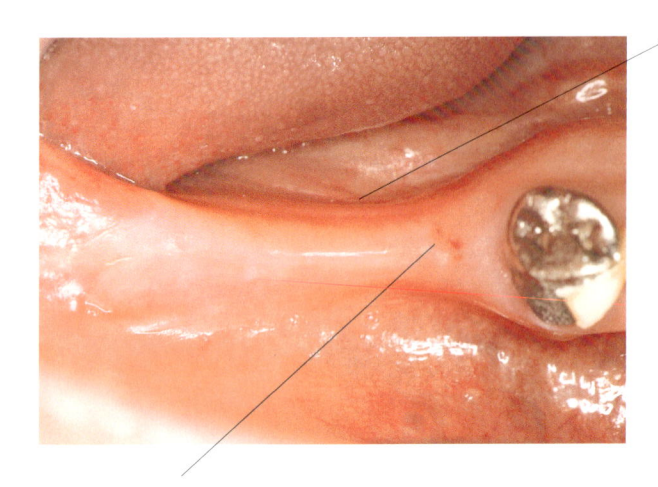

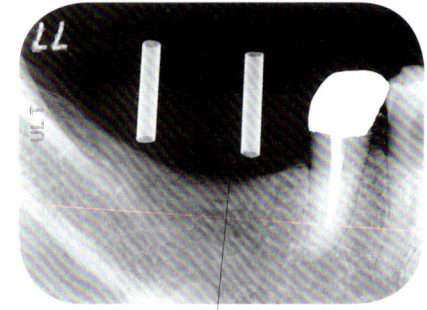

触診から，細いナイフ・エッジ状の骨であることが推察できる．

図1　初診時の様子．

骨の高さは比較的あるように見えるが幅がないため，このような場合はCTによる画像診断が必要である．

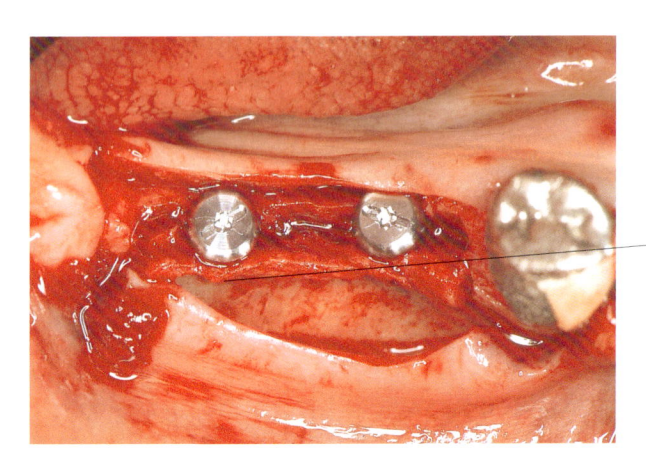

スプリットクレスト法によりインプラントを埋入し，同時に非吸収性チタン強化膜を使用したGBRを行った．横に入れたスリットの近・遠心に縦のスリットを追加して，専用の器具を用いて注意深く開いていく．

図2　GBR時．

⚠ 初診時～一次手術

$\overline{7\ 6}$ はCT撮影の結果，骨頂付近の骨幅が3mm程度しか存在せず，非吸収性のチタン強化膜を用いたスプリットクレスト法によって埋入と同時にGBRを施術した．術後9か月間の免荷期間を経て二次手術に入る．

注：本項目においても，メンブレン上の骨膜が存在し続けられるかはわからないが，術中の部分層弁の下層を便宜上，骨膜弁とよび，解説を進めていく．

2 インプラント二次手術・遊離歯肉移植術

二次手術前

非吸収性のチタン強化膜がチタンピンによって固定されている．

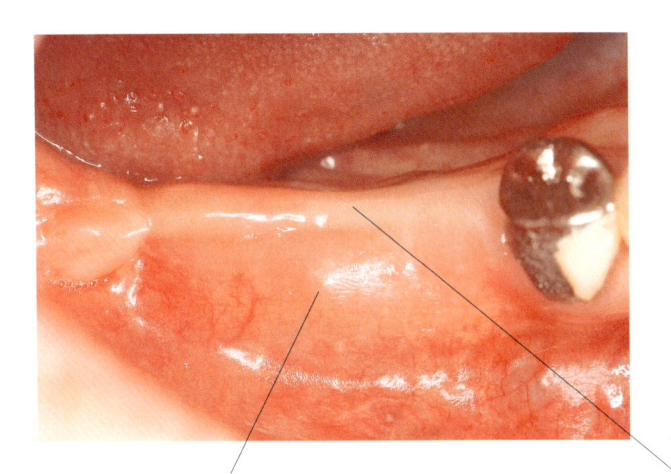

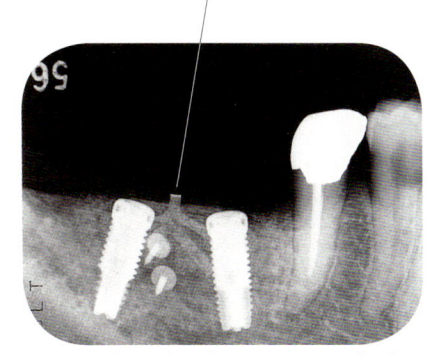

歯槽堤の幅は改善されたものの，直下にメンブレンが存在するため粘膜は薄い．

頬側は減張切開によって粘膜が挙上されたため角化歯肉が減少している．

図3　二次手術前．一次手術からは9か月経過している．

! 診査・診断時における注意点

術前の口腔内写真より角化歯肉の幅はわずかであり，今回は根尖側移動術は適応外となる．口蓋側より遊離歯肉移植術を行うこととし，その際，GBR時に喪失した $\overline{5}$ 部の角化歯肉の獲得も同時に行うこととした．

切開

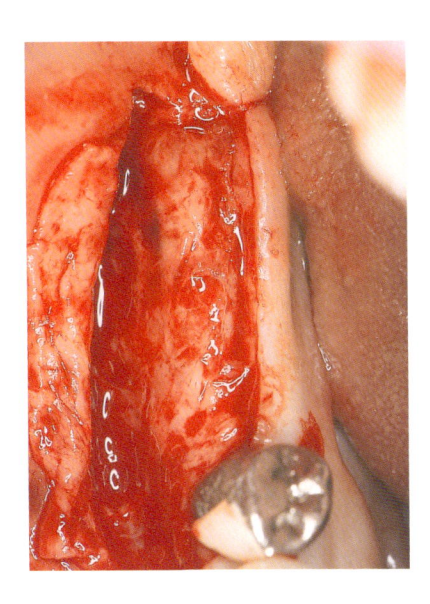

! 手技的な注意点

本症例においても粘膜下にはメンブレンが存在するので，その除去と前項の症例(129～137ページ)と同じ理由から，移植片を確実に固定できる環境を構築できるような術式を考えなければならない．まず，臼後三角前方部と $\overline{4}$ 遠心部に縦切開を設定してから頬側の角化歯肉をわずかに含んだ位置に横切開を入れ，その位置から部分層弁を形成していく．このとき，位置関係にもよるが，本症例のような場合は残った角化歯肉はすべてアバットメントの舌側に利用することをイメージして行う． $\overline{5}$ 周囲は歯肉溝内切開とする．

図4　頬側は double thickness flap の形成を行う．

Part 2-② インプラント編：二次手術

■切開

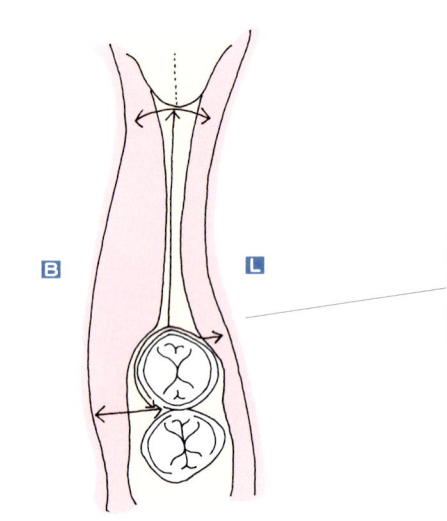

わずかに頬側角化歯肉を含んだ位置に切開線を設定して、部分層弁を形成していく．残った角化歯肉はすべて舌側に移動させるため、舌側にも縦切開が必要となる．

剥離

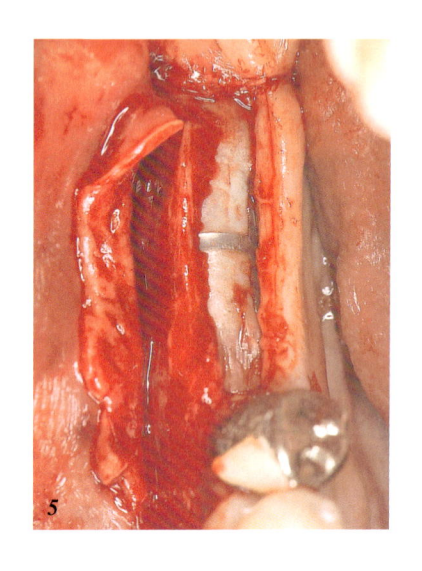

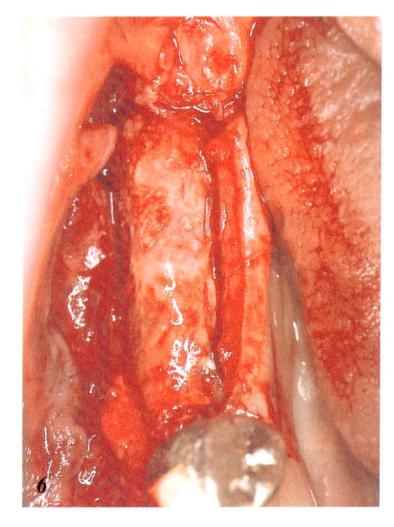

図5 頬側に残った骨膜弁を剥離したところ．MT ラスパの細い部分を使って慎重に行う．
図6 メンブレンを除去したところ．新生骨様組織によって歯槽堤の幅が改善されていることがわかる．

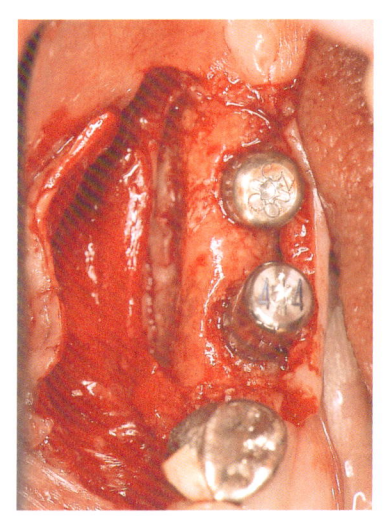

> ⚠ **手技的な注意点**
>
> 頬側に残した薄い骨膜弁を MT ラスパにて慎重に剥離し，舌側歯肉弁を全層弁にて剥離してメンブレンを裸出させる(12)．メンブレンの除去後テンポラリーヒーリングアバットメントを装着して 7 6 のアバットメントのちょうど中間部にあたる位置で舌側歯肉弁に縦にスリットを入れる(3)．これは舌側へ寄せた角化歯肉を極力アバットメント周囲に寄り添わせるための措置である．

図7 テンポラリーヒーリングアバットメント装着時．やや舌側寄りの埋入となっていることがわかる．

144

2 インプラント二次手術・遊離歯肉移植術

■剥離

1

全層

B　L

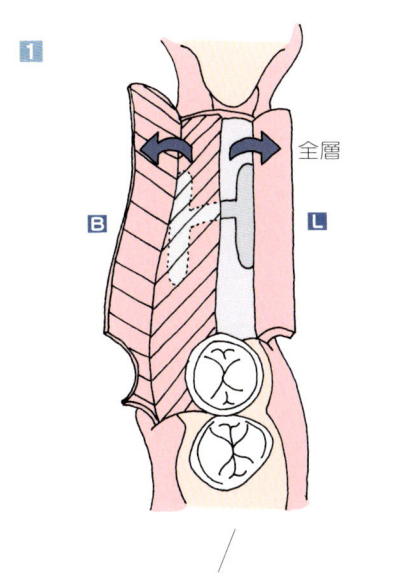

舌側は全層弁にて剥離を行うが，歯肉弁をやや移動させるため MGJ を越えた位置まで剥離する．

2

頬側に残った骨膜弁は薄いので，剥離には十分注意する．

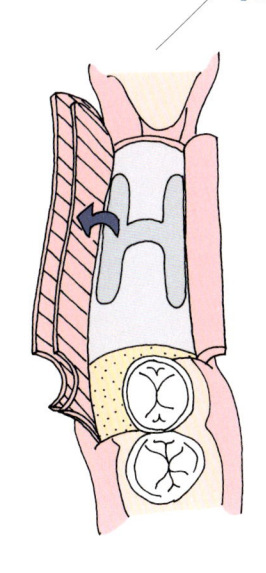

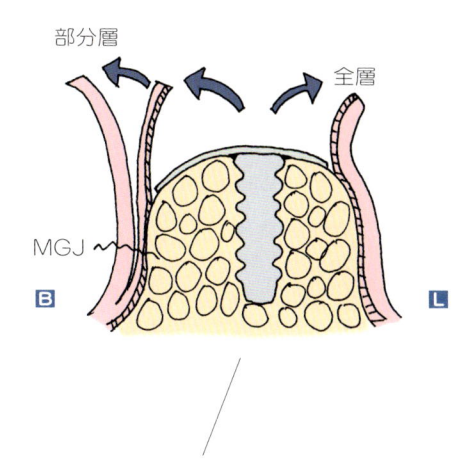

部分層　全層

MGJ

B　L

頬側は double thickness flap による部分層弁，舌側は全層弁と合わせて3枚の弁が形成されたことになる．

3

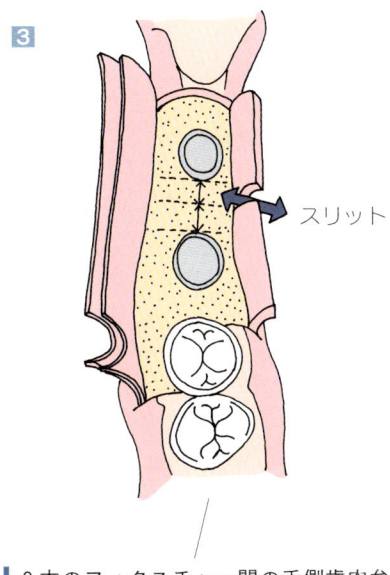

スリット

2本のフィクスチャー間の舌側歯肉弁のちょうど中央部分にスリットを入れる．

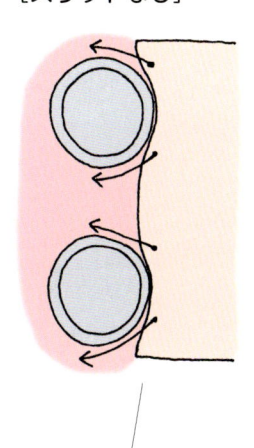

［スリットなし］

スリットなしの場合，両フィクスチャー間の歯肉はアバットメント周囲に寄り添いにくい．

［スリットあり］

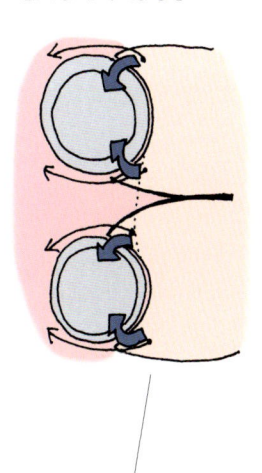

スリットありの場合，歯肉はアバットメント周囲に寄り添ってくる．

Part 2-② インプラント編：二次手術

縫合

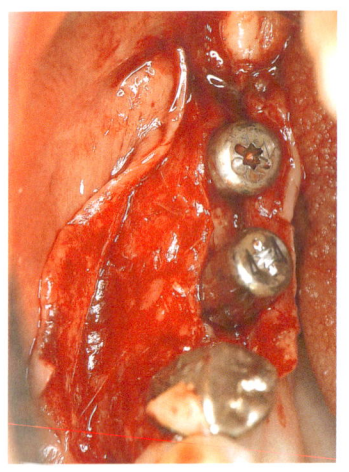

図8 新生骨様組織を保護することと，移植片を固定するための固定源を確保する目的で，頬側骨膜弁と舌側歯肉弁を縫合する．

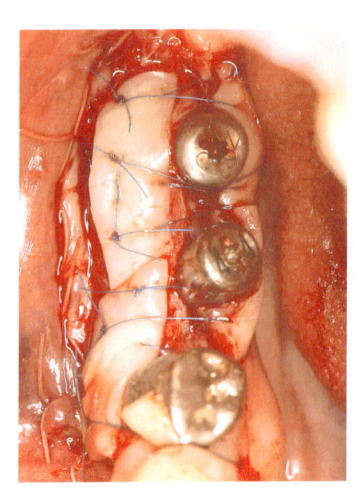

図9 先に縫合固定した骨膜弁をアンカーに使用して，遊離移植片を確実に固定する．

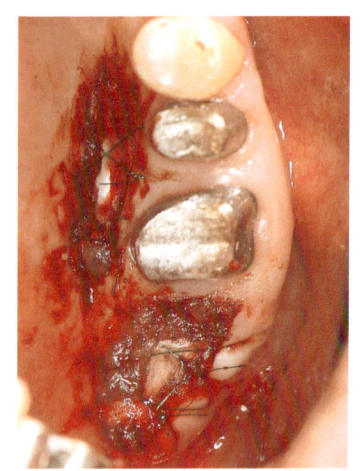

図10 供給側は止血も兼ねてクロス縫合を行う．

！ 手技的な注意点①

まず，頬側の骨膜弁を6-0吸収性縫合糸で頬側は垂直マットレス変法，舌側は水平マットレス通法を用いて舌側歯肉弁と縫合固定を行う（**1**）．単純縫合を用いない理由は前項の症例と同じである（90ページ参照）．つぎに固定された骨膜弁をアンカーとして，口蓋より採取した遊離角化歯肉を極力アバットメント周囲に寄り添うように仕付ける（**2 3**）．縫合糸はプロリーン6-0ナイロンを使用し，縫合法は垂直マットレス変法を選択した．各アバットメントと 5| の近・遠心に2本ずつ，計6本の縫合を行う（**3**）．この場合も前項の根尖側移動と同じく，まず最初の刺入点はできるだけアバットメントよりも内側に，つぎに移植片から針が出てくる位置をアバットメントよりも外側に設定する．舌側も同様に行うが，もっとも注意することは頬側から舌側に行く糸よりも舌側から頬側に帰ってくる糸の方が内側（アバットメントにより近い位置）を通ることである．この場合も頬・舌側の刺入点の高さは極力揃えるようにする．最後に前庭拡張を行った部分を5-0吸収性縫合糸を用いて単純縫合にて数か所仕付ける（**4**）．

■縫合

1

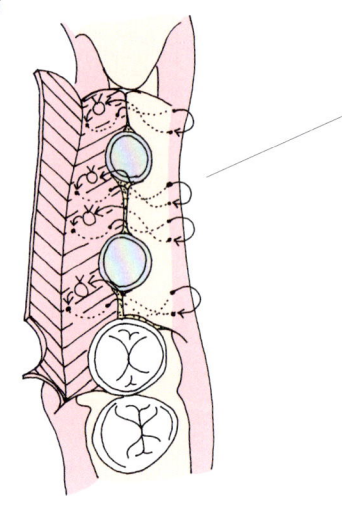

骨膜弁の固定は6-0吸収性縫合糸を用いて頬側は垂直マットレス変法，舌側は水平マットレス通法の混法にて行う．

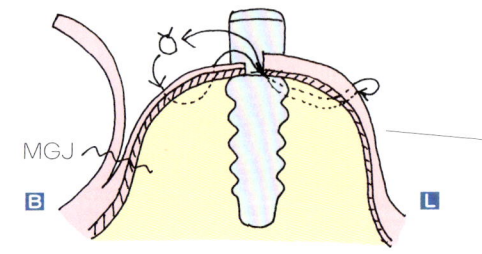

舌側の歯肉弁は後で移植片の固定にも使用するため，刺入点は極力MGJ付近に設定することが望ましい．

2 インプラント二次手術・遊離歯肉移植術

2

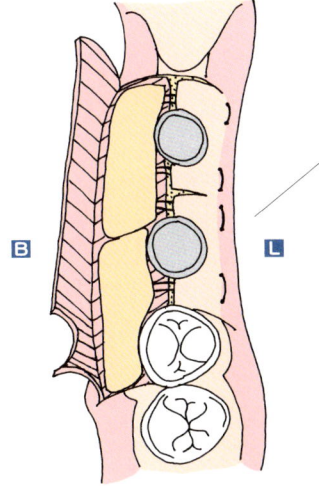

移植片と移植片の間は極力隙間ができず，厚さが揃うようにトリミングを行うことが必要である．

■頬側から舌側に行く糸を赤，舌側から頬側に帰ってくる糸を青で示す．

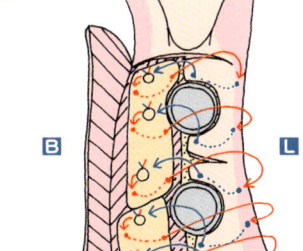

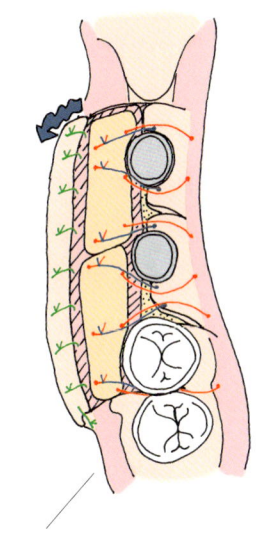

3

4

プロリーン6-0を用いて，垂直マットレス変法にて歯肉と移植片がアバットメント周囲に寄り添うように仕付ける．

前庭拡張する部分は5-0吸収性縫合糸を使用して，単純縫合にて骨膜と仕付ける(緑の糸)．必要がないという説もあるが，術後出血を考えればしておいたほうが無難である．

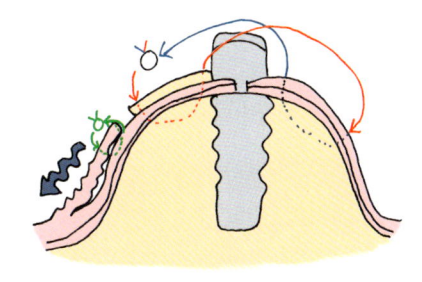

頬側から口蓋側に行く糸(赤)よりも，舌側から頬側に帰ってくる糸(青)のほうが内側(アバットメントにより近い位置)を通ることをつねに心掛ける．

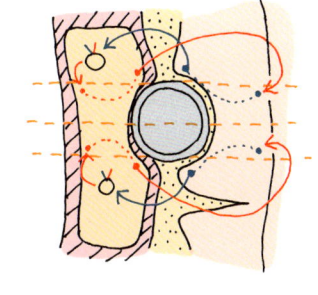

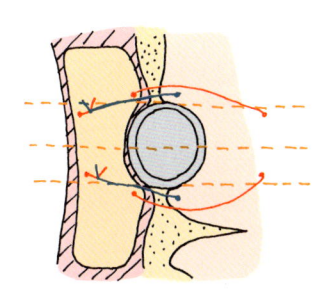

> ! **手技的な注意点②**
>
> 本症例のように移植床が広範囲にわたる場合，供給側も限られるので2か所から移植片を採取することもある．その際，細かいことをいうようだが，2枚の移植片同士の接合部はトリミングを行って極力一致するように心掛ける．供給側の処理は創傷部の上にコラテープを置いて止血も兼ねてクロス縫合を行う．ただ，舌癖のある人は疼痛がでやすいので，パックもしくはシーネを使用したほうがよい．

147

Part 2-② インプラント編：二次手術

治癒への経過

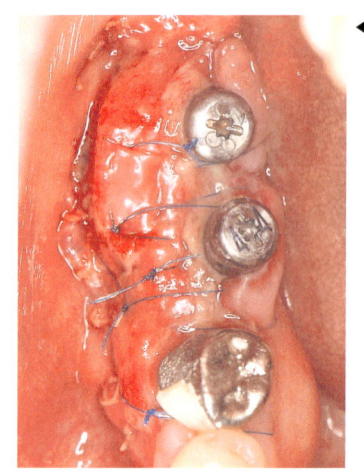

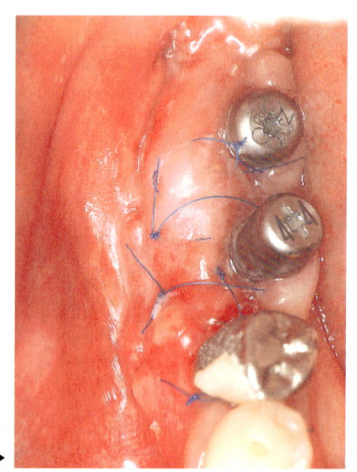

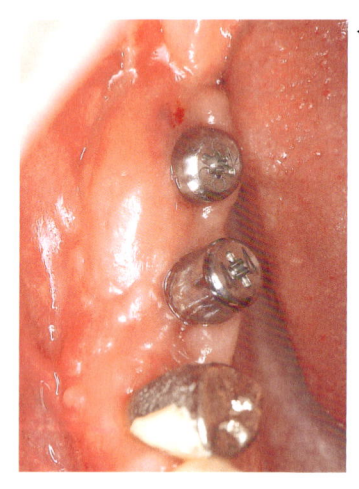

図11 術後1週間．インプラント周囲よりも天然歯周囲のほうが治癒が若干遅いように思える．
図12 術後2週間．2枚の移植片の治癒速度の差は，何に起因しているのだろうか？
図13 術後3週間．有茎弁（129〜137ページ）と比較した場合の治癒速度に有意差は認められない．

術後

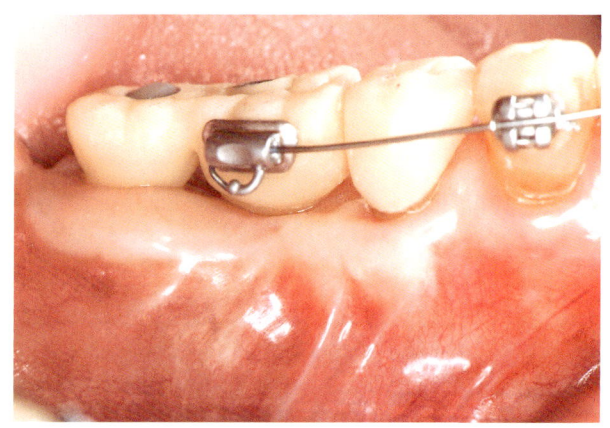

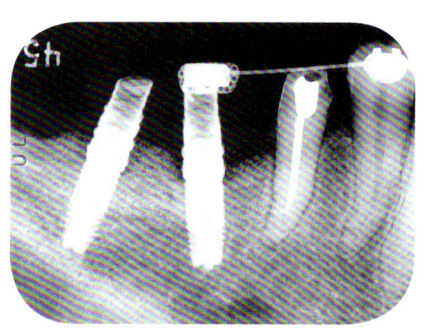

図14 術後5か月．移植片の収縮は有茎弁と比較して，やや大きいように思えるが，個体差があるため何ともいえない．インプラント周囲骨は安定傾向にあると考える．

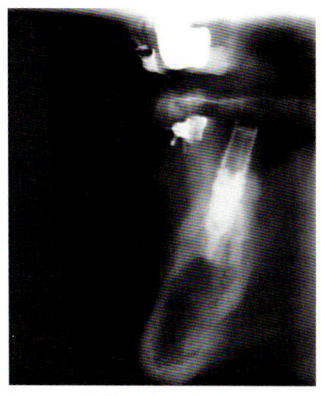

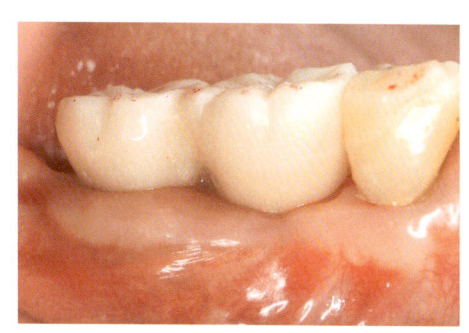

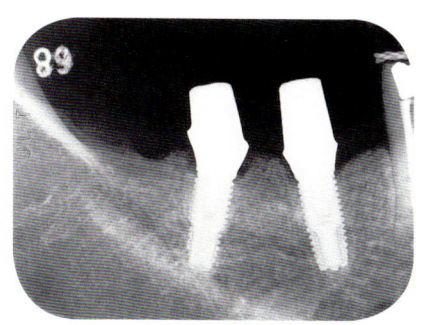

2 インプラント二次手術・遊離歯肉移植術

図15 術後1年を経過しても移植片に収縮は認められず，骨レベルも安定している．断層写真からも頬側のバルコニーが維持されていることがわかり，厚い角化歯肉はインプラント周囲の骨の維持安定に関与していることがうかがえる．

まとめ

現在，メンブレンを使用したGBR手術の傾向として，遅延型吸収性メンブレンの登場もあってか，吸収性メンブレンの使用頻度が増加し主流になりつつある．吸収性メンブレンであれば，こういった二次手術時の煩わしさも解消される．また，非吸収性メンブレン使用時でも，一次手術から短期間にメンブレン除去のみの手術を行い，その際レーザーを使用するといった新しい術式も登場してきている．

しかし，非吸収性メンブレンをオーソドックスな方法で使用することに根強い支持があることも確かな事実であることは見逃せない．

筆者は，どの方法を用いるにしてもキーポイントとなるのは骨膜ではないかと考えている．吸収性・非吸収性メンブレン間の骨膜再生に関する有意差やそのメカニズムなど，知りたいことはたくさんある．それにはもっと基礎知識である病理組織学を熟知する必要があることを痛感し，自身の不勉強を反省している今日この頃である．

参考文献

1. 筒井昌秀, 筒井照子. 包括歯科臨床. 東京：クインテッセンス出版, 2003.
2. 筒井昌秀. イラストで見る 筒井昌秀の臨床テクニック. 東京：クインテッセンス出版, 2004.
3. 野澤健, 榎本紘昭, 鶴巻春三, 倉嶋敏明, 杉山貴彦, 渡邉文彦, 伊藤公一. 生物学的比率の概念に基づくインプラント周囲組織のマネージメント. 長期臨床データから導き出した予知性向上への提言. Quintessence DENT Implantol 2006；13(2)：11-28.
4. 榎本紘昭. 究極のインプラント審美. 長期症例から学ぶ臨床テクニック. 東京：クインテッセンス出版, 2007.
5. 白石和仁. 歯槽堤増大術(Ridge Augmentation)における新たな術式の試み. 歯界展望 1998；91(6)：1323-1335.
6. Ten Cate AR(編著). 川崎堅三(監訳). Ten Cate 口腔組織学. 東京：医歯薬出版, 1997.
7. 井上孝, 下川公一. 生体組織の再生能を最大に引き出すために. 基礎を学ぶ大切さを井上孝教授に聞く. 補綴臨床 2007；40(3)：282-294.
8. 城戸寛史, 榊恭範, 上田秀朗, 白石和仁, 大村祐進. 総合治療から見たインプラントにおける診査・補綴設計の要. 第3回 下顎遊離端欠損における補綴設計のデシジョンメーキング. Quintessence DENT Implantol, 2002；9(2)：71-80.

Recommend Instruments

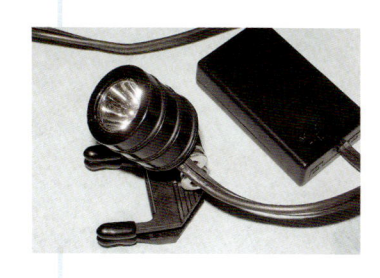

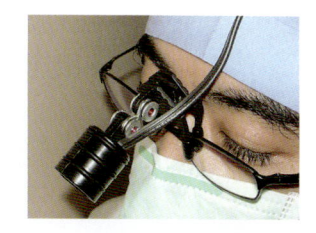

［LED マイクロライト 20000ルクス（クリップオン式）］

マイクロテック社製，福岡デンタル販売(株)

Part 2-② インプラント編：二次手術

失敗しないためのポイント⑥　既成概念にとらわれるな！

遊離歯肉移植を成功させるポイント

遊離歯肉移植を成功させるための条件としては，一般的には以下の4つがあげられる．
① 移植片の厚み（0.5mm〜2.0mm）
② 移植片の幅（縦：最低6mm以上，横：半歯〜1歯分大きめに）
③ 受容床の形成（移植片の収縮を考慮して）
④ 受容床を部分層とするか全層とするか（移植片の動揺）
　その他に筆者が考える条件として，
　A）歯槽突起の高さ
　B）筋の付着部が近いかどうか
　C）移植片の採取部位
などがあげられるが，筆者はとくにC）の移植片の採取部位に注目している．

①に関しては，薄い移植片ほど生着はしやすいが術後収縮は大きくなる．②と③に関しては，移植片の術後収縮を考慮してやや大きめの受容床を形成し，それに合った移植片の採取を行う．④に関しては，一般的には受容床は部分層で形成されることが多いが，縫合固定後に移植片が動揺すると生着率は低くなり，部分層では可動粘膜下の結合組織を厚く残した場合は動揺しやすくなる．したがって，全層による遊離移植のほうが生着率は高いという論文[1]もあるが，全層の場合は移植片の固定が難しく，熟練を要する．また，成書には「上皮の形質発現は間葉によって支配される[2]」と記されていることから，部分層で結合組織を厚く残した場合は受容床側の結合組織の機能が発現し，後戻りをすることが十分考えられる．

最後にC）に関してだが，ここからは確証があるわけではないので，あくまで私見として捉えていただきたい．移植片を高確率で生着させ，収縮を小さくさせるために筆者が10年程前より注目してきたのが，移植片の「採取部位」である．一般的にいわれている条件の他にも，何かあるのではないかという疑問を追求した結果，導きだされたキーワードが「歯周靱帯」である．そして，その移植片採取の最良部位として選択されたのが「欠損部歯槽堤歯槽頂周辺歯肉」となる．歯の周囲には4種類の歯周靱帯が存在するが，抜歯されればその「歯周靱帯」は消滅してしまうと某先生からは教わった．しかし，すべてが消滅してしまうのではなく，ある程度は何らかの形で残るのではないかという疑問が拭い切れなかった．「歯周靱帯」という形としては残らないにしても，そこには線維成分に富んだ超強靱結合組織とそれに裏打ちされた上皮が存在するのではないかと考えた．

以下に，術後5年以上経過した2症例を提示する．受容側の状況は悪くても経過は比較的良好であるが，適応範囲は狭く，供給側が「上顎多数歯欠損」に限定される．

参考文献
1. Dordick B, Coslet JG, Seibert JS. Clinical Evaluation of Free Autogenous Gengival Grafts Placed on Alveolar Bone. Part I. Clinical predictability. J Periodontol 1976 ; 47(10) : 559‐567.
2. Ten Cate AR（編著）．川崎堅三（監訳）．The Cate 口腔組織学．東京：医歯薬出版，1997.

参考症例1

■初診時

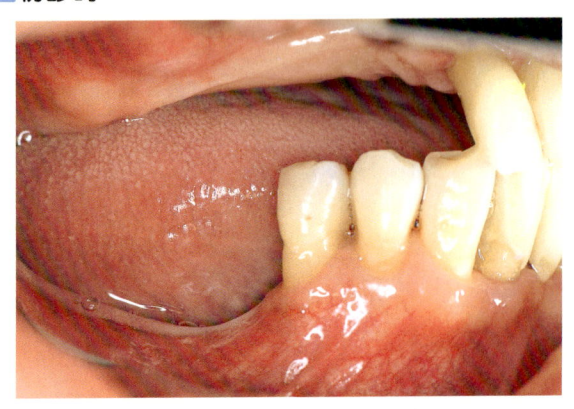

図A　下顎の歯槽突起は，ほとんど喪失しているのではないかと思われるほど顎堤は低くなっている．オトガイ孔を避けた位置に2本のインプラントを埋入する．

失敗しないためのポイント 6

■二次手術前

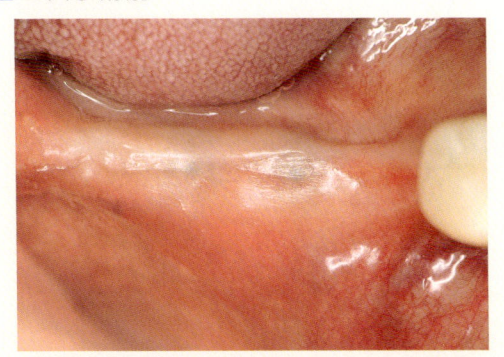

図B 角化歯肉の幅はわずかであり，クレスタルで埋入されたインプラントが透けて見えるのがわかる．有茎弁による二次手術は困難と思われる．

■遊離歯肉移植

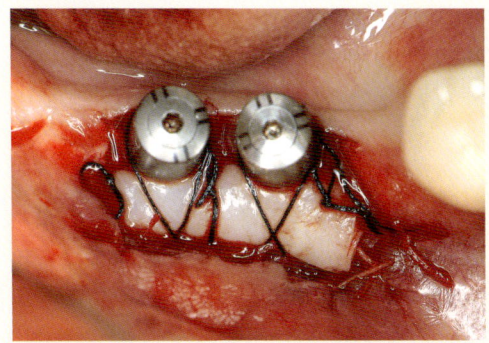

図C 遊離歯肉移植術にて二次手術を行った．一般的にいわれている条件を考慮して行うが，歯槽突起をほとんど喪失しているため移植片が生着する確率はかなり低いと考えられた．

■移植片採取部位

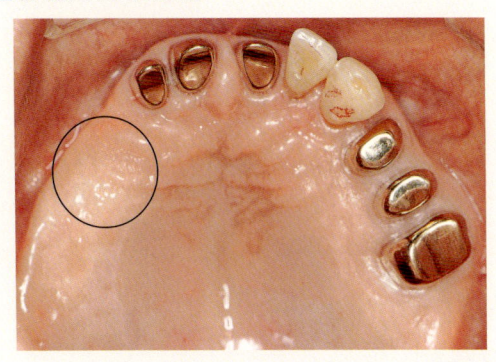

図D 前述したように，移植片の採取部位は超強靱結合組織に裏打ちされた上皮の存在する「欠損部歯槽堤歯槽頂周辺歯肉」から採取した．

■術後1年経過時

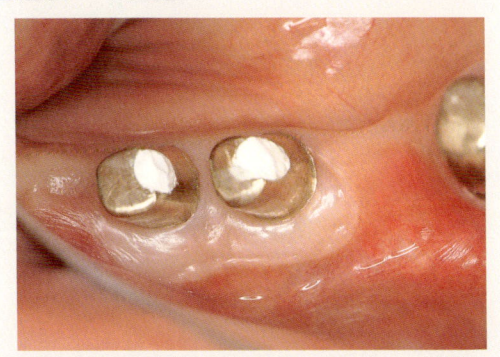

図E 若干の収縮は認められるものの，頰側角化歯肉はほぼ安定している．

■術後1年6か月経過時

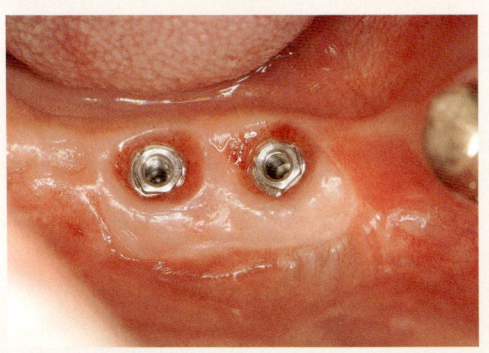

図F その後の収縮は認められず，インプラントを長期的に維持・安定させるための生物学的比率の条件を満たすに十分な角化歯肉の獲得はできた．

Part 2-② インプラント編：二次手術

■ 治療終了時と術後5年の比較

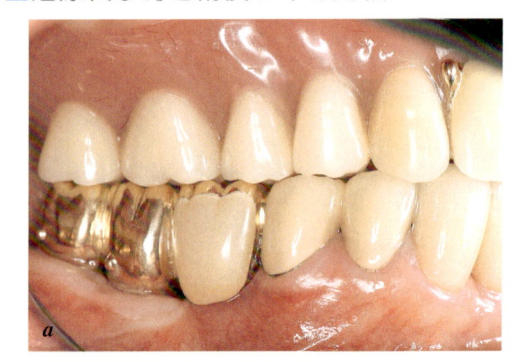

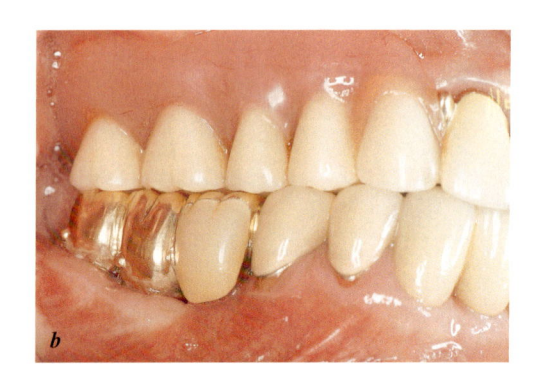

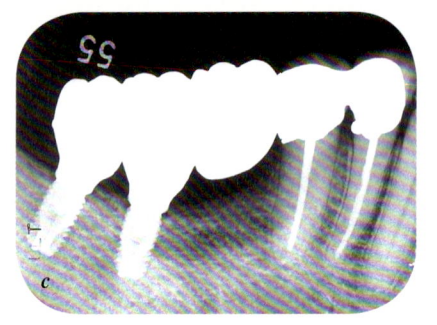

図G 最終補綴物装着時（*a*）と5年後（*b*, *c*）を比較してみてもほとんど変化は認められず，安定している．54には内冠を装着して術者可撤式の補綴物としている．

参考症例2

■ 初診時

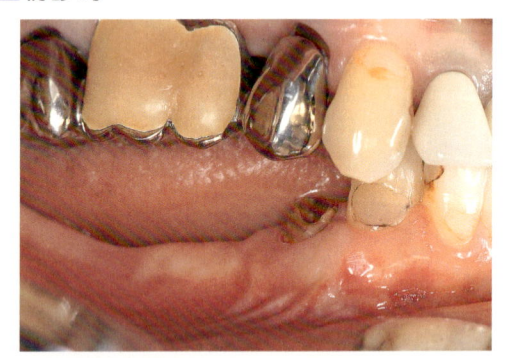

■ 二次手術前

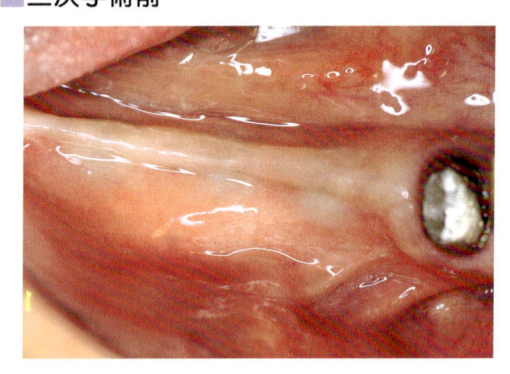

■ 遊離歯肉移植

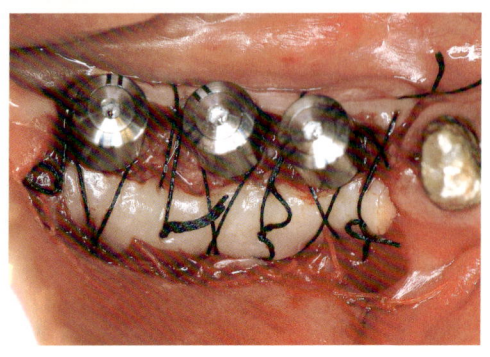

図H｜図I
図J

図H 参考症例1と同様に，下顎の歯槽突起はほとんど喪失している状況である．
図I 3本のインプラントが埋入されているが，角化歯肉の幅はわずかである．
図J 参考症例1と同様に一般的にいわれている条件を考慮して，二次手術を行った．

失敗しないためのポイント⑥

■移植片採取部位

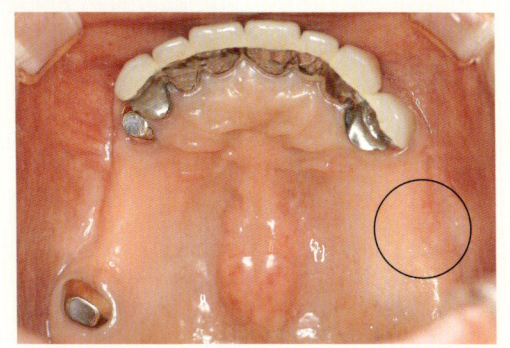

図K 参考症例1と同様に,「欠損部歯槽堤歯槽頂周辺歯肉」から移植片を採取した.

■術後10か月経過時

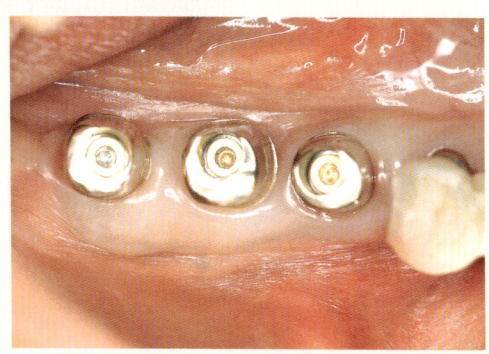

図L 条件は厳しいにもかかわらず,インプラント頬側には十分な角化歯肉を獲得することができた.

■術後2年メインテナンス時

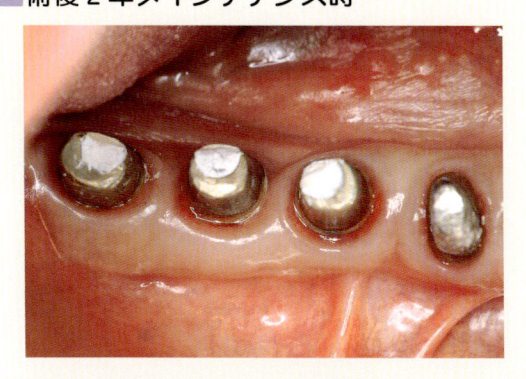

図M 頬側角化歯肉に変化は認められず,安定した状態を保っている.

■術後7年メインテナンス時

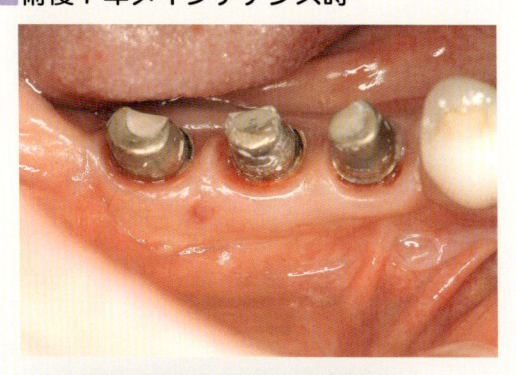

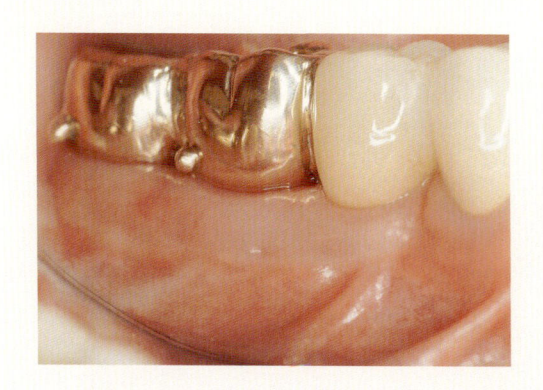

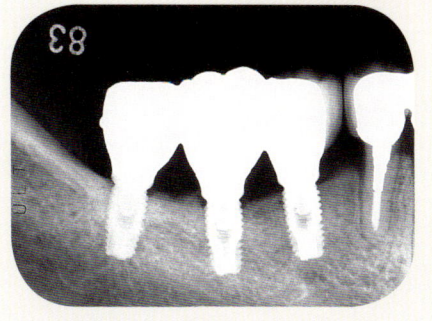

図N 頬側角化歯肉に大きな変化は認められず,インプラントを長期的に維持・安定させるための生物学的比率の条件を満たすに十分な角化歯肉の獲得ができていることがわかる.

Part 2-②

3 インプラント二次手術・遊離結合組織移植術

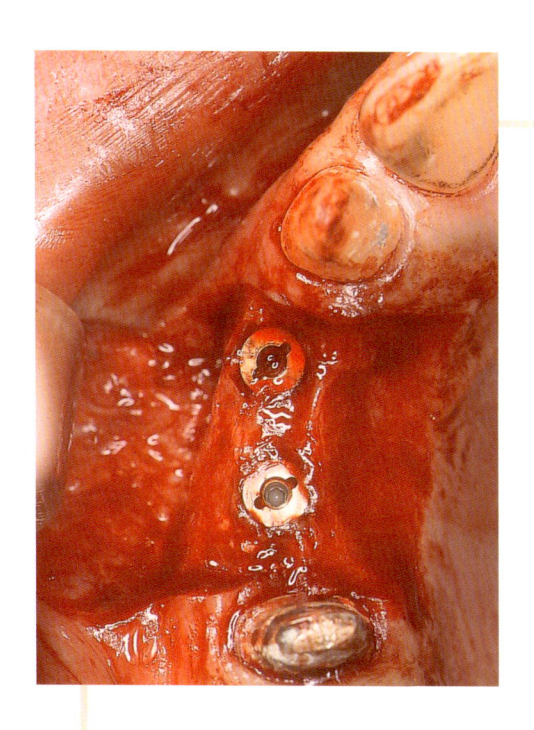

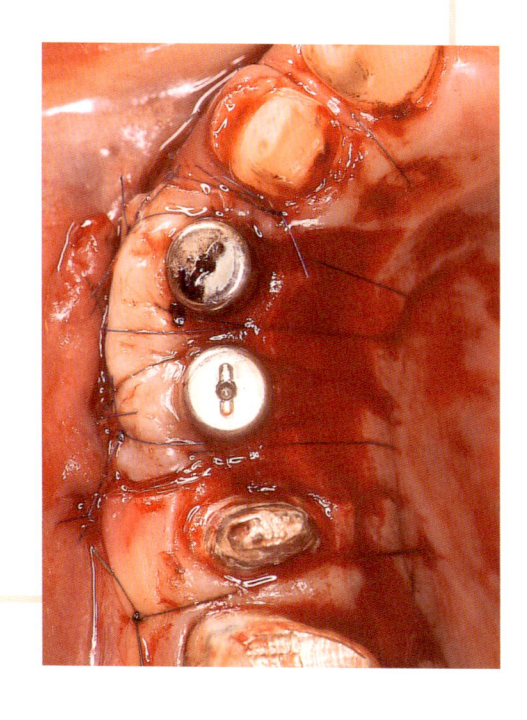

Part 2-② インプラント編：二次手術

インプラント二次手術・遊離結合組織移植術

初診時

4 3|部は水平的に陥凹が認められ，唇・頬側歯槽突起を喪失していることがわかる．

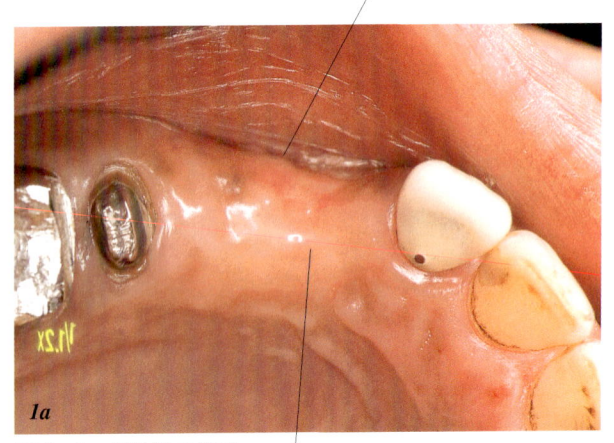

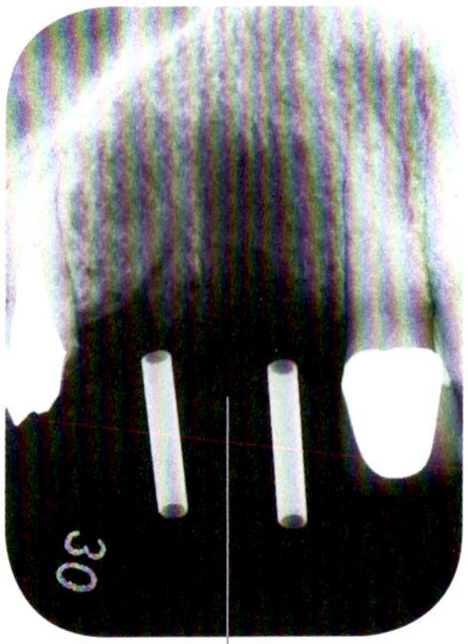

図1a, b　初診時の様子．

|3は，3〜4か月程前に歯根破折が原因で他院にて抜歯されている．|4も同様に歯根破折が原因と推察されるが，時期は定かではない．

デンタルエックス線写真から4 3|部，とくに3|部は大きな実質骨欠損が存在していることがわかる．

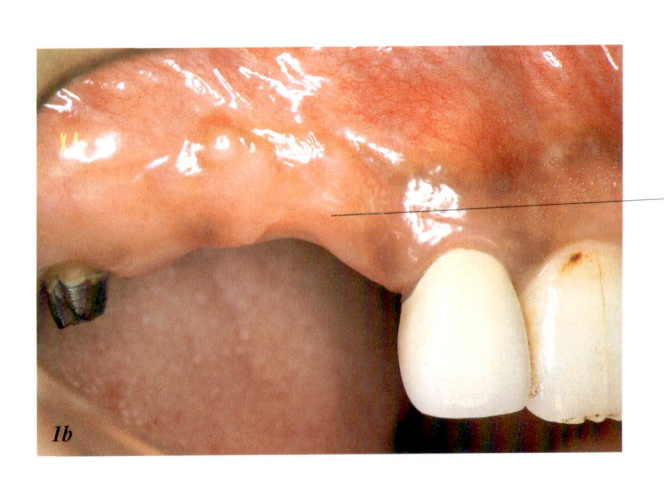

欠損部顎堤は垂直的な高さも大きく不足している．Seibert III類であるため，ステージドアプローチにて顎堤の再建を図った後インプラントを埋入することにした．

> ⚠ **初診時〜一次手術**
>
> |3は歯根破折によって抜歯されており，4 3|部ともに水平・垂直的に骨のボリュームが不足していてGBRが必要であることがわかる．非吸収性のチタン強化膜を使用して，ステージドアプローチによって顎堤の改善を図った後にインプラントの埋入を行った．このとき，筆者のミスで3|のインプラントがやや唇側寄りに傾斜埋入されてしまった．

3 インプラント二次手術・遊離結合組織移植術

GBR・インプラント埋入

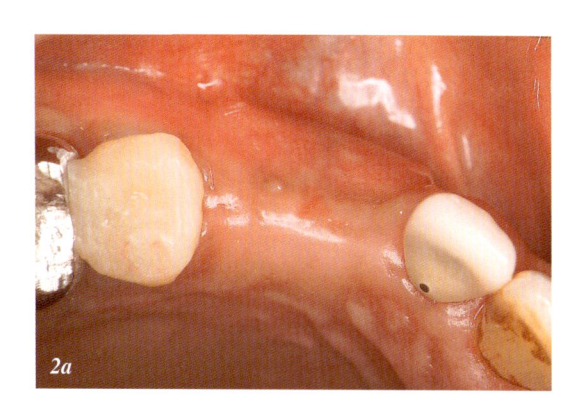

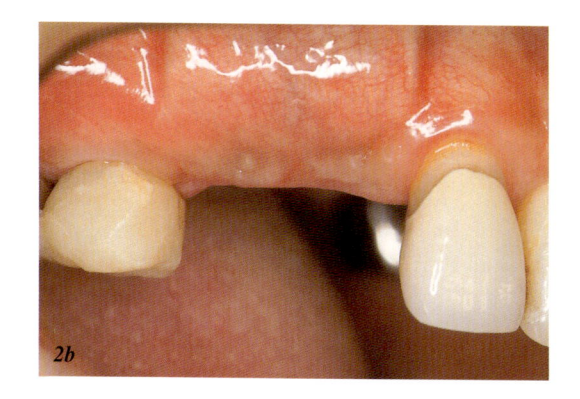

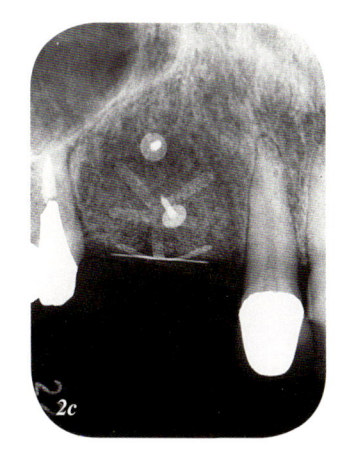

図2 ７６５｜頰棚より自家骨を採取して非吸収性チタン強化膜を使用して行った GBR 後，9か月経過時．水平・垂直的に顎堤の改善がなされていることがわかる．

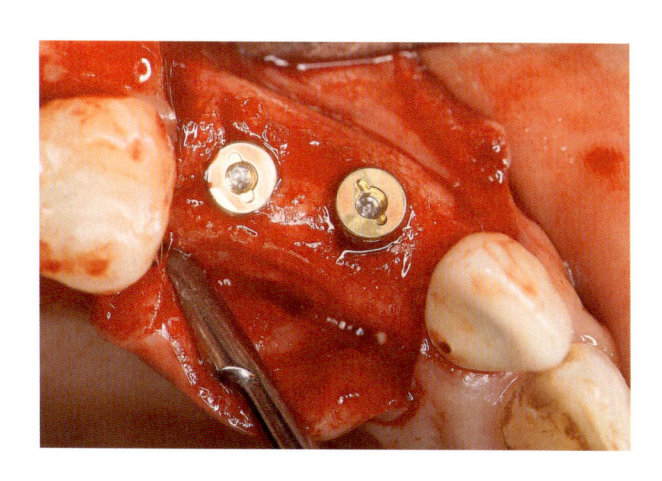

図3 インプラント埋入時．骨幅は十分な回復ができたが，筆者の埋入ミスにより ３｜インプラントがやや唇側寄りとなってしまった．

157

Part 2-② インプラント編：二次手術

二次手術前

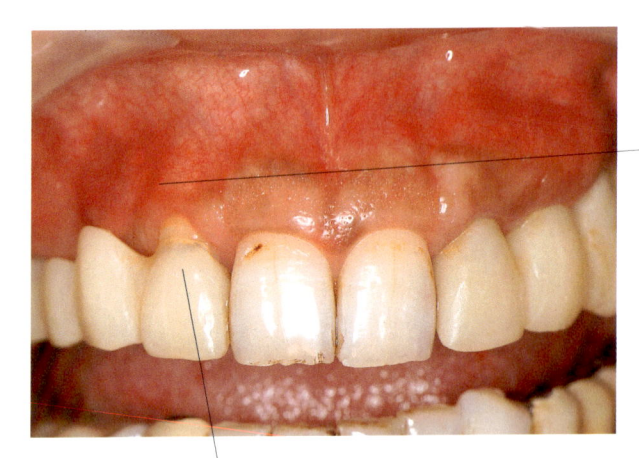

2回の減張切開によって，角化歯肉をほとんど喪失してしまっている．

図4　二次手術前の様子．インプラント埋入後9か月．

2|の唇側角化歯肉も，手術の影響で歯肉退縮を引き起こしてしまっている．

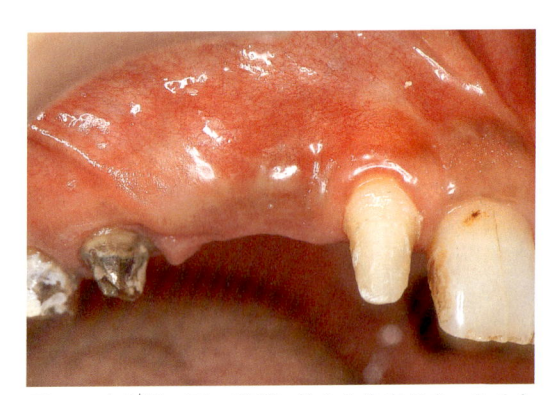

図5a　4 3|部の唇・頬側には角化歯肉がまったくといっていいほど存在していない．

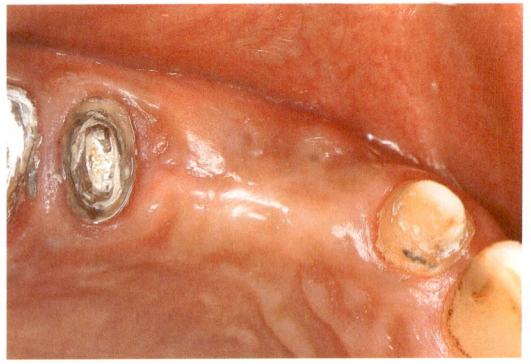

図5b　咬合面観からみると，歯槽頂上付近から可動粘膜に移行しているのがわかる．

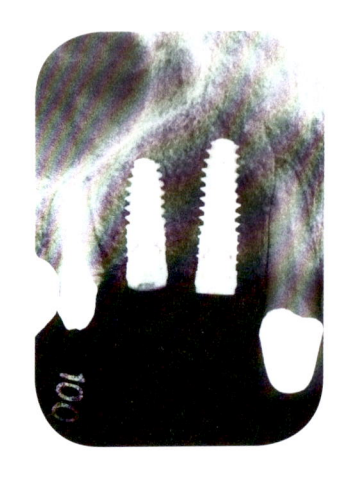

図5c　インプラントの埋入深度がやや浅かった感は否めない．二次手術によってどれくらいリカバリーできるのだろうか．

3 インプラント二次手術・遊離結合組織移植術

⚠ 診査・診断時の注意点

審美ゾーンにおけるインプラントの二次手術でとくに注意しなければならないのは，インプラント・天然歯双方における歯頸線の整合性である．本症例において術前に考慮すべきは，以下の点である．
- インプラント埋入部位の角化歯肉が不足している
- GBR 時の手術の影響で 2|の歯肉退縮を引き起こしている
- 3|のインプラントがやや唇側寄りに埋入されているため，リカバリーが必要

審美ゾーンの処置としては結合組織移植のみでの対応が最良と思われるが，3|のインプラントのリカバリーにはどうしても強靭な上皮が必要となるため，やむをえず口蓋側から有茎弁での移植に踏み切ることにした．このとき，上皮下にさらなる厚みの獲得のために，3 2|部に同時に結合組織移植を行うことを計画した．

切開

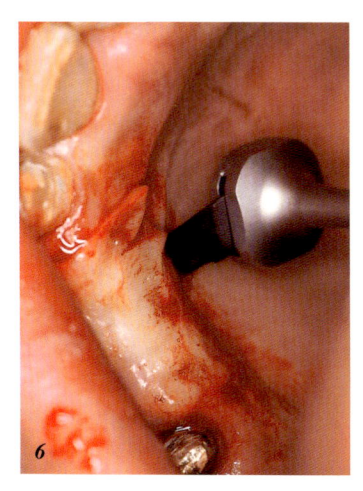

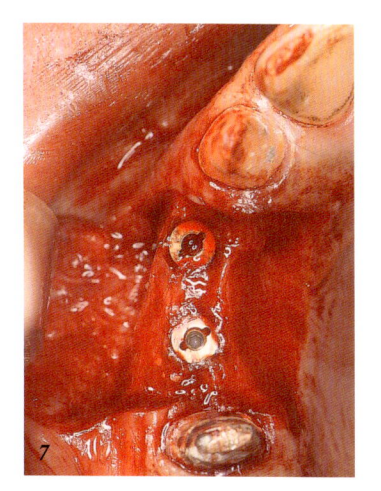

図6 有茎弁移植を選択したため，口蓋側の深い位置から特殊なメスホルダーを用いて切開を行う．
図7 剥離が終了し，カバースクリューを裸出させたところ．

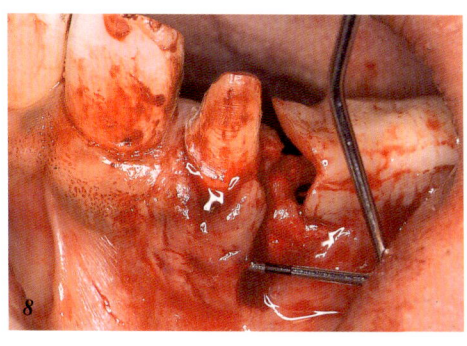

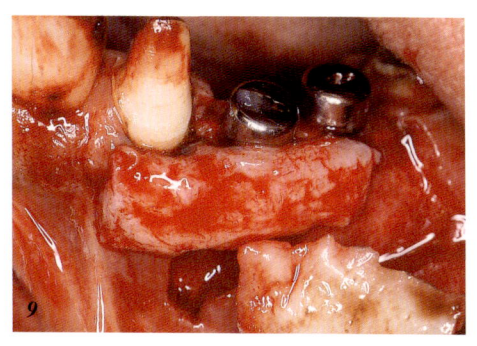

図8 2|は根面被覆のための移植床の形成を 1|遠心側に及ぶ位置まで行う．
図9 埋入ミスと歯肉退縮のリカバリーのために，やや厚めの遊離結合組織片を採取して試適しているところ．

⚠ 手技的な注意点

まず 2|の遠心側と 5|の近心側に有茎弁を移動させるための縦切開を，4 3|口蓋側の深い位置に横切開を設定して外形線の決定を行う．ここから部分層で切れ上がってくるとき，メスの尖端は歯槽頂上を向くため，通常のメスホルダーでは無理なので特殊なメスホルダーを使用してパーフォレーションしないように慎重に行う．つぎに，根面被覆を行う 2|の近心側には縦切開を設定せずに改良型エンベロップテクニックを用いて 1|の遠心側付近にまで及ぶ移植床の形成を行うが，遠心の歯間乳頭部歯肉は切断するべきではなかった．上皮なしの結合組織片を採取した後，試適して必要があればトリミングを行う．

Part 2-② インプラント編：二次手術

■切開

1

2

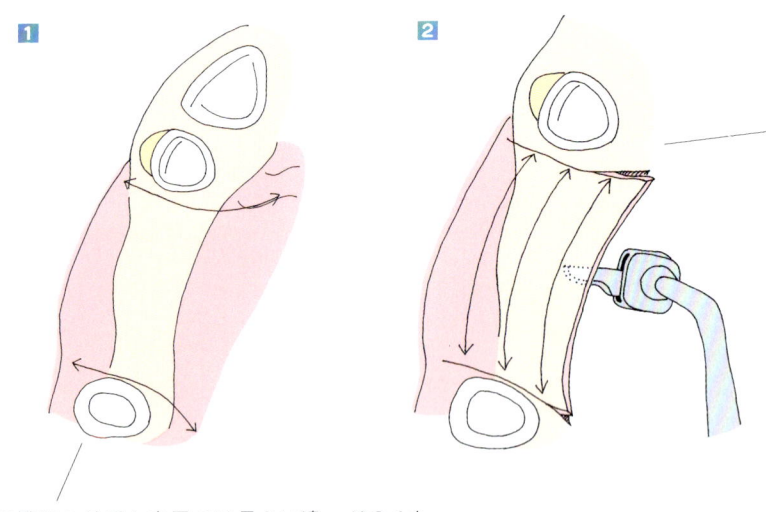

部分層弁の形成は，特殊なメスホルダーを使用して一筆書きをイメージして慎重に行う．

歯槽堤の外周と内周では長さに違いがでるため，口蓋側の切開線は外周に合わせてやや裾広がりに設定しなければならない．

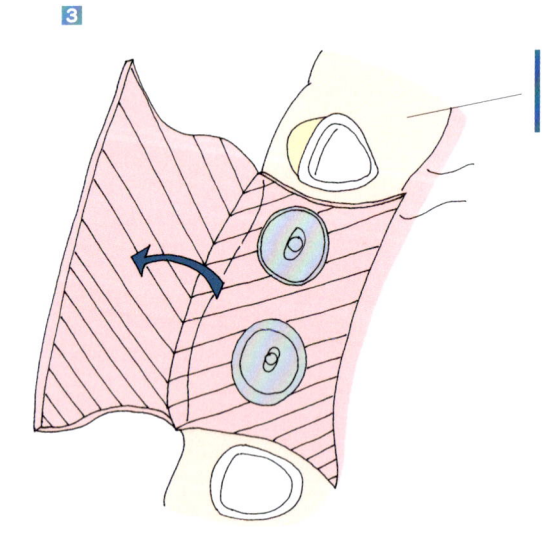

3

このときメスの角度は豊隆に合わせてつねに変化させていかないとパーフォレーションしてしまうので注意する．

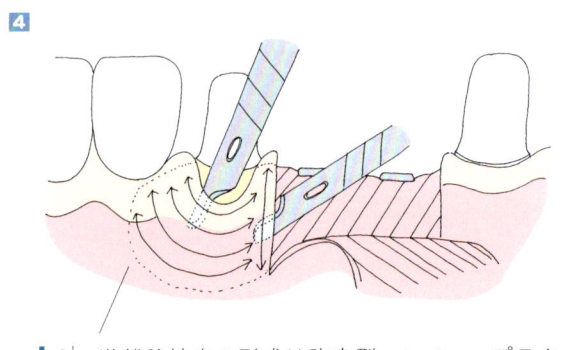

4

2の遊離移植床の形成は改良型エンベロップテクニックを用いるが，今思えば遠心歯間乳頭部歯肉は切断するべきではなかった．このようなケアレスミスが後々重く圧し掛かってくる．

3 インプラント二次手術・遊離結合組織移植術

縫合①

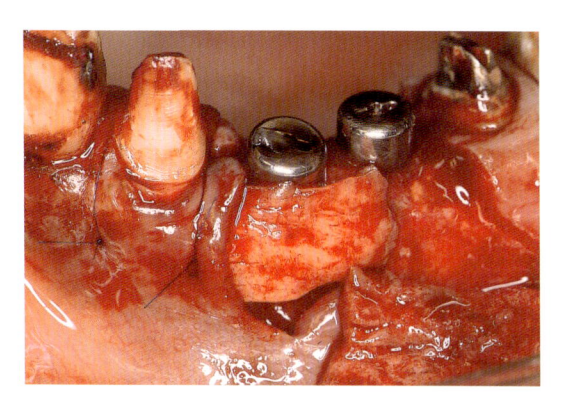

図10 まず 2|部から 3 層縫合にて遊離移植片の固定を行う．

■ 結合組織片設置

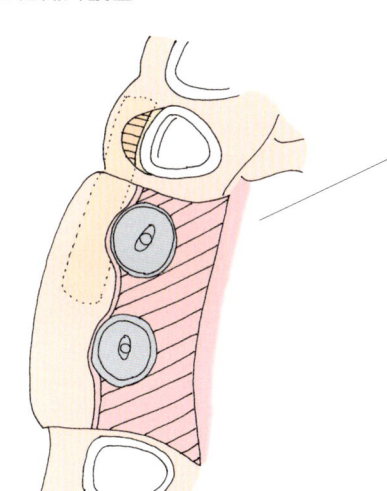

遊離移植片は，1|遠心から 4|近心にかけての位置に設置した．2|近心部に縦切開は設定していない．

■ 縫合①

2|から 7-0 ナイロンを用いて 3 層縫合にて遊離移植片の固定を行った．近心は 8 の字（Ⓐ），遠心は垂直マットレス変法（Ⓑ）にて行っている．

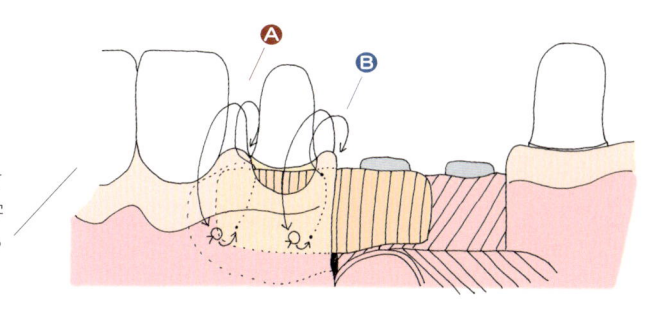

> **！ 手技的な注意点①**
>
> 試適した結合組織片を 1|の遠心側付近まで潜らせて設置したら，7-0 のモノフィラメント縫合糸にて近心は 8 の字（Ⓐ），遠心は垂直マットレス変法（Ⓑ）を用いて 3 層縫合を行って移植片と上皮を固定する．

161

Part 2-② インプラント編：二次手術

縫合②

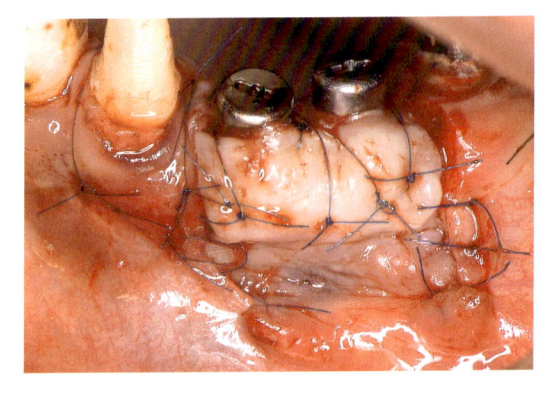

図11 遊離移植片と有茎弁の固定が終了したところ．口蓋を裾広がりの切開をして，ちょうど適合するぐらいの大きさとなる．

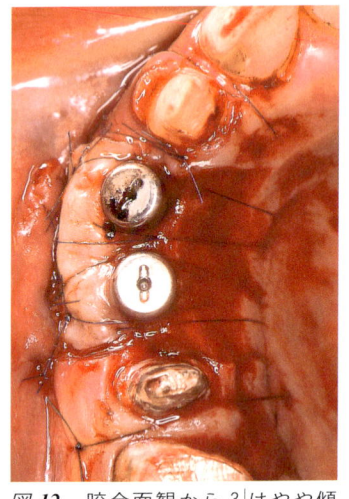

図12 咬合面観から 3| はやや傾斜埋入となっていることがわかる．2重の埋入ミスを犯していた．このミスをリカバリーするために，かなりの労力を費やした．

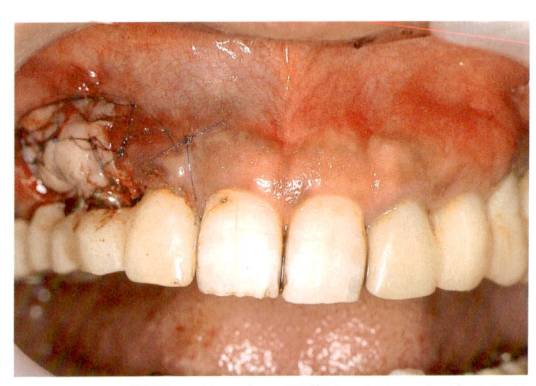

図13 この処置でどこまで回復させることができるだろうか．

■縫合②

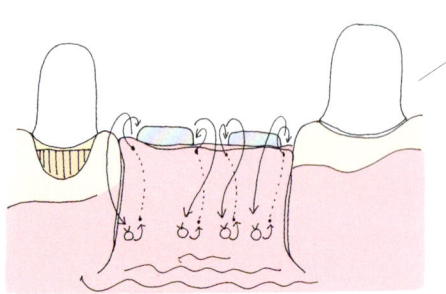

7-0ナイロンにて，インプラントの近・遠心に1本ずつ計4本の縫合を行う．

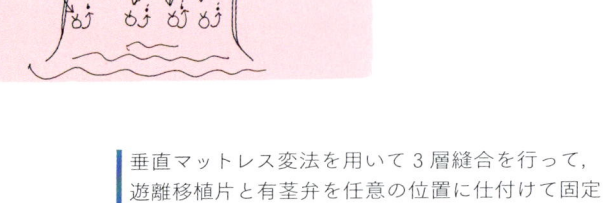

垂直マットレス変法を用いて3層縫合を行って，遊離移植片と有茎弁を任意の位置に仕付けて固定を行う．当然，口蓋側の止血も兼ねる．

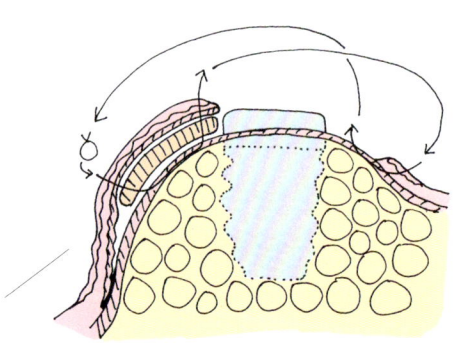

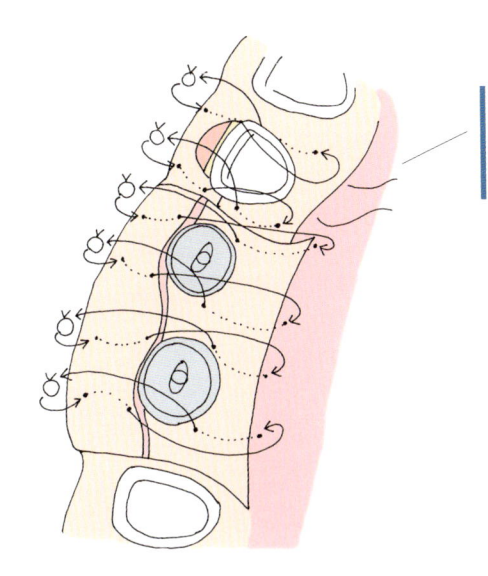

3 インプラント二次手術・遊離結合組織移植術

双方の移植片がアバットメントに極力密着し，かつオーバーコレクションとならないように工夫する．糸の通し方は，134，135ページのイラストを参照されたい．

> **! 手技的な注意点②**
>
> 次に，6-0のモノフィラメント縫合糸にて垂直マットレス変法を用いて 3| の近・遠心は3層縫合を，|4 の近・遠心は2層の通常骨膜縫合を行って，有茎弁にて移動させてきた口蓋上皮をインプラントの頬側に固定する．

治癒への経過

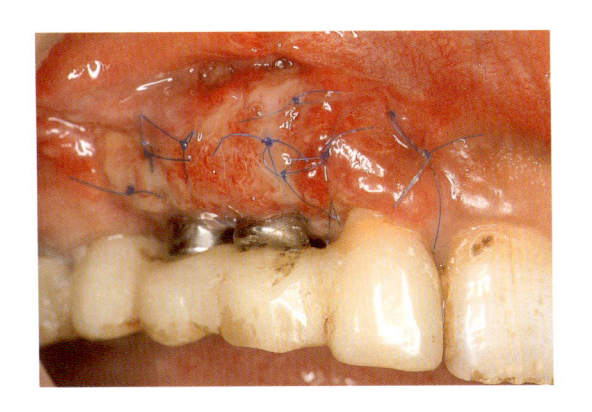

図14 術後1週間経過時．治癒の速度は速い．

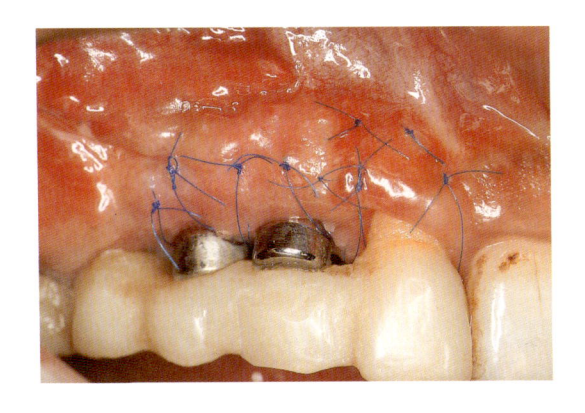

図15 術後2週間経過時．|2 遠心部の退縮がやや認められる．どうやら遠心歯間乳頭部歯肉を切断したつけが廻ってきたようだ．

Part 2-② インプラント編：二次手術

術後

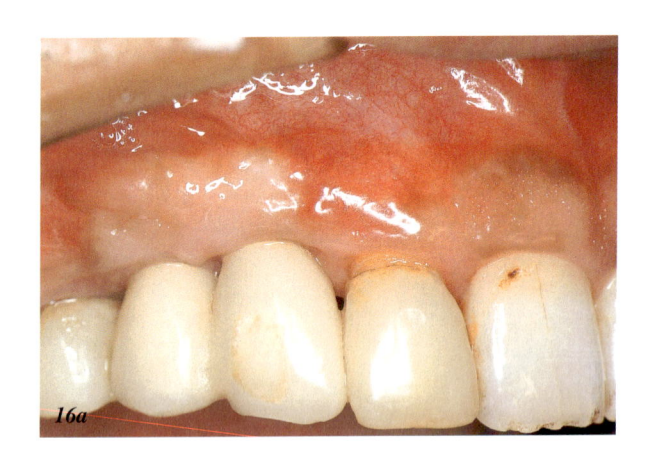

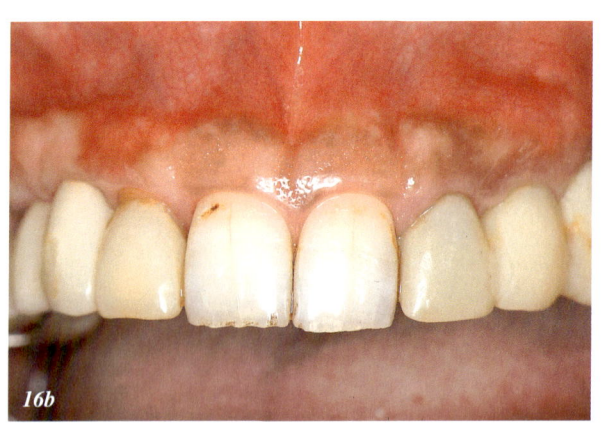

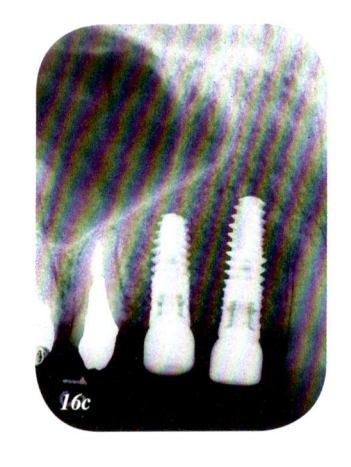

図16 術後7か月を経過して，プロビジョナルレストレーションのカントゥアをレスの状態にしてクリーピングを待っている状況であるが，完全な左右対称となるには厳しいと言わざるをえない．わずかなミスが積み重なるとこういった結果を招いてしまうため，インプラントはやはり難しい．

まとめ

インプラントでもっとも重要なのは一次手術であり，そのミスを二次手術でリカバリーしようとしても無理なことが多い．とくに審美ゾーンにおける埋入位置のミスは，取り返しのつかなくなることがほとんどである．そうして何回も手術を繰り返すうちに歯肉はどんどん醜くなり，審美とは程遠いものとなってしまう．「インプラント外科はわずかコンマ何mmかの誤算が命取りとなるから胃が痛くなる」これも今は亡き師匠がよく口にしていた言葉であるが，今では身にしみてよくわかる．

参考文献

1. 筒井昌秀，筒井照子．包括歯科臨床．東京：クインテッセンス出版，2003．
2. 筒井昌秀．イラストで見る 筒井昌秀の臨床テクニック．東京：クインテッセンス出版，2004．
3. 野澤健，榎本紘昭，鶴巻春三，倉嶋敏明，杉山貴彦，渡邉文彦，伊藤公一．生物学的比率の概念に基づくインプラント周囲組織のマネージメント．長期臨床データから導き出した予知性向上への提言．Quintessence DENT Implantol 2006；13(2)：11-28．
4. 榎本紘昭．究極のインプラント審美．長期症例から学ぶ臨床テクニック．東京：クインテッセンス出版，2007．
5. 船登彰芳，石川知弘．4-Dコンセプトインプラントセラピー．審美治療のためのティッシュマネジメントのテクニックとタイミング．東京：クインテッセンス出版，2008．
6. 小濱忠一．前歯部審美修復 インプラント編．治療目的に応じた外科的治療戦略の再考と補綴的ガイドライン．東京：クインテッセンス出版，2007．
7. 牧草一人，寺本昌司，岡村大，長澤成明，疋田泰種，大西太，田治米元信，堤下大樹．科学的根拠に下支えされた患者本位の医療のための Biological-driven Periodontics & Implant Therapy. the Quintessence 2008；27(3)：155-170．

3 インプラント二次手術・遊離結合組織移植術

Recommend Instruments

［ラッシャル カストロビージョ ニードルホルダー スタンダード］
ラッシャル社製，(株)マイクロテック

Part 2-② インプラント編：二次手術

失敗しないためのポイント ⑦ 　　手間暇をかけることは悪か？

💡 転ばぬ先の杖

> インプラントの埋入位置にさほど問題がなく，角化歯肉がある程度存在する場合はパンチアウトで十分であるが，GBR を行った場合は予後を確実なものとするためには若干の結合組織移植を行っておくほうが無難である．

■歯根挺出・インプラント埋入

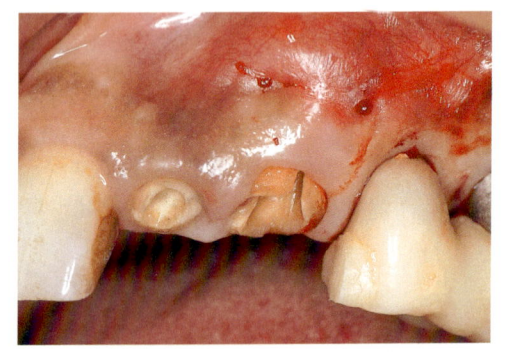

図A　左側臼歯部のインプラント治療をしている間に，|3 が歯根破折を起こしてしまった．もともと破折線らしきものを認めていたため，唇側の骨壁はかなり喪失しているものと思われる．

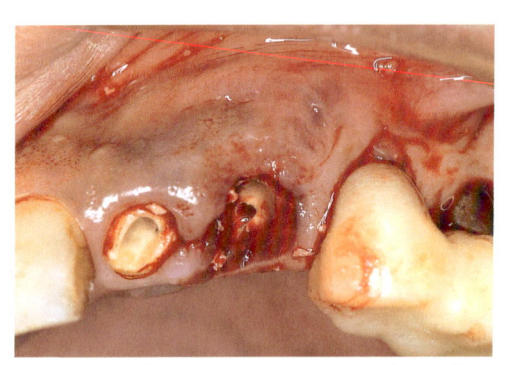

図B　インプラントにてリカバリーすることになったが，埋入条件を少しでも有利にするために抜歯後再植を行って一定期間待つ．

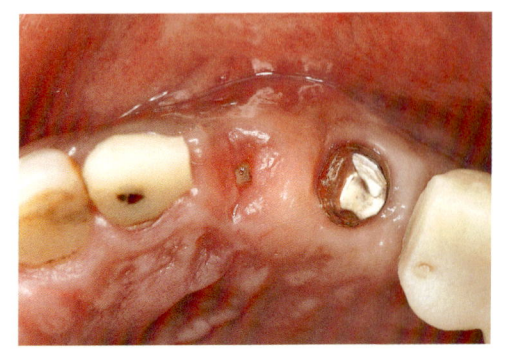

図C　GBR が必要となるため，できるだけソケット部の上皮化を促すことを目的に，再植は180度回転させたうえにやや深めに戻す．

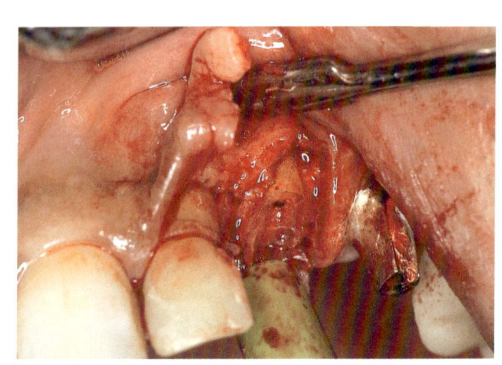

図D　再植後5か月待ってインプラントの埋入を行った．唇側の骨壁はある程度保存することができた．

166

失敗しないためのポイント 7

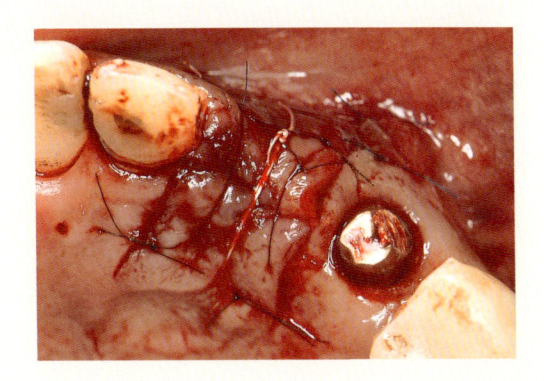

図 E　簡単な GBR を同時に行い一次閉鎖創とした．縦切開は遠心にのみ入れてある．

Point：診査・診断

隣在歯である |2 に歯冠長延長術が必要であり，根尖側に弁の移動を行うため，少しのミスがインプラント唇側歯肉に影響を及ぼす可能性があるので結合組織移植を併用することにした．ただし，|2 に挺出を行い，弁移動の必要性をなくすほうがさらに安全である．

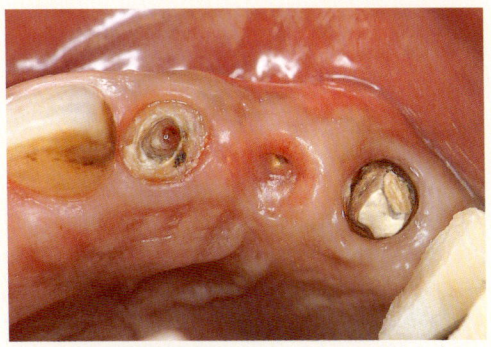

図 F　|3 部に埋入後 7 か月，二次手術前．|2 の歯冠長延長術を同時に行うため，双方には矛盾した結果が望まれるので術式の選択には慎重を要する．

■切開・剥離

Point：切開

|2 の近心側には弁移動のための縦切開を設定するが，|3 4 インプラント間は歯間乳頭を喪失しないために縦切開を設定せずに改良型エンベロップテクニックを用いて |4 インプラントの中央付近にまで及ぶ移植床の形成を行う．

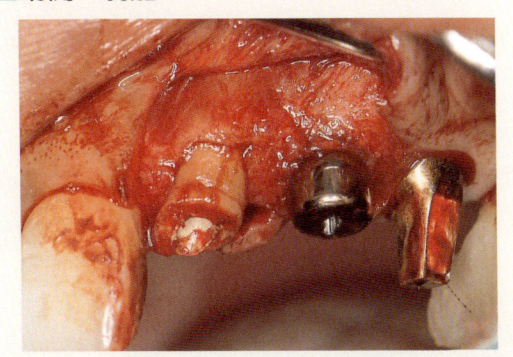

図 G　縦切開は，弁を根尖側に移動する |2 の近心にのみ設定した．|2 は若干の骨削除を行う．

Part 2-② インプラント編：二次手術

■ 結合組織片設置

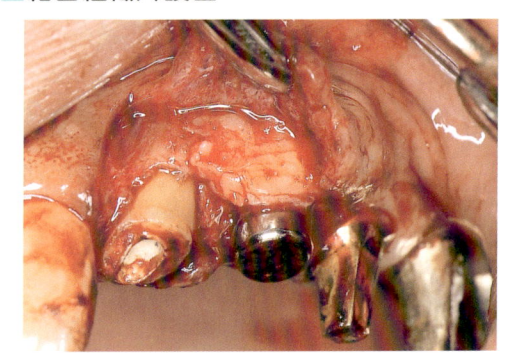

図H ⌊2遠心から⌊4インプラント中央付近にまで及ぶ大きさの結合組織片を採取して，唇側に設置する．

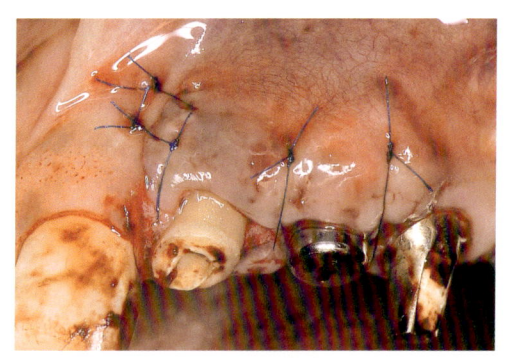

図I 7-0ナイロンにて垂直マットレス変法を用いて⌊3インプラント近・遠心は上皮〜移植片〜骨膜を同時に拾う三層縫合を，⌊2近心は骨膜縫合を行った．

■ 縫合

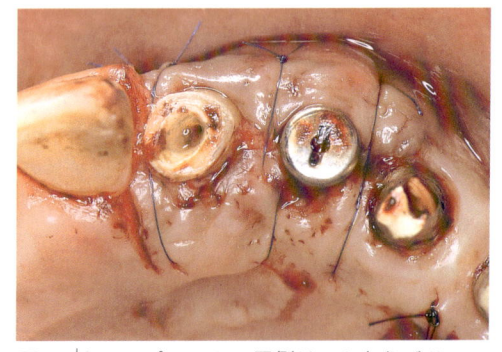

図J ⌊3インプラントの唇側は，かなりボリュームアップされていることがわかる．

> **Point：縫合**
> 試適した結合組織片を⌊4インプラントの中央付近まで潜らせて設置したら，7-0のモノフィラメント縫合糸にて3層縫合を行って移植片と上皮を固定する．

■ 予後

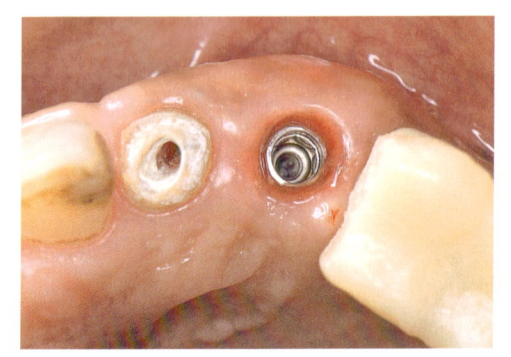

図K 術後6か月経過時．頬側角化歯肉に大きな変化は認められず，インプラントを長期的に維持・安定させるための生物学的比率の条件を満たすに十分な角化歯肉の獲得ができていることがわかる．

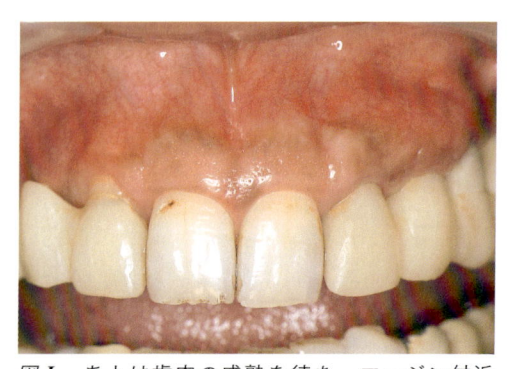

図L あとは歯肉の成熟を待ち，マージン付近の歯肉形態の微修正などを補綴物の調整によって行う．

失敗しないためのポイント7

■治療経過

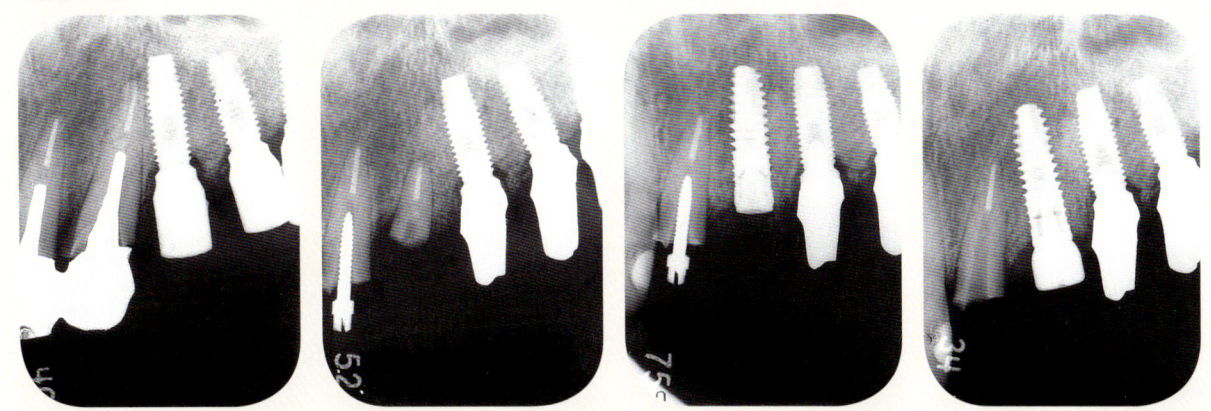

図M～P これまでの一連の流れをデンタルエックス線写真で示す．2と3を見間違わないように注意して見ていただきたい．

Recommend Instruments 一覧

[MTラスパ（チタン製剥離子）]
（株）ミツバオーソサプライ

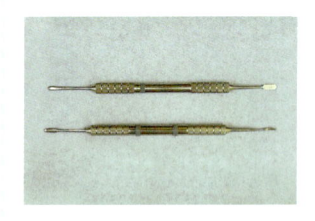

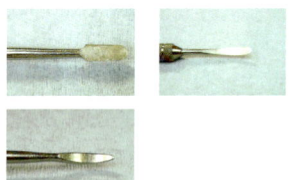

[ハーシュフェルト（ヤスリ型スケーラー）]
HU-FRIEDY社製，（株）モリタ

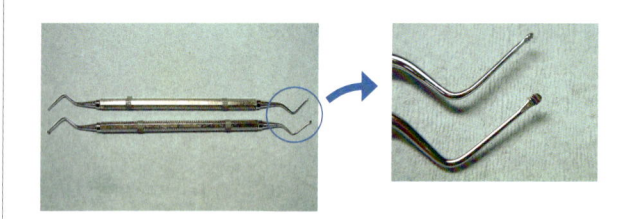

[ハーシュフェルト P20（剥離子）]
HU-FRIEDY社製，（株）モリタ

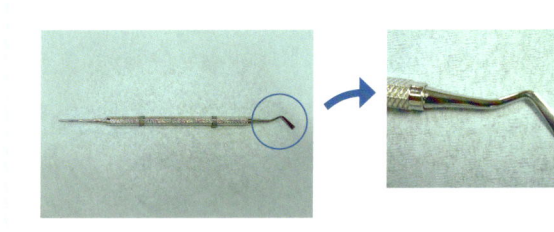

[エムドゲイン® ゲル]
生化学工業社製，（株）ヨシダ

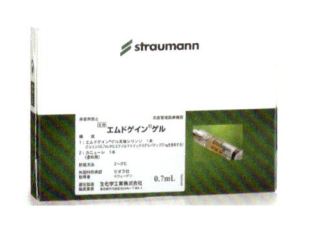

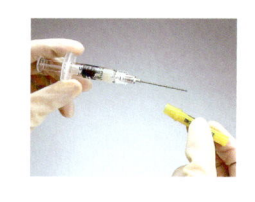

[OPEGO（超軟毛ブラシ）]
（株）パナテック

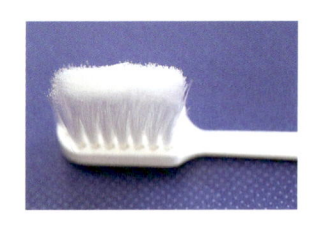

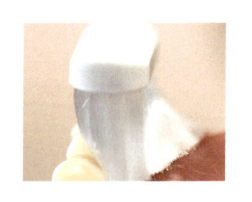

[チゼル　オッセンバイン（CO4）]
HU-FRIEDY社製，（株）モリタ

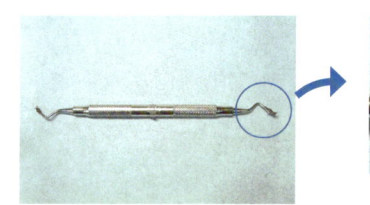

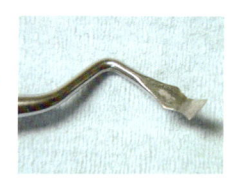

[プロリーン（モノフィラメントポリプロピレン合成
非吸収性縫合糸）]
ジョンソン・エンド・ジョンソン（株）エチコンマーケティング

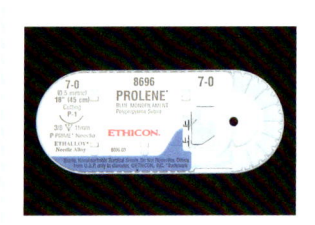

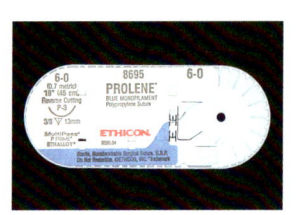

[オクルーザルインディケーターワックス
（咬合面接触検査用ワックス）]
サイブロン・デンタル（株）

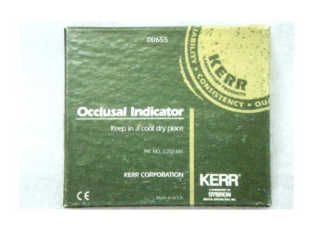

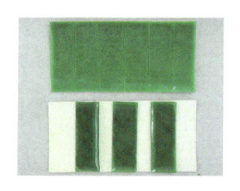

170

Recommend Instruments

[アドソン，マイクロ・アドソン
　　有鈎（ティッシュプライヤー）]
（株）マイクロテック

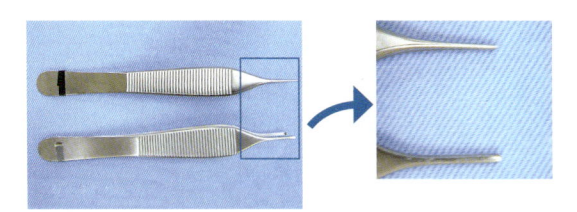

[カストロビェーホ ニードルホルダー ラウンド TC
加工 直（13cm）]
マイクロテック社製，福岡デンタル販売（株）

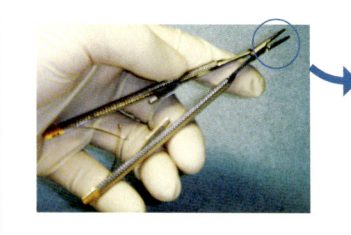

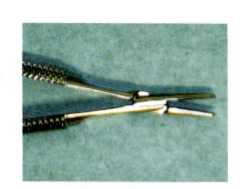

[3D ブレードホルダー　ユニバーサルタイプ]
マイクロテック社製，福岡デンタル販売（株）

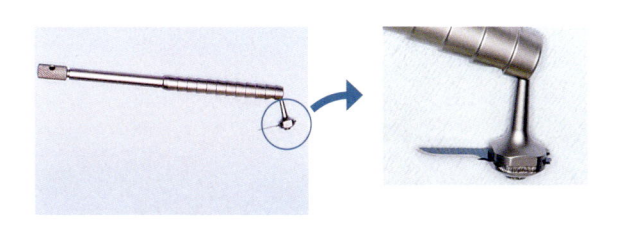

[LED マイクロライト 20000ルクス（クリップオン式）]
マイクロテック社製，福岡デンタル販売（株）

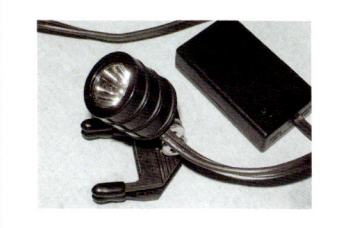

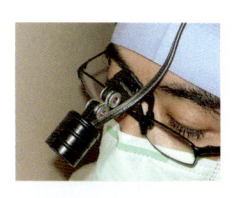

[ラッシャル カストロビージョ
　ニードルホルダー　スタンダード]
ラッシャル社製，（株）マイクロテック

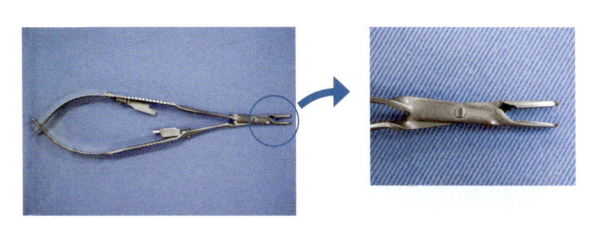

171

おわりに

　現在は「インプラントの時代」とよくいわれている．インプラントは，大学の授業にも導入されるようになってきており，それに自費診療転換への最終兵器のような扱われ方が拍車をかけているような状況である．だが，ここでもメーカー主導の商業ベースに乗った講習会が多く行われ，診査・診断もそこそこに利益追求のためのインプラントが氾濫していると感じる．そして，その陰では10年前であれば保存されていたであろう歯が，いとも簡単に抜歯されインプラントに取って代わられていることもまた事実である．これは，インプラントが「歯科医療の救世主」となる可能性と同時に，「歯科医療を滅ぼす」可能性をも秘めていることを示唆しているに他ならない．

　包括的歯科臨床においてインプラントは基本治療の延長線上にあり，咬合の維持・安定を行うための1つのオプションにすぎない．だが，これからは天然歯とインプラントがお互いを保護する役割を担いながら共存していく時代へと変化していくことは間違いのないところであろう．しかし，筆者の臨床においては残存天然歯の保存が第一選択肢であり，そのような時代だからこそ，残存天然歯の保存に全力を尽くすことがわれわれ歯科医師の使命であると肝に銘じて臨床に臨んでいる．だからこそ，1本の切開線，剥離の方法，縫合糸の選択，縫合方法にこだわり，そして1本の歯にこだわることが筆者の歯科医師としてのロマンでもある．「角化歯肉の獲得」ひとつを例にとってみても，ただ目的だけを達せられればよいという考えでは先へは進めない．その行為と結果を「より美しく行うこと」，これも筆者が師匠に教えられたことの1つである．

　長々と再生療法における一通りの切開と縫合について，述べさせていただいた．佐竹田先生のイラストのおかげでわかりづらい筆者の臨床も少しはご理解いただけたのではないかと思うし，このイラストなしではこの本の出版は実現しなかったといっても過言ではない．また，筆者自身もたかだか臨床経験が20年足らずであり，知識も少なく技術的にも未熟なところが多々あるためご不満・ご意見のある読者の方もいらっしゃると思うがご容赦願いたい．

　筆を置くにあたり，この場を借りて日々の臨床に対する姿勢をいつも厳しくご指導下さる下川公一先生，上田秀朗先生，筒井照子先生ならびに北九州歯学研究会の先生方，技工にご尽力下さった中村正行氏，そしてマイペースでわがままな私の臨床を辛抱強く支えてくれる白石歯科医院スタッフの皆に心から感謝の意を表します．

　最後に，今も天国でメスを振るっているに違いない，師匠である故筒井昌秀先生のご冥福を祈るとともに，この本を捧げます．

2009年1月　白石和仁

著者略歴

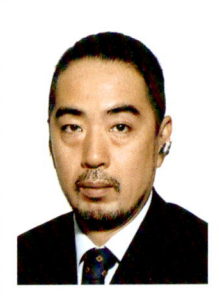

[白石和仁]

昭和62年　福岡歯科大学卒業
　　　　　同第二補綴学教室入局
平成元年　熊本市鳥取歯科医院勤務
平成4年　福岡県北九州市にて開業
　　　　　現在に至る
JACD会員，北九州歯学研究会会員，AAP会員，日本臨床歯周病学会認定医，日本顎咬合学会指導医，日本審美歯科協会会員，日本口腔インプラント学会会員，日本歯周病学会会員

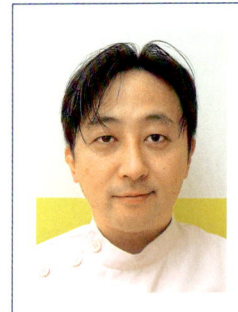

[佐竹田　久]

平成4年　九州歯科大学卒業
平成12年　広島県東広島市にて開業
　　　　　現在に至る

イラストレイテッド　歯周外科アドバンステクニック
―再生療法とインプラントに挑む―

2009年2月10日　第1版第1刷発行
2013年3月15日　第1版第3刷発行

著　　　　　白石　和仁
イラスト　　佐竹田　久
発 行 人　　佐々木　一高
発 行 所　　クインテッセンス出版株式会社
　　　　　　東京都文京区本郷3丁目2番6号　〒113-0033
　　　　　　クイントハウスビル　電話(03)5842-2270(代表)
　　　　　　　　　　　　　　　　　(03)5842-2272(営業部)
　　　　　　　　　　　　　　　　　(03)5842-2275(ザ・クインテッセンス編集部)
　　　　　　web page address　http://www.quint-j.co.jp/

印刷・製本　サン美術印刷株式会社

©2009　クインテッセンス出版株式会社　　　禁無断転載・複写
Printed in Japan　　　　　　　　　　落丁本・乱丁本はお取り替えします
　　　　　　　　　　　　　　　　ISBN978-4-7812-0061-3　C3047

定価は表紙に表示してあります

クインテッセンス出版の書籍・雑誌は，歯学書専用通販サイト『歯学書.COM』にてご購入いただけます．

PCからのアクセスは…
歯学書　検索

携帯電話からのアクセスは…
QRコードからモバイルサイトへ